中医古籍珍本集成

◎本书出版得到国家古籍整理出版专项经费资助

◎『十一五』、『十二五』国家重点图书出版规划

◎教育部、科技部、国家中医药管理局重点立项

总策划○王国强
总主编○周仲瑛 于文明
常务副总主编○王旭东

中医古籍珍本集成

【伤寒金匮卷】

伤寒论后条辨（上）

主 编○蔡永敏 徐江雁 魏小萌
执行主编○程 新 王旭光 毛秉豫 宋建平 张晓利
编 者○（按汉语拼音排序）
陈 建 程 新 付笑萍 贾成祥 赖谦凯 李 玲 梁润英 林 楠 刘景超 刘 霖 吕翠霞
马作峰 牛宝生 彭青鹤 秦恩甲 宋建平 孙大鹏 王 琳 王旭东 吴修符 谢忠礼 叶 磊
尹笑丹 张大明 张 瑞 张晓利 张晓艳 张秀传 张薛光 张 影 周鸿飞 周 利

湖南科学技术出版社
岳麓书社

《中医古籍珍本集成》编辑小组

组织单位○国家中医药管理局

总策划○王国强

编写单位

主编单位○南京中医药大学

编纂单位○（按汉语拼音排序）

安徽中医药大学　北京中医药大学　福建中医药大学　河南中医学院　湖南中医药大学

江西中医药大学　南阳理工学院　山东中医药大学　上海中医药大学　浙江中医药大学

顾问委员会

总顾问○裘沛然　张灿玾　马继兴　余瀛鳌　宋立人　钱超尘　王洪图

分卷顾问（按汉语拼音排序）

杜　建　段逸山　干祖望　刘道清　彭怀仁　施　杞　唐汉均　田代华

王霞芳　吴贻谷　许敬生　张奇文

指导委员会

主　任○（按汉语拼音排序）高思华　苏钢强　吴勉华

副主任○（按汉语拼音排序）

范永升　李　昱　李灿东　王新陆　夏祖昌　谢建群　杨龙会　左铮云

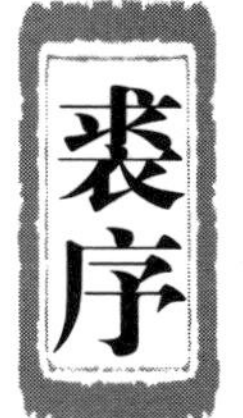

中医学术，薪火相传，古籍凝聚千年精华；华夏神州，时空更替，文献承载百世医方。珍本扶寿，岂奈束之深闼高阁；秘籍疗伤，不期藏于金匮玉函。古代藏家，视珍本医书为瑰宝；现代规章，纳传世典藏为文物——私藏密封，检阅殊难。祖国医学难以发扬光大，珍本难求，研习无由，亦为阻碍医学进步重要原因之一。

今有国医大师周仲瑛先生、国家中医药管理局于文明副局长，为现代中医研究和教学能有一手素材，为使当代中医学者能够更多地借鉴秘藏典籍，携王旭东、沈澍农诸后学百余人，倾力编纂《中医古籍珍本集成》，得到国内学界极大的欢迎和支持。此乃中国医学史上以古籍原貌面世的一部大型丛书，在中医学史上具有重要的学术传承价值。

随着时代的发展，当代中医文献学研究极为世人瞩目，珍贵版本更多地被发现，现代医学发展对中医学理论和技术有了新的要求。因此，取中医著作的最好版本进行加工整理，以当代优秀编辑出版技术印刷发行，使更多的读者欣赏到藏于秘室的各种中医珍本、善本图书的原貌，同时为古籍研究人员提供珍贵版本资料，为教学单位提供中医古籍原貌，为古文化研究提供医学史料，是中医历史上收集善本、珍本最多的医书集成。而编者所做的导读、校勘、训释，则辨章学术，考镜源流，是指导古籍阅读和利用的现代研究成果。故该书是连接历史、展示古代中医文献研究水平的大型医著。集千年珍贵古籍于一体，世人将在这部巨大的丛书中得以饱览历史的华彩。《中医古籍珍本集成》补前贤之遗憾，传文明之大统。这种只有盛世才能完成的伟业，我辈能够担当，实属有幸。前人为民族之昌盛作出了不可磨灭的贡献，为后人留下丰厚的遗产。尽管编纂工作面临着种种困难和艰苦，但是，有仲瑛先生之学识和胆略，辅以后辈之勤勉，勇挑重担，披荆斩棘，定能开拓创新，奋发有为。

中医药事业之所以在海内外享有盛誉，其根本在于它代表着中医药学术的高度和中国人文精神的厚度。作为中医从业者，吾与仲瑛学兄一直在用自己的专业来体现自己对社会、国家和民族的热爱。编者诸君亦志存高远，固本强基，从古籍的保护、传承、传播开始，博采勤求，重视实践，必将为中医学之继承、发扬作出可贵的贡献。

国医大师

上海中医药大学教授

[signature]

2010年1月

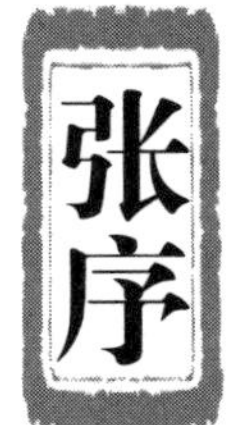

张序

伟哉！医学之道也，肇始于岐黄，繁衍于华夏，会寰宇之精英，铸仁术之宝典，为生生之具，备寿寿之方，历百代而不衰，继千秋而益盛者，赖载道之鸿编，传世之简册也。殆至满清以降，诚可谓汗牛充栋，兰台盈箧。然岁月沧桑，星移斗转，如此国宝佳篇，由于战火屡起，国运不振，藏弃不善，惨遭流散者，损失颇多。仅存种种，或束之高阁，或藏于秘府，世人难得一睹，不胜叹惋之至。

有鉴于此，二十世纪之初，浙省曹炳章先生，约集名贤，汇览群籍，精选其善本、孤本等三百余种，厘定圈点，历三十余载，始成巨著《中国医学大成》，堪为医界之盛举也。然事有未竟，遭逢国难，遂致中止。到二十世纪末，医事复兴，百废待举，岳麓书社及上海科学技术出版社，为适应杏林大业发展之需要，完成曹炳章先生未竟之事，继成《中国医学大成》续编及续集二书，亦颇为学界称道。

今逢盛世，中医药事业蓬勃发展，中医文献备受关注。尘封于馆阁之古籍善本时有新的发现，古籍善本的运用常有新的要求，古籍影印技术不断地提高。为了向中医药临床、科研、教学提供可靠的图书善本和原始数据，今有国医大师周仲瑛教授，携王旭东、沈澍农等百余人，在中医主政者王国强部长、于文明副局长策划襄助下，广泛收集善本、珍本三百余种，秉『辨章学术，考镜源流』之原则，进一步整理研究，续成曹炳章先生未竟之业，目之曰《中医古籍珍本集成》，历时数载，今将问世矣。

该书收国内现存宋、元、明、清等珍善本中医古籍三百余种，计有医经、伤寒金匮、温病、诊断、

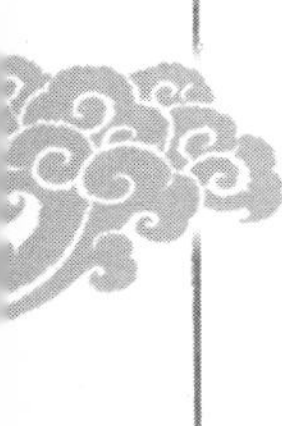

本草、方书、内科、外科、妇科、儿科、五官、针灸、养生、医案医话医论、综合等诸多门类，可谓详而备矣。每一种图书，均是在珍贵善本原样影印的基础上，复予校勘、注释、解读、研究。这既是一个宏大的善本再造工程，又是一个整理研究工程。而尤为重要的是，此项工程，不仅使诸多稀有珍善本古医籍得到了广泛的应用，而且又有利于珍善本的保存，诚可谓一举多得。将为中医药学术的继承发扬，为中医药事业的开拓发展，产生重大的影响。

此项工程如此宏大，其工作之辛劳，任务之繁重，不言而喻。然仲瑛兄具此学识与胆略，辅以编写诸君之勤勉精神，身置书山，足踏荆棘，奋勇有为，终克有成，吾谨为之一谢。

吾与仲瑛兄交谊甚厚，兄承杏林大业，弟虽不才，亦当一助，嘱为书序，谨遵是命，遂不计工拙，聊为此文，以赞以颂。

春风得意花千树，秋实荣登惠万家。

己丑冬至后十日于山左历下琴石书屋

齐东野老　張燦玾　谨序

（张灿玾先生为我国第一批国医大师）

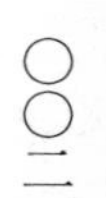

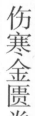

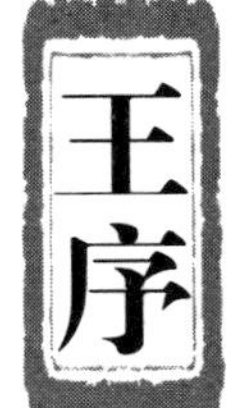

中国传统文化的精华在中医，中医的精华在文献。中医古籍是我国古籍文献的重要组成部分，是中医药学传承数千年绵延至今的知识载体，是现代中医药科技创新和学术进步的源头和根基，是我国最具原创性知识产权的智慧宝库。

我国政府对古籍保护和抢救发掘工作一向高度重视。1981年7月，陈云同志对古籍整理做了重要批示，同年9月，中共中央发布《关于整理我国古籍的指示》，强调『整理古籍，把祖国宝贵的文化遗产继承下来，是一项十分重要的、关系到子孙后代的工作』。2007年，国务院办公厅下发了《关于进一步加强古籍保护工作的意见》(国办发〔2007〕6号)，对全国性古籍保护工作作出了整体部署。2009年国务院发布《关于扶持和促进中医药事业发展的若干意见》(国办发〔2009〕22号)，明确提出『要开展中医药古籍普查登记，建立综合信息数据库和珍贵古籍名录，加强整理、出版、研究和利用』，突出强调了要加强对中医古籍的普查、抢救、整理、研究、出版和利用工作。

由南京中医药大学牵头组织，新闻出版总署、教育部、国家中医药管理局立项的大型中医古籍整理研究项目《中医古籍珍本集成》的出版发行，是落实国务院《关于扶持和促进中医药事业发展的若干意见》的具体行动，标志着国家重视中医事业发展，行业注重强基固本，从学术源头出发振兴中医，具有重要意义。

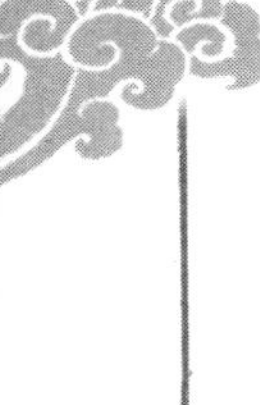

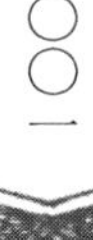

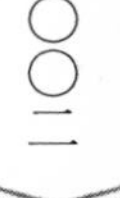

整理和研究中医珍本古籍，是弘扬优秀传统文化的必由之路。中医古籍是我国独具优势的卫生、科技、文化和产业资源，承载着中华民族特有的精神风貌、价值取向、思维方式、审美情趣。对中医古籍进行整理研究，是传承中国固有学术、延续中华民族优秀文化的专门之学和必由之路。

整理和研究中医珍本古籍，是造福子孙后代的千秋大计。中医古籍是中医世代传承发展的见证，是不可再生的珍贵知识资源。历代大规模的古籍整理都是在政府的主持下开展的，中医古籍珍本整理研究，将为中医可持续发展奠定坚实的基础。

整理和研究中医珍本古籍，是保持发挥中医特色优势，提高临床疗效的重要措施。中医学术体系是历代医家发皇古义，融会新知，与时俱进，不断创新而形成的。中医古籍中蕴含着大量防病治病的理论与经验，是临床防治工作取之不尽、用之不竭的宝库。整理和研究中医古籍，充分发挥其中蕴藏的巨大能量，为中医传承发展，保持和发挥中医特色与优势、提高临床疗效提供动力与资源。

整理和研究中医珍本古籍，有强大的政策导向和示范作用。国家对中医文献学科的重视，体现了国家和地方政府重视基础学科，重视学术积淀的高瞻远瞩，对中医药学界有强烈的激励作用。文献学科的研究成果，可以激励类似学科的建设发展。

整理和研究中医珍本古籍，可以更好地为中医教育、科研、产业、文化服务。除了临床医疗、养生保健功效之外，中医古籍还将为现代科学研究提供丰富的线索和素材，为教育、产业、文化提供系统的参考资料，促进中医医疗、保健、教育、科研、产业、文化事业『六位一体』全面、健康、协调发展。

随着时代的发展，当代中医文献学研究有了长足的进步，珍贵版本更多地被发现，现代医学发展也对中医学理论和技术有了新的要求。用中医著作的最好版本进行加工整理，以当代优秀编辑出版技术印刷发行，使更多的读者欣赏到各种藏于深闺的中医珍本、善本图书的原貌，同时为古籍研究人员提供珍贵版本资料，为教学单位提供中医古籍原貌，为传统文化研究提供医学史料。《中医古籍珍本集成》将是中医历史上收集善本、珍本最多的医书集成。而编者所做的导读、校勘、训释，则是辨章学术，考镜源流，指导古籍的阅读和利用的现代研究成果。

南京中医药大学医史文献学科是我国中医古籍文献研究的重要高地，编著出版过《中医学概论》和首版全套中医药教材、《中药大辞典》、《中医方剂大辞典》、《中华本草》等大型中医文献和中医药工具书，学术功底深厚，治学态度严谨，甘于寂寞，乐于奉献。国医大师周仲瑛领衔挂帅，在两百多名学者的全力襄助下，目标鲜明，队伍强大，士气勃发，《中医古籍珍本集成》有望超越前人，为振兴中医奠定坚实的文献基础。

中华人民共和国卫生部副部长
国家中医药管理局局长
王国强

2010年1月

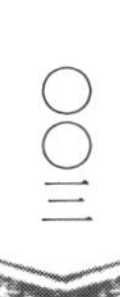

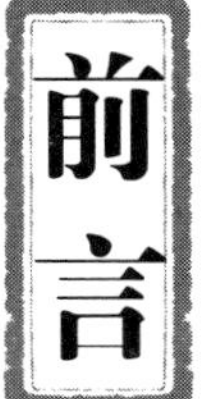

『龙欲飞腾，先阶尺木』，中医古籍历来被视作巨人的肩膀，成就了历代名医大家。我国医籍浩如烟海，其数量之多、影响之大、贡献之巨，堪称中国传统文化之瑰宝。但是，在历史长河中，大量古医籍或散落失传，或囊侵蛀蚀，或风黄霉变，或战火焚毁，或盗窃丢弃，存世医书已不是原貌，给准确理解和传承中医学术带来了很大困难。因此，历代医家莫不以阅读古籍原著为夙愿。

《中医古籍珍本集成》采用原版影印的形式以保存原貌，以校注批点的方式帮助阅读，以期完整保护中医文化遗产，力求真实反映中医古籍的初始面貌。在新闻出版总署、教育部、国家中医药管理局以及社会各界的关心、资助下，南京中医药大学医史文献学科精心组织，团结国内古籍整理专家，精诚合作，共同编纂这部重要的医学文献。

一、版本：本丛书的核心是中医古籍中的珍本，入编古籍版本的选取原则是在古籍善本、珍本标准的基础上，兼顾可读性。凡漫漶不清，缺损过度，影响阅读者，概不收取。

二、版权：鉴于古籍属于公共资源，是古人创造的知识财产，法理上没有权利主体，故不存在私有知识产权问题。对于古籍收藏单位提供的复印、扫描、摄影服务，除已经给付的费用外，在此再次表示衷心感谢。

三、风格：本丛书采用原文影印的方式出版，保留古籍原貌，是为继承；在影印图像的底本上加

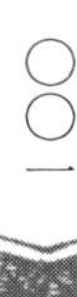

以简略校勘、训诂、点评，是为创新。

四、分类：按中医传统学科分类，丛书设十五卷，分别为：医经卷、伤寒金匮卷、温病卷、诊断卷、本草卷、方书卷、内科卷、外科卷、妇科卷、儿科卷、五官科卷、针灸卷、养生卷、医案医话医论卷、综合卷。

五、绪论：各卷分置『绪论』，介绍该学科概况、学术源流、古籍存量以及该卷选取书目及版本的理由，通论全卷概貌。

六、导读：每种古籍的整理研究者，对该古籍的背景、作者生平、学术背景、学术思想、学术经验和特色、历史贡献、临床价值和史料价值、版本源流和递嬗演变关系以及选择该版本的理由等进行论述，以钩玄提要，萃取精华，突出『法』、『术』，以达『审问』、『慎思』、『明辨』、『笃行』之效。

七、校勘：比照不同版本间的文字出入，加以标记，判别正误，提示取舍，在不改变底本原貌的前提下使读者正确理解古籍。

八、训诂：对古籍中疑难字词的音义进行简单训释，注音采用拼音加直音法；义训直接写出，不出书证，以节约篇幅。难认之草字、变形字，直接用现代汉字标注。

九、点评：点评形式多样，篇幅较长者，纳入导读内容；言简意赅者，出注说明。

十、序号：出注的校勘、训诂、点评，标注序号，放置于各卷卷末。

十一、补阙：整页缺失者，选取相近版本的相同内容补出，在导读中说明；重要句段或字词缺失者，在校注中予以说明。

我们希望通过对中医经典著作珍贵版本的整理研究，为现代读者提供原文资料和阅读引导，为传承

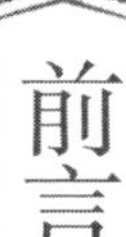

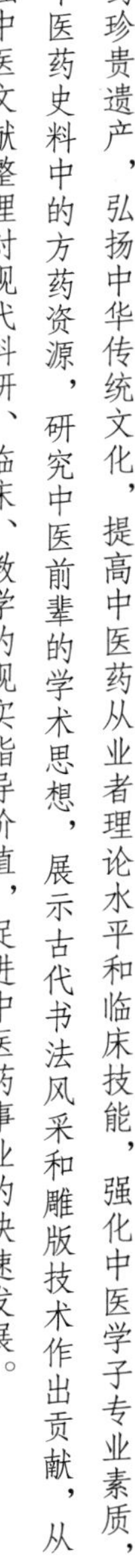

中医药珍贵遗产，弘扬中华传统文化，提高中医药从业者理论水平和临床技能，强化中医学子专业素质，挖掘中医药史料中的方药资源，研究中医前辈的学术思想，展示古代书法风采和雕版技术作出贡献，从而加强中医文献整理对现代科研、临床、教学的现实指导价值，促进中医药事业的快速发展。

总主编：周仲瑛　于文明

2010年2月

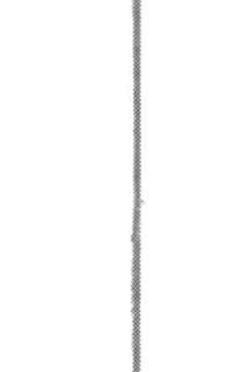

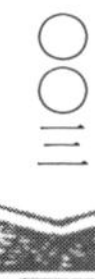

绪论

《伤寒金匮卷》收录了《伤寒论》和《金匮要略方论》（简称《金匮要略》）及其注释、发挥类著作三十五种。《伤寒论》和《金匮要略》的原著《伤寒杂病论》是我国现存最早的一部理论联系实际，理法方药皆备的临床实用医著，由东汉张仲景所撰。由于张氏生活在兵火战乱的东汉末期，其著作可能在成书后随即散佚，后经晋太医令王叔和整理与编次，将其著作分为《伤寒论》和《金匮要略方论》两部分。《黄帝内经》奠定了中医的基础理论，《伤寒杂病论》则把医学理论和临床经验有机地结合起来，融理法方药为一体，从而确立了辨证论治的理论体系，为临床医学的发展奠定了基础，为中国人民的医疗健康做出了不可磨灭的贡献，是学习中医理论与临床的必读经典著作。

一、《伤寒论》和《金匮要略》的版本流传

（一）《伤寒论》的版本流传

《伤寒论》是《伤寒杂病论》的伤寒部分，原著可能在作者去世后很快就散佚，后经晋太医令王叔和整理编次才得以流传，但也时隐时现。《隋书·经籍志》载《张仲景方》十五卷，《旧唐书·经籍志》载有《张仲景药方》十五卷，王叔和撰。至《新唐书·艺文志》不仅有王叔和《张仲景药方》十五卷，还有《伤寒卒病论》十卷。但到宋林亿等校正《伤寒论》，已罕见史志记载这些书籍的流传。甚至唐初著名医

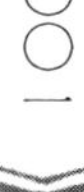

家孙思邈在编纂《千金要方》时，也未能一睹《伤寒论》全貌。故林亿《校正千金翼方后序》云：『孙氏撰《千金方》，其中风疮痈，可谓至精，而伤寒一门，皆以汤散膏丸类聚成篇，疑未得其详矣。』思邈自己也慨叹：『江南诸师，秘《仲景要方》不传！』（《备急千金要方》卷第九）三十年后其编纂《千金翼方》时，方见到较为完整的《伤寒论》并收入其著作中。自唐至宋，经过朝代的更替，大量的医学著作在流传过程中产生了许多脱漏错讹，《伤寒论》更是若隐若现，不为广大医家所知。北宋治平二年（1065），高保衡、林亿、孙兆等人奉旨校正完毕《伤寒论》，并呈报朝廷『本圣旨镂版施行』。从此结束了自王叔和以后八百余年《伤寒论》版本歧出的混乱局面。林亿等此次校勘选用的底本，序文中指出：『开宝中，节度使高继冲，曾编录进上，其文理舛错，未尝考正，历代虽藏之书府，亦阙于雠校，是使治病之流，举天下无或知者。国家诏儒臣校正医书，臣奇续被其选。以为百病之急，无急于伤寒。今先校定张仲景《伤寒论》十卷，总二十二篇，证外合三百九十七法，除复重，定有一百一十二方。今请颁行。』从序中可以推知，林亿校正本所用底本当为高继冲进献本。但该本文理舛错，未尝考释校正，结构为十卷之数，内含二十二篇。钱超尘先生《伤寒论文献通考》更进一步考证高继冲所献的本子，上承南朝阮孝绪《七录》之《张仲景辨伤寒》十卷及刘宋陈延之《小品方》之《张仲景辨伤寒》九卷之书，可资参考。《伤寒论》校勘完毕后，治平二年（1065）北宋朝廷分别以大小字本刊行，林校本《伤寒论》遂成为定型本、标准本、统一本、流行本。但由于宋、元、辽、金民族战争频繁，社会动荡不稳，宋本《伤寒论》也因之散佚，民间几乎不见。明万历二十七年（1599），赵开美在刊刻《仲景全书》时，书已刻已，又发现了一宋本《伤寒论》，遂将其收入书中。由于宋本原刻已佚，故也称赵开美本为『宋本』。赵本今存世仅五部，分别藏于中国中医研究院图书馆、沈阳医学院图书馆、中山医学院图书馆、日本国立公文图书馆内阁文库，中国台湾故宫博物院文献馆。

宋本《伤寒论》在宋代以后复刻的版本很少，究其原因，一是宋金时期社会动荡不稳，一是林亿等校本《伤寒论》自身的原因。林亿等在校正《伤寒论》时虽然广搜校本，但对《伤寒论》所出校语甚少，注释也不多，对于初学及临床应用颇多不便，很快被1144年金代成无己撰写的《注解伤寒论》所取代。成无己《注解伤寒论》是北宋以后《伤寒论》广泛流行的主要传本，也是最早的全文注释本。

（二）《金匮要略》的版本流传

《金匮要略》是《伤寒杂病论》中的杂病部分。据现有文献考察，《金匮要略》在宋代王洙发现以前，仅有孙思邈、王焘将有关方论载入《千金要方》和《外台秘要》中。王叔和《脉经》、葛洪《肘后备急方》虽然偶有引述，但并未提及《金匮要略》之名。《金匮要略》的书名被正史所记，最早是元代编纂的《宋史·艺文志》，其中有『《金匮要略方》三卷，张仲景撰，王叔和集』。后世《金匮要略方论》的基本情况及其与《伤寒杂病论》的来龙去脉，因北宋校正医书局林亿等的序文而成定说，即：『张仲景为《伤寒杂病论》，合十六卷，今世但传《伤寒论》十卷，杂病未见其书，或于诸家方中载其一二矣。翰林学士王洙在馆阁日，于蠹简中得仲景《金匮玉函要略方》三卷：上则辨伤寒，中则论杂病，下则载其方，并疗妇人。』北宋林亿等此次整理所采用的底本，系王洙于蠹简中发现的《金匮玉函要略方》三卷，因上卷伤寒部分已据高继冲进献本进行了校订并刊行，且王洙本『伤寒文多节略，故断自杂病以下，终于饮食禁忌』，而将伤寒部分删除。王洙发现的《金匮要略方论》不仅有节略、脱漏、虫蠹，而且处方与主治条文混乱，『或有证而无方，或有方而无证，救疾治病，其有未备』。因而林亿等做了删重复，补缺漏的工作，将全书厘定为上、中、下三卷，二十五篇，二百六十二方。其补漏的方法是收集诸医书中

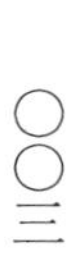

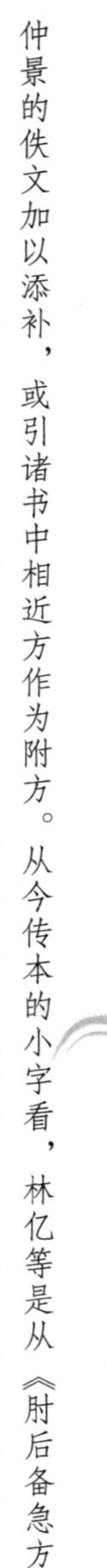

仲景的佚文加以添补，或引诸书中相近方作为附方。从今传本的小字看，林亿等是从《肘后备急方》、《崔氏方》、《近效方》、《古今录验方》、《备急千金要方》、《千金翼方》、《外台秘要》等魏晋隋唐医书中进行补缺。

经林亿等辑佚、再编、校正后的《金匮要略方论》面世流传后，成为后世的定本及今所见的各种版本的祖本。但该书刊印于局势动荡的宋金之际，原刊本可能很快就散佚了，现存的主要是元以后刊本。主要有：元至元六年（1340）邓珍刊本；明无名氏仿宋本；约明嘉靖年间（1522—1566）俞桥作序刊行，1929年收入《四部丛刊》的俞桥本；明万历十三年（1585）徐镕校，万历二十九年（1601）吴勉学刊印王肯堂编入《古今医统正脉全书》本；明万历二十七年（1599），赵开美编入所刊行《仲景全书》本。

二、张仲景学术流派

（一）伤寒学派

自林亿等将《伤寒论》校正刊刻之后，使《伤寒论》得以广泛流传，让更多医家能够学习和研究《伤寒论》的理论体系。虽然宋本由于其自身特点后世罕见流传，但金成无己以林亿校正本为底本，穷其一生精力所做的《注解伤寒论》，则是北宋以后广泛流传的一个版本，其间数百年来众多医家研究切磋，使伤寒之学成为显学。他们研究、阐发张仲景《伤寒论》的理法方药，卓然形成一大医学流派，曰伤寒学派。

伤寒学派发展的历史，也是张仲景《伤寒杂病论》一书所蕴含的辨证论治理论由隐到显，由分散到系统的逐步完善过程。由于《伤寒论》本身在理论上阐述并不多，再加上是一种条文式的札记性质，系统性较差，不利于一般医生的掌握。故自其问世后的七八百年间，辨证论治的学术思想不仅不为一般医生所掌握，流传也极不广泛，甚至唐初著名医家孙思邈在编纂《千金要方》时，也未能睹《伤寒论》全貌。晋唐时期，基本上属于医疗经验的积累阶段，医家注重方药的收集和整理，对蕴含在《伤寒论》中的辨证论治理论体系，罕能探赜并使其发扬光大。宋以后的医家对《伤寒论》的条分缕析，才使蕴含在其中的辨证论治的学术思想逐渐大白。又由于《伤寒论》经过晋太医令王叔和编次和整理，由此导致了后世医家在《伤寒论》条文顺序及真伪问题上长期争论不休，这样就逐渐形成了由对《伤寒论》辨证论治理论的提炼及《伤寒论》条文的订正校勘，而发展成蔚为壮观的伤寒学派。在《伤寒论》成书近二千年的时间里，古今中外曾有七百多位学者对其理论方药进行探索，留下了近两千种专著、专论，从而形成了中医学术史上甚为辉煌独特的伤寒学派，它走过了由形成到发展，直至兴盛的艰难发展历程。概括而言，历代医家对该书的研究可分为三个不同阶段。

1. 晋唐时期——搜采、整理阶段

此期以晋代王叔和为代表。王氏对已散失的《伤寒杂病论》条文方证进行广泛的搜集、整理与编排，将伤寒部分重新编次成书，名《伤寒论》，现存《脉经》卷七中，保留了《伤寒论》的大部分原文，被称为《脉经》本《伤寒论》。他自称：『今搜采仲景旧论，录其证候、诊脉、声色，对病真方有神验者，以防世急也。』（成无己《注解伤寒论·伤寒例》）从脉、证、方、治入手，按照仲景辨证论治精神进行整理、编排。唐代孙思邈直到八十岁以后撰著《千金翼方》时，才见到《伤寒论》全书，并将其载于卷九卷十之中，为《伤寒论》最早之版本。孙氏在收载《伤寒论》时只收录原文，不作一字注释，不作

义理发明；采取『方证同条，比类相附』的研究方法，将《伤寒论》条文分别按方证比类相附，给后世如柯琴、徐大椿等医学大家从方证角度探索《伤寒论》作了先导。

2. 宋金时期——深入研究与学派形成阶段

北宋政府大量校勘雕印古医书，不仅扩大了古医书的传播，也为医学理论的研究创造了条件。唐宋时期方书盛行，现传医方由汉魏时期的数百到两宋时期的数以万计，往往让习医者望方兴叹，不少有识医家逐渐体会到方不可恃，古方今病不相能，医贵在明理，转而注重医理，重视《伤寒论》的理论研究。北宋庞安时、初虞世、朱肱、韩祗和等人首先展开对《伤寒论》的理论研究，南宋许叔微、郭庸、杨士瀛、金代成无己等起而应之，一时研究《伤寒论》蔚然成风。如韩祗和《伤寒微旨论》侧重脉证分析而以脉为先；庞安常《伤寒总病论》注重病因、发病方面的阐发，倡寒毒、异气之说；朱肱著《南阳活人书》提出三阴三阳本质问题的讨论，倡导经络学说；许叔微著《伤寒九十论》结合临床实践研究《伤寒论》；郭雍著《伤寒补亡论》，搜采世说补入书中，丰富了伤寒学说的内容。此阶段最为重要的《伤寒论》研究大家当推成无己，他第一次全面注解《伤寒论》，用以经解经、以经解方，经论结合的方法，阐明学理，使《伤寒论》第一次获得了理论上的证明；同时，他还对《伤寒论》中常见症状作了条分缕析，对它们的发生机理、表现特点、形证异同作了精辟阐述和辨别。成氏开创了用注解、释义方法研究《伤寒论》的先河，在他的影响下，《伤寒论》的研究得以蔚然成风，最终促成了伤寒学派的形成。

3. 明清时期——发展、兴盛阶段

进入明清，随着对《伤寒论》整理编排、研究方法、六经本质等问题的研究深入，相互展开了激烈的争论，形成了不同的流派，促进了伤寒理论与实践的发展，使《伤寒论》研究走向兴旺、鼎盛。肇始人是明代方有执，他提出错简重订之说，在反复细绎《伤寒论》后，深虑《伤寒论》因代远年湮而失仲景之旧，认为西晋王叔和编次，已有错简，后又经金代成无己注释多有更改，早已失仲景之旧，遂竭尽二十年精力，潜心考据，寻求端绪，大胆重新编次，著成《伤寒论条辨》。他以宋本《伤寒论》和《注解伤寒论》为蓝本，进行了『削』、『移』、『改』、『调』。认为『伤寒例』一篇，非仲景之作，后虽经成无己注释，亦非《伤寒论》原文，因而主张削去，并在其书中专列『削伤寒例』一文，以备后照。认为『辨脉法』、『平脉法』及『汗吐下可与不可』诸篇，均属叔和『述仲景之言，附己意以为赞经之辞』，脉法二篇尚可羽翼仲景原文，故可保留，但不能列于卷首，应移置卷末。认为《伤寒论》以六经为纲，而六经则以太阳为纲。故对太阳篇大加改订，分为『卫中风』、『营伤寒』、『营卫俱中伤风寒』三篇。后有喻嘉言著《尚论篇》，对方氏的考订大加赞赏，认为其『改叔和之旧，以风寒之伤营卫者分属，卓识超越前人。』并将风寒中伤营卫之论概括为『三足鼎立』学说，受其影响，后更有张璐著《伤寒缵论》、程郊倩著《伤寒论后条辨直解》、章虚谷著《伤寒论本旨》、周扬俊著《伤寒论三注》、黄坤载著《伤寒悬解》等，无不以错简为说，指王叔和之非，议成无己之误，成为伤寒研究领域里的一个重要学派，丰富发展了《伤寒论》的学术理论。与之相反，也有认为叔和的编次，仍为长沙之旧，没必要迁条移文，而成氏之注，不仅未曲解仲景之说，且引经析义，实为诸家所不胜。持此种观点的医家，如张子卿、张志聪、张锡驹、陈修园等，其中以陈氏观点最为典型，他在《伤寒论浅注》里说：『叔和编次《伤寒论》有功千古，增入诸篇，不书其名，王安道惜之。然自《辨太阳病脉证篇》至《劳复》止，皆仲景原文，其章节起止照应，王肯堂谓如神龙出没，首尾相顾，鳞甲森然。兹刻不敢增减一字，移换一节。』他们对六经病机的解释，持六气气化学说。两说之中，前者谓之错简重订派，后者称之维护旧论派。与上二派不

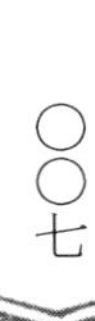

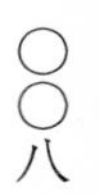
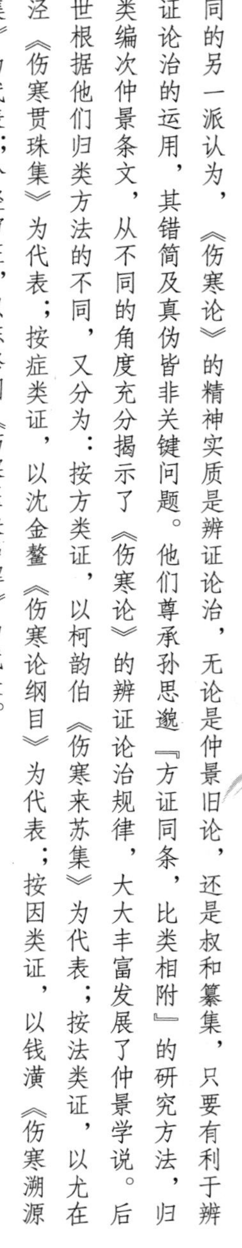

同的另一派认为，《伤寒论》的精神实质是辨证论治，无论是仲景旧论，还是叔和纂集，只要有利于辨证论治的运用，其错简及真伪皆非关键问题。他们尊承孙思邈『方证同条，比类相附』的研究方法，归类编次仲景条文，从不同的角度充分揭示了《伤寒论》的辨证论治规律，大大丰富发展了仲景学说。后世根据他们归类方法的不同，又分为：按方类证，以柯韵伯《伤寒来苏集》为代表；按法类证，以尤在泾《伤寒贯珠集》为代表；按症类证，以沈金鳌《伤寒论纲目》为代表；按因类证，以钱潢《伤寒溯源集》为代表；分经审证，以陈修园《伤寒医诀串解》为代表。

近代《伤寒论》研究亦不乏名家，如江阴曹颖甫，西安黄竹斋，既『赞王尊成』，又兼收众家之长，可称近世新『旧论派』的代表。日人山田正珍则步了错简派的后尘。四川左季云《伤寒论类方汇参》又是近代上述二派的折中者。至于武进恽铁樵，上海陆渊雷等都在某一方面有所发挥和推阐。

1949年以后，《伤寒论》的专著及专题研究论文更是层出不穷，对《伤寒论》病因病机、脉证方治及其认识论方法论等都进行了空前规模的、全面深入的探讨。

（二）《金匮要略》的学术地位

《金匮要略》是我国现存最早的一部诊治杂病的专书。由于本书在理论和临床实践上都具有较高的指导意义和实用价值，对后世临床医学的发展有着重大的贡献和深远的影响，被古今医家赞誉为方书之祖，医方之经，治疗杂病的典范，亦学习中医必读的经典医籍。《金匮要略》首创以病为纲、病证结合、辨证施治的杂病诊疗体系，在明确病名诊断的基础上，将脏腑经络辨证作为杂病辨证的核心。《金匮要略》共收经方二百零五首，这些处方配伍严谨，用药精当，化裁灵活，功效卓著，至今广泛运用于临床，尤其是内伤杂病的治疗。

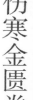

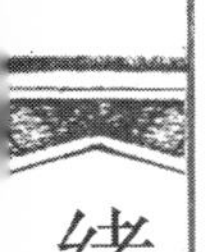

三、伤寒金匮类专著概况

《伤寒杂病论》自刊行后，受到历代医家的重视，无不奉为圭臬，研究、注释者不乏名家。据《联目》所载录，1949年以前存世的伤寒金匮类著作有七百三十种，其中1911年以前的古籍有六百零九种。现择其要者，概而述之。

（一）《伤寒论》文献

《伤寒论》自问世以后，引起历代医家的高度重视，自晋以后，研究整理者不下六百余家，治伤寒之学，成为显学。类而分之，主要有考注整理和专题研究两大类。

1. 考注整理类文献

对《伤寒论》的整理始于晋太医令王叔和，他将散佚的《伤寒杂病论》编次整理，分而为二。对《伤寒论》进行全面注释整理始于宋代以后，这些著作大致又可分为原文注释、考证注释和分类注释三类。

（1）原文注释类　所谓原文注释《伤寒论》，是指依照王叔和整理，北宋林亿等校正本原有编次，对原文不作大的改动而对其条文进行注释的一类著作，这类著作的代表之作当推成书于金皇统四年成无己撰著的《注解伤寒论》。该书是我国现传最早的一部全文注释《伤寒论》的专著，其最大特点是在注释中，始终引据《内经》、《难经》之理，并旁涉众家之论，以阐发仲景原文的微言大义，张孝忠跋成公书云：『成公博极研精，深造自得，本《难》《素》《灵枢》诸书，以发明其奥，因仲景方论，以辨析其理，极表里虚实阴阳死生之说，究药病轻重去取加减之意，毫发了无遗恨，诚仲景之忠臣，医家之

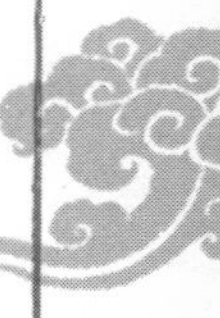

大法也。』实不诬。至明，张遂辰撰《张卿子伤寒论》，他在成无已注文的基础上，选取朱肱、许叔微、张洁古、庞安常、李杲等诸家之说，间附已见以发挥之。至清一代，乾嘉学风波及医界，注释考证《伤寒论》的著作大增，其中较为重要者有张志聪的《伤寒论集注》六卷，成书于康熙二十二年（1683）；张锡驹《伤寒论直解》六卷，成书于康熙五十一年（1712）；陈念祖《伤寒论浅注》六卷，初刊于嘉庆二年（1797）等。

（2）考证注释类　考证注释类系指先对《伤寒论》原文进行考证，重新编次，然后再进行注释的一种方式。如明方有执成书于万历十七年（1589）的《伤寒论条辨》，认为王叔和编次、宋代校正医书局校订的《伤寒论》已简编错乱，全失仲景条文之旧，削、移、改、调，立六经为纲，经过重新编排之后，然后进行注释。该书首创错简说，经过重新排列成编，确实加强了原书的系统性和条理性，同时分类明确，重点突出，对初学者较易入门。但倡已意而力排王叔和、成无已，不免落文人窠臼。《四库全书总目提要·伤寒论注提要》指出：『明方有执作《伤寒论条辨》，则诋叔和所编与无已所注，多所改易窜乱，并以《序例》一篇为叔和伪托而删之。国朝喻昌作《尚论篇》，于叔和编次之舛，序例之谬，及无已所注，林亿等所校之失，攻击尤详，皆重为考定，自谓「复长沙之旧本」。其书盛行于世，而王氏、成氏之书遂微。然叔和为一代名医，又去古未远，其学当有所受。无已于斯一帙，研究终身，亦必深有所得，似未可概从屏斥，尽以为非。』其后，清喻昌撰《尚论篇》，分前、后两篇。前篇初刻于顺治五年（1648），原为八卷（即原《尚论篇》），后乾隆二十八年（1763）经江西陈氏重刻并为四卷，且别刻喻昌《尚论后篇》四卷，与原书合成《尚论篇》八卷（即今流传本）；该书法遵方有执而在内容上有所补益；清张璐撰《伤寒缵论》、《伤寒绪论》，刊于康熙四年，共四卷（缵论二卷，绪论二卷）。其『缵论』取

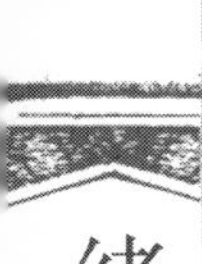

喻昌编次之序，采各家之注参以己见，为之注释发明。程应旄撰《伤寒论后条辨》，成书于康熙九年（1670），共分礼、乐、射、御、书、数六集十五卷；周扬俊撰《伤寒论三注》，成书于康熙十六年（1677），共十六卷，书以方有执《伤寒论条辨》、喻昌《尚论篇》对《伤寒论》的注释为基础，抒以己见，逐条注释，故名『三注』。其后沈明宗于康熙三十二年（1693）著成《伤寒六经辨证治法》八卷，舒诏于乾隆四年（1739）著成《舒氏伤寒集注》十卷，黄元御于乾隆十三年（1748）著成《伤寒悬解》十四卷等，皆能在前人的基础上更上一层。

（3）分类注释类　该类系将《伤寒论》原文按方剂、治法、症状等对病症重新分类，然后加以注释。这种方法的优点是避开了有关错简的争执，从辨证论治角度阐发《伤寒论》原旨，其中有按方分类者，有按法分类者，有按症分类者。按方分类的代表是清柯琴，其《伤寒来苏集》凡八卷，成书于康熙十三年（1674），为《伤寒论注》、《伤寒论翼》、《伤寒附翼》三部著作的合集。《伤寒论注》四卷是《伤寒论》的注释。柯氏认为不必孜孜于考订仲景旧论的编次，最重要的是把仲景辨证的心法阐发出来，把《伤寒论》的理论运用于临床。柯氏等受孙思邈以方类证研究方法的影响，证以方名，方随证附，以方证为主，汇集六经诸论，各以类从。清徐大椿撰《伤寒论类方》，初刊于乾隆二十四年（1759），书凡四卷。他在《序》中指出：『此书非仲景依经立方之书，乃救误之书也。其自序云：伤夭横之莫救，所以寻求古训，博采众方。盖因误治之后，变症错杂，必无循经现症之理。当时著书，亦不过随症立方，本无一定之次序也。余始亦疑其有错乱，乃探求三十年，而后悟其所以然之故，于是不类经而类方。』他采用以方类证，证不分经，将《伤寒论》一百一十三方分别归于十二类主方之项下。按法类证的代表作是成书于康熙四十七年（1708），清钱潢撰的《伤寒溯源集》十卷。钱氏以法类证统方，认为方中有法，

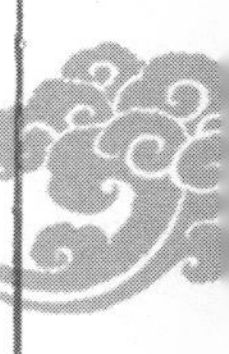
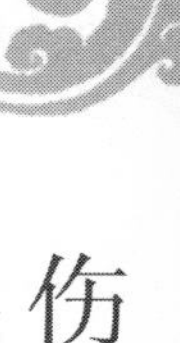

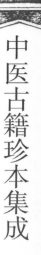

法内有方，而不必拘泥于三百九十七法，而注重六经病证的立法施治。成书于雍正七年（1729），清尤怡所撰《伤寒贯珠集》八卷，是这一分类法的又一力著。按症分类的代表著是清沈金鳌撰，成书于乾隆三十八年（1774）的《伤寒论纲目》十六卷。该书选取《伤寒论》一百多个主症作为分类标准，将相关条文会列于主症之下，然后选辑各家精论，参以己见，加以比较分析。其次，清陈念祖《伤寒医诀串解》、清汪琥《伤寒论辨证广注》、《中寒论辨证广注》也采用分类法对《伤寒论》进行注释分析。

2. 专题研究类文献

该类著作对《伤寒论》不采取逐篇注释的形式，而是对《伤寒论》全书或书中的部分内容，采取分析、归纳、辩解、发挥、提要、解疑等方式进行整理研究。此类著作众多，较有名的有：宋韩祇和撰《伤寒微旨论》，成书于元祐元年（1086），书凡二卷。宋庞安时撰《伤寒总病论》，约成书于元符三年（1100），书凡六卷。宋朱肱撰《伤寒类证活人书》，成书于大观元年（1107），凡二十二卷。南宋许叔微《伤寒发微论》、《伤寒九十论》，均成书于绍兴二年（1132）。《伤寒发微论》为作者研究《伤寒论》的心得集录，共载论文二十二篇。南宋郭雍《伤寒补亡论》，约成书于淳熙八年（1181），共二十卷。南宋李柽《伤寒要旨药方》二卷。金成无己《伤寒明理论》，成书于正隆元年（1156），共四卷。金刘完素撰《伤寒标本心法类萃》、《伤寒直格》，二书约成于大定二十六年（1186）。明陶华《伤寒六书》六卷，明童养学《伤寒活人指掌补注辨疑》三卷、清吕震名《伤寒寻源》三卷等。

（二）《金匮要略》文献

《金匮要略》自宋林亿等校正刊行到元末明初赵以德《金匮要略衍义》问世，其间三百年间，宋代朱肱、陈无择，金元的刘守真、张洁古、李东垣、王海藏、朱丹溪都曾对《金匮要略》方推崇备至，称

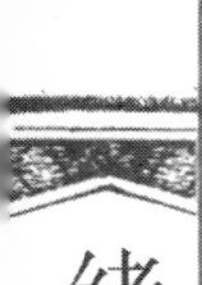

之为『万世医门之规矩准绳』，『引例推类可谓无穷之应用』（《局方发挥》），但研究和注释者远不及《伤寒论》多，直至清代，《金匮要略》注本才逐渐从仅有到较多问世。

清代是研究《金匮要略》的鼎盛时期，其内容精湛、流传于世的注本有十多家。这些注本或简而述要，或详而博采，各有特色，皆当浏览。现仅就影响较大、享有盛誉的注本及注家做简要介绍。

元末明初的赵以德，师承丹溪之学，第一家为《金匮要略》作注，名为《金匮方论衍义》。约成书于至正二十八年（1368），书凡三卷。赵氏衍义《金匮》，以经释经，特别注重用《内经》、《难经》脏腑经络病机学说剖析杂病脉象，阐发病因病机，辨析证候治法，并博涉诸病，继承金元各家之学，发皇仲景奥义。其注有依据，释有渊源，说理透彻，严谨精当，深得仲景三昧。该书原无刻本，经清代周扬俊补注，以《金匮玉函经二注》刊行于世。

《金匮要略论注》，清徐彬撰注，成书于康熙十年（1671），凡二十四卷。徐彬师承喻昌，对仲景学说尤有造诣。《论注》按明代徐熔本之次序进行注释，以阐发精当、深广、翔实而著称，其辨疑剖析，引经析义，切于临床。

《金匮要略直解》，清程林撰，成书于康熙十二年（1673），书凡三卷。程氏出生于名医众多的新安，精通《内经》、《太素》，其著《金匮》，多以《内经》、《难经》之理阐发之，融会前人精华，并参以个人心得。其注释简明扼要，分析清晰，义理详明，为《金匮》注本中的善本之一。

《金匮要略广注》，清李彣著，刊刻于康熙二十一年（1682），书凡三卷。李氏少时多病，百药备尝，遂留心医药，师从张卿子、潘邓林门下，得二师所授仲景心法，遂穷年力索，一以贯之，几易寒暑，著成是书。注释源本《内》《难》，又博采金元及明代诸家之说，阐发原文重在理、法。如书中征引徐之才、

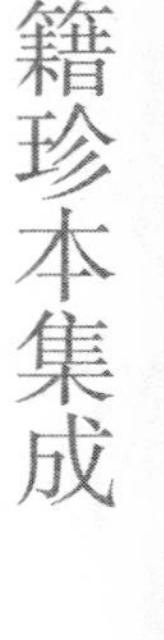
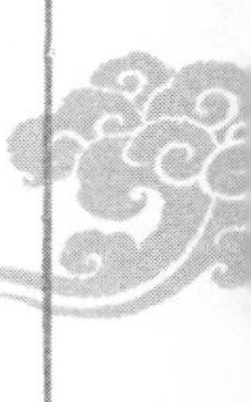

朱肱、许叔微、张子和、朱丹溪、王履、赵养葵、楼全善、喻嘉言以及妇科武之望，本草之陈藏器、李时珍等著述外，旁及《周易》、《尚书》等非医学著作，注文贴切，论析精辟，说理深入浅出，文字优美流畅，治学态度严谨求实，给后世注家以很大影响。

《金匮玉函经二注》，系明赵以德所著《金匮方论衍义》及清周扬俊《补注》的合注本，成书于清康熙二十六年（1687）。赵以德所著《衍义》惜未付梓，抄本亦鲜为人知。明末清初，周扬俊苦心搜求二十余载，仅获一残抄本，周氏借之，因而为其补注，合为《金匮玉函经二注》刊行于世。

《金匮要略编注》，清沈明宗撰，成书于康熙三十一年（1692），书凡二十四卷。沈氏潜心于《伤寒》、《金匮》之学，善谈错简。认为世传的《金匮要略》刊本『编次失序』，与张仲景原著有所出入，非仲景原义，遂遵照『从来著书立言，必先纲领，次及条目』的观点，将《金匮》条文重新整理编次。同时沈氏注文翔实，深得仲景精义，对研究和学习仲景之学有一定参考价值。

《金匮要略方论本义》，清魏荔彤撰，成书于康熙五十九年（1720），书凡三卷。魏氏早年习儒，博学多识，通天文历算，精通医术，其注《金匮》，别具特色，文中议论风生，叙理清晰。其对疾病病机和治法，更是层层细辨，发挥颇多。

《金匮要略心典》，清尤怡编撰，成书于雍正七年（1729），书凡三卷。尤氏初非有意注此书，只是平日研习时，随心所得，笔之于书，十年之间，积久成帙，所以名之曰『心典』。尤氏之注，既不费辞，颇能深入浅出，徐大椿对尤氏《心典》的评价说：『条理通达，指归明显。辞不必烦而意尽，语不必深而旨已传。虽此书奥妙不可穷际，而由此以进入，虽入仲景之室无难也。』可谓切中肯綮。尤氏尚有《金匮翼》八卷，系补充羽翼《心典》之作。

《订正仲景全书金匮要略注》，清吴谦等撰，成书于乾隆七年（1742），简称《订正金匮要略注》，书凡八卷。吴氏安徽歙县人，曾任清太医院判，对《伤寒》、《金匮》等有深入研究，乾隆四年奉敕编《医宗金鉴》，为总修官。《金匮要略注》八卷，是《医宗金鉴》的一部分。吴谦认为，旧本《金匮》伪错颇多，其注也多随文附会，难以为凭，遂参照赵以德《衍义》、徐彬《论注》、李彣《广注》、尤怡《心典》等十余家善本，亲自进行删订整理。书中对《金匮》原条文详加注释，并集各家之说分列于注释之后，便于学者掌握。

《金匮悬解》，清黄元御撰，成书于乾隆十三年（1748），书凡二十二卷。黄氏坤载乃雍正、乾隆年间名医。是书将《金匮》篇序进行部分调整，然后逐条诠释。注释上仿成无己注《伤寒论》例，『以经解论』，每注必以《内经》、《难经》为据；在体例上也是别具一格，每卷之首先述概说，以示本篇大意，以下各条均分章论述。黄氏深得仲景精义，其注释严谨精当，特别是对病证的诊法、鉴别、病机之论述注释精详。

《金匮要略浅注》，清陈念祖撰，成书于嘉庆八年（1803），书凡十卷。陈念祖注疏的特点是博采众长，由博返约，深入浅出。他认为《金匮》文字古奥，义理深邃，往往意存文字之外，若无明晰浅显的注解，很难理解其精神实质，因而别创体例，用浅显的注解小字衬加于《金匮》原文之中，使之深入浅出，明白晓畅。同时，是书集赵以德、胡引年、程云来、沈目南、喻嘉言、徐忠可、魏念庭、尤在泾等注述《金匮》之精华，取其立论平正，『能发挥本文之旨旨，重订而收录之。至于……前后不相贯通处，不得不为之改正，然改正处，以《素问》、《灵枢》为主，以《难经》为辅，以《千金》、《外台》等书而推广之，以各家诸刻而互参之，必求其与仲师本草本节上下节有阐发无滞疑者，然后注之』。

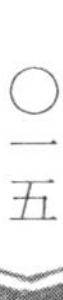

四、《中医古籍珍本集成·伤寒金匮卷》选取书目说明

本卷选取伤寒金匮类著作三十五种，其中伤寒类二十八种，金匮类七种。选取原则为临床实用或文献价值较大，且有较佳版本者。伤寒类所选二十八种，除宋林亿等校正刊行的《伤寒论》和《金匮玉函经》外，多为各类有代表性的著作。原文注释类有金成无己《注解伤寒论》，清陈念祖《伤寒论浅注》等；考证注释类有明方有执《伤寒论条辨》，清喻昌《尚论篇》和《尚论后篇》、黄元御《伤寒悬解》等；分类注释类有清柯琴《伤寒论注》、《伤寒论翼》、《伤寒附翼》三书以及钱潢撰《伤寒溯源集》、尤怡《伤寒贯珠集》、沈金鳌《伤寒论纲目》等；专题研究类有北宋庞安时《伤寒总病论》、朱肱《伤寒类证活人书》以及许叔微《伤寒发微论》、《伤寒九十论》和《注解伤寒百证歌》三书，南宋郭雍《伤寒补亡论》、李柽《伤寒要旨药方》，金成无己《伤寒明理论》、刘完素《伤寒标本心法类萃》和《伤寒直格》，明陶华《伤寒六书》、童养学《伤寒活人指掌补注辨疑》，清张倬《伤寒兼证析义》、吕震名《伤寒寻源》等。金匮类所选七种，其中有宋林亿等校正刊行的《金匮要略方论》，元朱丹溪的《金匮钩玄》，以及清代对《金匮要略》的代表性注本如徐彬《金匮要略论注》、周扬俊等《金匮玉函经二注》、尤怡《金匮要略心典》和《金匮翼》、陈念祖《金匮要略浅注》等。另有一些临床实用或文献价值较大的书目，如周学海《伤寒补例》（1910年刊行）等，由于书目年代较近，暂未收录。

本丛书是在原版影印的基础上进行校勘、注释、研究、解读的，具体内容及其方法详见各书导读。

中医古籍是中医理论与临床经验的载体，是中医学术传承和发展的基础。伤寒金匮类古籍为中医古

籍的重要组成部分，伤寒金匮类古籍的整理出版，对张仲景学说乃至中医学术的发展具有重要意义。

本卷的作者来自全国五个省的中医药院校和科研院所，多为长期从事中医文献或临床及临床基础研究的专家、教授和科研人员。本着严谨、负责的态度，作者对承担的书目进行了认真的研究、考证、校勘、注释。有的作者为了考证一个问题，到多家图书馆调研，走访请教多名相关专家，付出了辛勤的劳动。本卷的审稿工作由本卷顾问、主编、副主编负责，从版本的选取到格式内容的审查，对每部著作均进行了严格把关，有的书目数易其稿。尽管如此，由于时间仓促，学识所限，其中难免存在疏漏，敬请读者不吝指正。

本卷书目是在本套丛书编纂委员会提供的书目基础上，由本卷的顾问和主编结合本卷的特点补充、调整确定的，在书目调整过程中，梁华龙教授提出了宝贵建议；本卷书目版本的选取得到了全国各中医药院校、科研院所以及综合图书馆的大力支持；丛书编纂委员会沈澍农教授等以及湖南科学技术出版社的相关专家、编辑，为本卷的定稿、编辑、出版付出了大量工作。在此，对所有为本卷的编纂、出版提供支持和帮助的相关专家与单位表示诚挚的谢意。

蔡永敏　李具双

2010年3月29日

目录

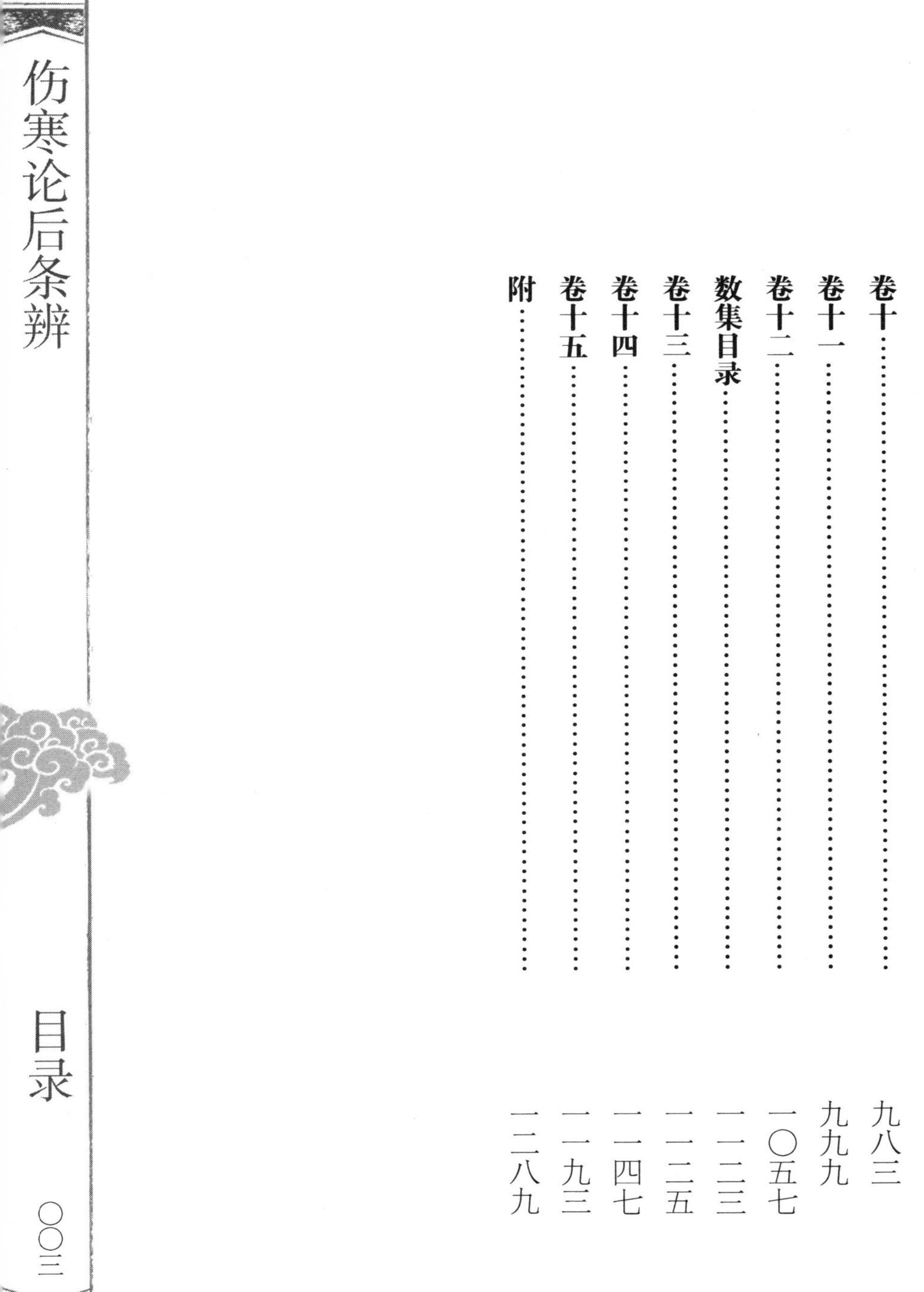

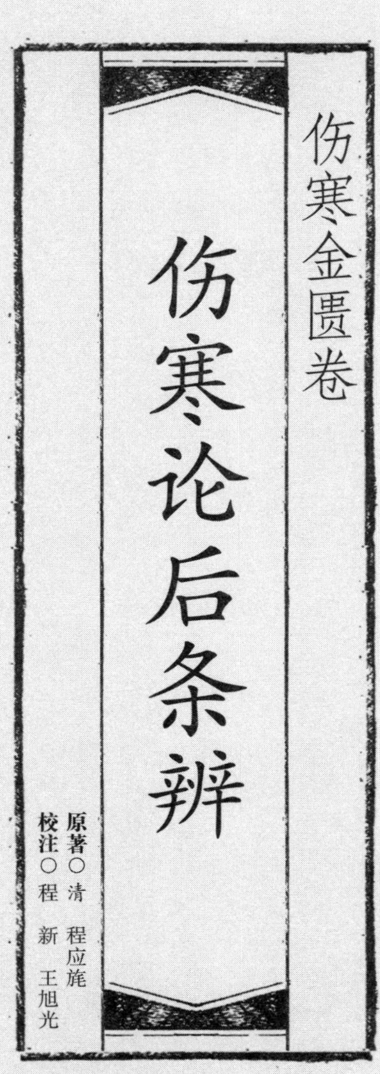

伤寒金匮卷

伤寒论后条辨

原著〇清　程应旄
校注〇程　新　王旭光

导读

《伤寒论后条辨》是程应旄继新安医家方有执《伤寒论条辨》之后，对《伤寒论》重加编次而成，故又名《后条辨》。该书是程氏的代表作。

一、作者生平及著述简介

程应旄，字郊倩。生卒年不详，他应生活在明末清初，终于清康熙年间。

程氏的生平，他的门人王式钰在作于康熙十年辛亥（1671）的《伤寒论后条辨》『跋』中有记载。跋中说道：『大医必本于大儒，先生为海阳名硕，髫年辄以冠军补博士弟子员。生平著述甚富，虽屡战棘闱不售，顾驰声艺苑者垂三十年，经明行修，从而问字者踵相接也。遘值申酉，避地来吴，乃去儒而医，遂为大医。』程应旄在他作于康熙八年己酉（1669）的《医读》序中也说到了自己的生平：『余今岁读书吴门，方有事于仲景之《伤寒论》而条辨之。』『今余所注仲景《伤寒论后条辨》，业已垂成。』综合上述两家记载，我们可知程氏年少时曾以第一名的成绩考取秀才，但一直未考取举人。约在康熙七八年（1668、1669年，但程氏自己说是在1669年）寄寓苏州，去儒为医。1669年，开始写作《伤寒论后条辨》，并于当年接近成书。

文献记载程应旄为海阳人。海阳为休宁的别称，即今安徽省休宁县。其实还可以更进一步推断程应旄为休宁雷溪人。程氏的弟子王式钰撰有《东皋草堂医案》，现存清代康熙刊本，卷首有程应旄的序文，序文末没有署作序时间。此刊本正文首页头行题为『东皋草堂医案』，二行、三行题『雷溪程郊倩先生

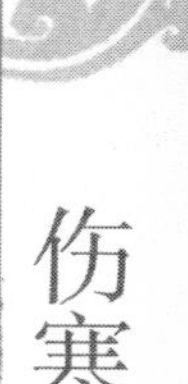

鉴，古吴王式钰仲坚著（旧字翔千），同学朱元度月思校』。据此可断定程应旄为雷溪人。

程应旄的著述，今日可见者有《医经句测》二卷、《伤寒论后条辨》十五卷、《伤寒论赘余》一卷。这三种著述均初刻于康熙初年，具体刊刻年代应为康熙九年至十一年，均由式好堂刊刻。此外，程应旄还曾在康熙八年己酉（1669）补辑并作序刊行汪机的《医读》一书。又北京故宫博物院藏有《名医类编》一书，原题程应旄类编，此书或即曹禾《医学读书志》所说程氏撰就的『药方二卷』；中国中医科学院中国医史文献研究所收藏有《伤寒秘解》二卷，原题亦作程应旄编。又，《孝慈堂书目》著录有程应旄《痘疹参同》一卷，现今各家书目均未著录存世，应当已经亡佚。

二、主要内容和学术价值

《伤寒论后条辨》，书名为今日的通称。此书初刻本式好堂刊本的书名页题作《伤寒论后条辨直解》，《传是楼书目》著录为《伤寒后论条辨》，《张仲景伤寒论辨证广注》称之为《伤寒后条辨》，《医籍考》述之为《伤寒论后条辨直解》，《古今医史·续增》叙之为《伤寒后条辨》。致和堂刊本、文明阁刊本的书名页则作《伤寒论后条辨》，与今通行名相同。20世纪20年代末，《清史稿》行世，其中的《艺文志》题此书为《伤寒论后条辨》，人多从之，遂成为通行之名，此书的简称，也因此多作《后条辨》。

《伤寒论后条辨》，凡十五卷，书分礼、乐、射、御、书、数六集。礼集不入卷，内载张仲景自序、辨伤寒论五篇、王叔和序例贬伪。乐集含辨脉法（卷一）、平脉法（卷二）、辨痓湿暍脉证（卷三）。射集含辨太阳病脉证第一（卷四）、辨太阳病脉证第二（卷五）。御集含辨太阳病脉证第三（卷六）、辨阳明病脉证第一（卷七）、辨阳明病脉证第二（卷八）。书集含辨少阳（卷九）、太阴（卷十）、少阴（卷十一）、厥阴（卷十二）病脉证。数集含辨霍乱病、阴阳易病、差后劳复病（卷十三），辨诸可、不可病脉证（卷十四），一百一十三方（卷十五）。书后又附伤寒论原本编次、伤寒论条辨编次、伤寒论尚论篇编次。

《伤寒论后条辨》一书，学术界的评价不一。清汪琥说：『此程氏一片苦心，独出己见而条注此书，然惜其闲话太多，攀引经史百家之书及歌曲笑谈，无所不至，绝无紧要，何异痴人说梦邪？恐注书者无是体也。至其每条承上起下，注释入理之处，非浅学所能企及，不可因其所短而弃其所长也。』清末陆懋修在《论程郊倩生地、麦冬为骨蒸劳热源头》一文中则批评说：『郊倩所有《条辨》，卷首数十页，纯学金圣叹，既为医中魔道。而其足以害人者，尤在第四卷「论温」数页中。』《续修四库全书总目提要（稿本）》对此书的评价也不高：『应旄自命其高，喜驾空立论，文多恢谲，尤为人所集矢。方、喻两书，《四库》已著录，应旄特扬其波而逐其流，疵累经人指摘，已有定评。而书在当时，亦颇流行，《钦定医宗金鉴·订正伤寒论》间采其说，今姑存其目焉。』由于《伤寒论后条辨》多年未得到再版，更未得到整理，因此现代学者难以读到此书，直至20世纪晚期，才有沈敏南、黄煌两位学者各发表了一篇论文，探讨并正面肯定了此书的学术价值。而其他学者或出版物都想当然地以为程应旄与方有执、喻昌、郑重光等人治学属同一路数，他们都以主张错简重订为特征，其实程应旄的治学意趣颇具个性特征，与错简重订派的其他人物既有相同之处，更多相异之处。我们在整理《伤寒论后条辨》的过程中，深感《伤寒论后条辨》是一本极富个性特点的书，应当值得重视。

与其他学者不同的是，程应旄极力主张《伤寒论》是一部形而上的著作，而非形而下之方书。他在《辨伤寒论二》中说：『仲景名论，虽曰伤寒，实是法之总源也，则论中无数题髓，已包在此二字内矣。此为题面，至于题诀责重处，则全在「论」字上。论之为言，有法有戒有案有例，在仲景俨然以笔削自

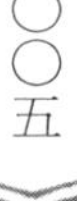

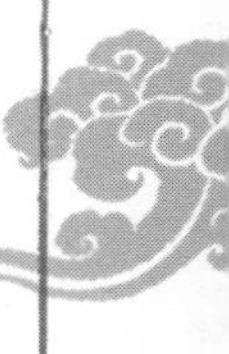

任，作一部医门断定之书，并要人从伤寒字贬之驳之，议及绳愆纠缪之法也。仲景颇虑后人懵懂解不出「论」字意来，随于每篇标首，另以「辩」字顶去「论」字，特为「论」字下一注脚，并示人「论」字中下手处，乃活法之源头也。』『故「论」字断不可以曰编曰书曰集等字代之，曰编曰书曰集云者，乃经验之方书，无论《丹溪心法》等类为方书，即仲景之《金匮要略》亦方书。』正因为程氏立论起点高妙，视野开阔，他以为张仲景的《伤寒论》是论道之书，是大法之总源，是活法之端绪，是形而上之著作，而非经验之方书，非形而下之辈，所以他在书中的医学主张颇有可取之处，诚非『医中魔道』、『喜驾空立论』等语所能概括。

《伤寒论后条辨》的言辞激烈，特别是攻击王叔和不遗余力，在错简重订派中可谓第一人，这一点早已为学者们所认知。其实程应旄的言辞激烈，还体现在有失中庸、有失厚道上。如卷十四中言：『暴液云者，点滴皆火气煎熬而出，犹民脂已竭，徒以暴征成赋也。』『小便利者，肾汁尚滋，小便难者，已成枯鱼之肆矣，故可救不可救卜诸此。』以上言辞显失中庸与厚道，恐难以比喻不当来解释。此类说法在书中时有出现，读来确使人不快，这也许又是此书长期遭人指责的原因之一。另外，程氏书中似乎与医学无关的议论过多，也屡屡遭人批评。然而在晚明及清初的社会，时有奇人出现，其语多离经叛道，其书多真知灼见，其人多不见容于世，明代的李贽、清代的金圣叹即是如此，所以程应旄在他的书中每每作激烈之语，亦非孤立的事情。我们只要取其可取之处即可，不必因人废书。

《伤寒论后条辨》刊行后不久，汪昂就在他所撰的《医方集解》中引述了程应旄的辩说。清代乾隆年间修《医宗金鉴》，编纂者摒弃《伤寒论后条辨》中与医学无直接关联的激烈议论，而将书中持论公允的医学主张大段录入。继《医宗金鉴》之后，其他伤寒医著，如沈金鳌的《伤寒论纲目》、王少峰的

《伤寒从新》等，也都录入了程应旄的医学主张。

三、版本流传

《伤寒论后条辨》版本种类不多。1669年，《伤寒论后条辨》接近成书，1670年，书已成就，程应旄遂作序交付刊刻。1671年，书刻成，门人王式钰书跋，此即式好堂本。在国内，乾隆年间有致和堂刻本、文明阁刻本、美锦堂刻本行世。在国外，日本于宝永元年（1704）有博古堂刻本行世。宝历五年（1755）又有陶山南涛的《伤寒后条辨抄译》二卷行世，这是对《伤寒论后条辨》中难解字句、部分内容加以简单注解的书。2002年，《续修四库全书》第986册内据山东省图书馆藏『式好堂』刻本影印出版了《伤寒论后条辨》。2009、2011年，中国中医药出版社、中国医药科技出版社先后出版了王旭光等人的点校本，此本含《伤寒论后条辨》与《伤寒论赘余》。2012年，中医古籍出版社出版了李平等人的《伤寒论后条辨整理与研究》。

式好堂刻本《伤寒论后条辨》正文半叶9行，行20字，白口，左右双栏，单黑鱼尾，板框横130毫米，纵192毫米。板框无二层楼。版心下方有『式好堂』三字。版心下方还有刻工所刻字数，以计工酬。文明阁刻本半叶10行，行20字，白口，单黑鱼尾，四边单栏或左右双栏，板框有二层楼，书名页题此本刊于乾隆甲子，即1744年。致和堂刊本为半叶10行，行20字，白口，单黑鱼尾，四边单栏或左右双栏，板框有二层楼，书名页也题此本刊于乾隆甲子。美锦堂刻本半叶10行，行20字，白口，单黑鱼尾，四周单栏或左右双边，有二层楼板框。我们所见的美锦堂本为中国中医科学院图书馆藏本，此本没有书名页，因此不能确定其具体刊行时间。我们对照文明阁本、致和堂本与美锦堂本，发现三者的字体、版式

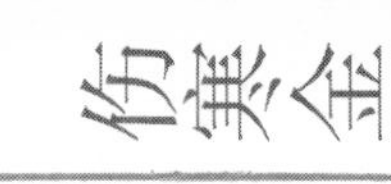
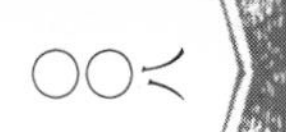

等基本相同。至于《续修四库全书》影印本《伤寒论后条辨》，它的基本特征是半叶10行，行20字，白口，单黑鱼尾，四边单栏或左右双边，板框有二层楼。文明阁本、致和堂本、美锦堂本、《续修四库全书》影印本四者与式好堂本相比较的突出特征一是半叶10行，二是无黄周星序，三是有二层楼板框。又，文明阁本、致和堂本、美锦堂本、《续修四库全书》影印本四者均将张仲景原序『华其外而悴其内』的『而』字，误为『面』字，但式好堂本不误。考虑上述特征，我们可以肯定文明阁本、致和堂本、美锦堂本、《续修四库全书》影印本的底本应源自同一版本。再又，文明阁本、致和堂本、美锦堂本卷九第一页后半页末行最后六字『之所禁之所加』中的『所禁之』三字，没有重刻，而《续修四库全书》影印本则重复刻了『所禁之』三字。正因为有此差别，我们目前虽然无法最终判定《续修四库全书》影印本的底本为何本，但可以断定《续修四库全书》影印本的底本必为文明阁本、致和堂本、美锦堂本中的一本。

四、校注说明

（一）以式好堂刊本为底本，以清乾隆甲子致和堂刊本为主校本（简称『校本』）。底本中的《伤寒论》正文，间以中医古籍出版社2004年影印赵开美刊《仲景全书》本《伤寒论》（简称『赵开美本《伤寒论》』）出校。

（二）底本中不常见的通假字、古今字、异体字，出注释之。

（三）生僻词语或常见词语的冷僻用法，酌加训释。

（四）注音采用汉语拼音法。

（五）底本中模糊不清、难以辨识的文字，在校注中出注说明。

新安程郊倩先生著

傷寒論後條辯直解

附編

方有執條辯

王叔和本論目次

喻嘉言尚論

此書另具靈心慧眼。為仲景闢破鴻濛。
誠傷寒論第一部註。余曾購貲珍梓。俾
琅函枕秘。皆作金繩。壽人壽世。功施與
焉。祈文共欣。翻刻必究　同人滙識

式好堂藏板

傷寒論後條辨叙

余讀[1]程子所註張仲景傷寒論後條辨[2]，因得遍討諸家之[3]

寒者[4]家挾一編人

一詞竟不敢[5]稱張子仲景

究竟仲景未嘗有傷寒只有

一部傷寒論蓋古人著書有

言⑥者意在字面

⑦摘義類有從斷制

指⑧旨在字面上反題

向⑨仲景之有論蓋從

而且⑩亂之傷寒闕然

亡之⑪案而參稽得失

筆⑫削成一部斷制

論六⑬經一仍衆

人特各冠以辨字正示人六

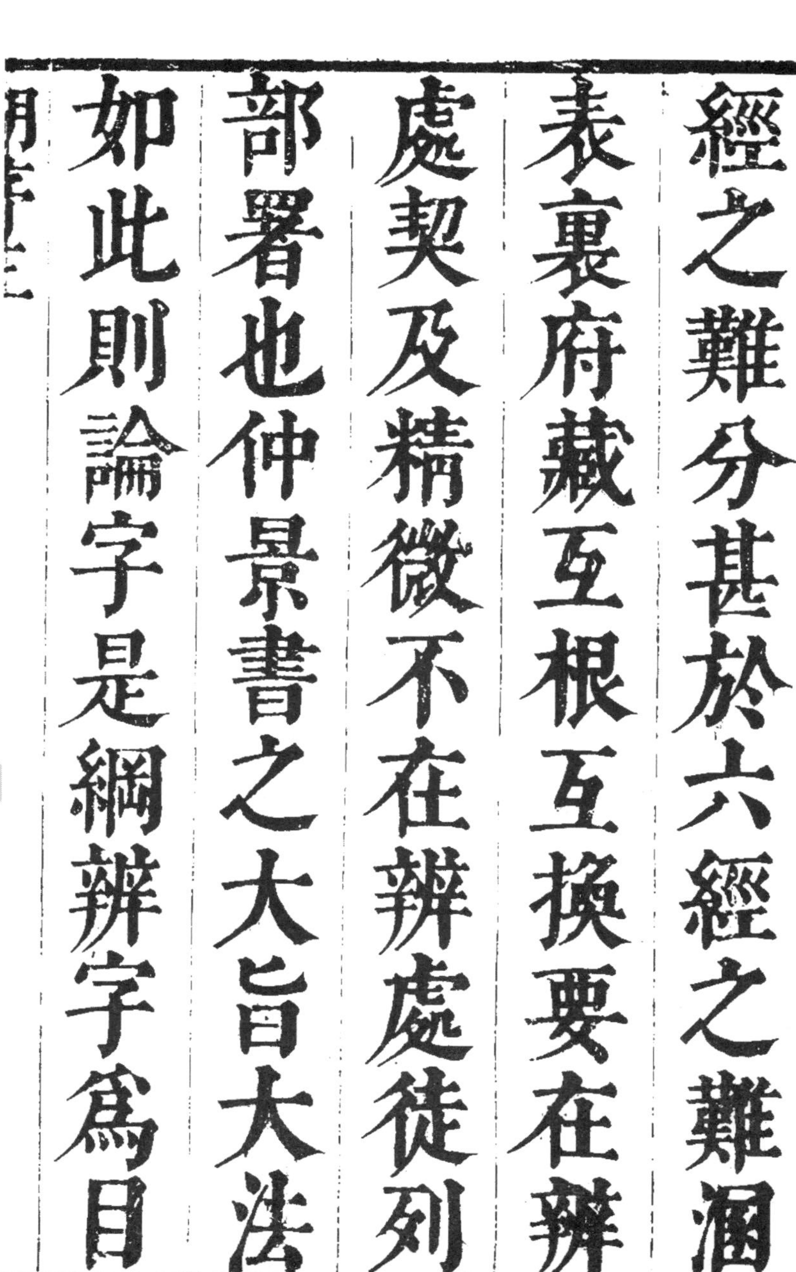

經之難分甚於六經之難溷表裏府藏互根互換要在辨處契及精微不在辨處徒列部署也仲景書之大旨大法如此則論字是綱辨字爲目

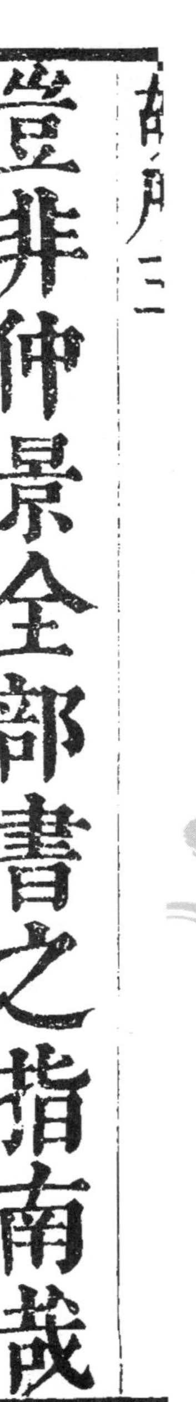

豈非仲景全部書之指南哉
奈何世人不識字法以仲景
一部斷制體之傷寒論紊成
一部敘述體之傷寒宜乎刻
意鈎索於傷寒字逾合者於

仲景之論字逾離於六經字逾貼者於仲景之辨字逾畔仲景書之懸國門者逾多仲景書之埋石室者永錮矣瞽已成劫誰能起仲景以三寸

不律為舉世撥轉瞳人不意天不藏珍特授程子以神賴雙眸炯炯為仲景射出光明藏來使全部書之精神意旨盡向隻字中翻現得其言矣

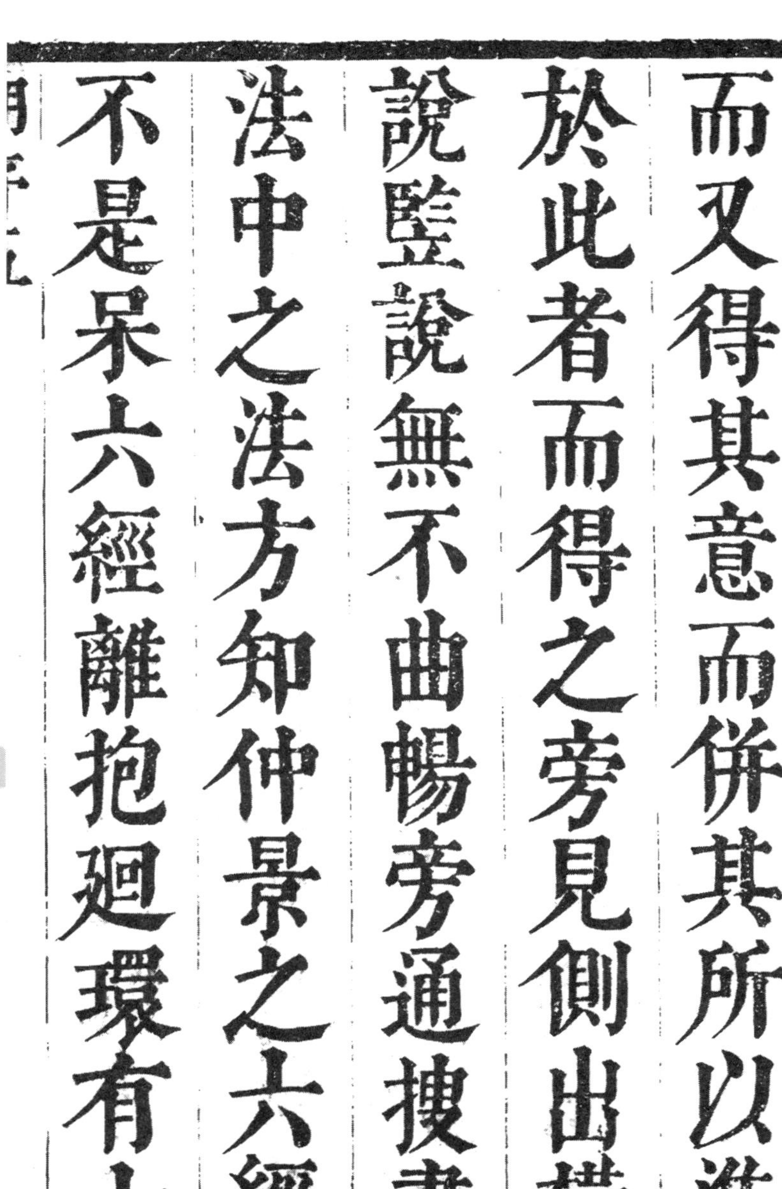
而又得其意而併其所以進於此者而得之旁見側出橫說豎說無不曲暢旁通搜盡法中之法方知仲景之六經不是呆六經離抱廻環有十

六輻共出一軸之巧有十二律旋相爲宮之妙神奇變化備矣而一切矜愼之思訓誡之旨防維砭救之法煥而且稟自此而仲景書方爲仲景

一部鬼哭書魑魅魍魎不晝現也方爲仲景一部兩珠兩粟書水火金木土穀唯修民生永利賴也則自有靈樞素問以來得推仲景爲法之祖

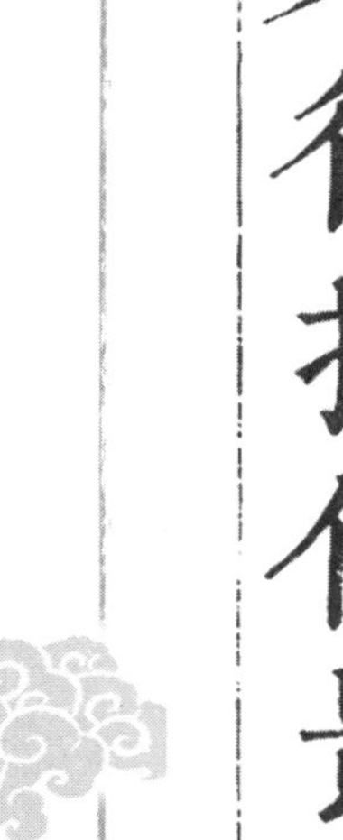

者而自有傷寒論以來應推程子爲註之祖也可余雖不知醫然天下心同理同而眼同誠不於傷寒下面瞽及仲景一論字六經上面瞽及仲

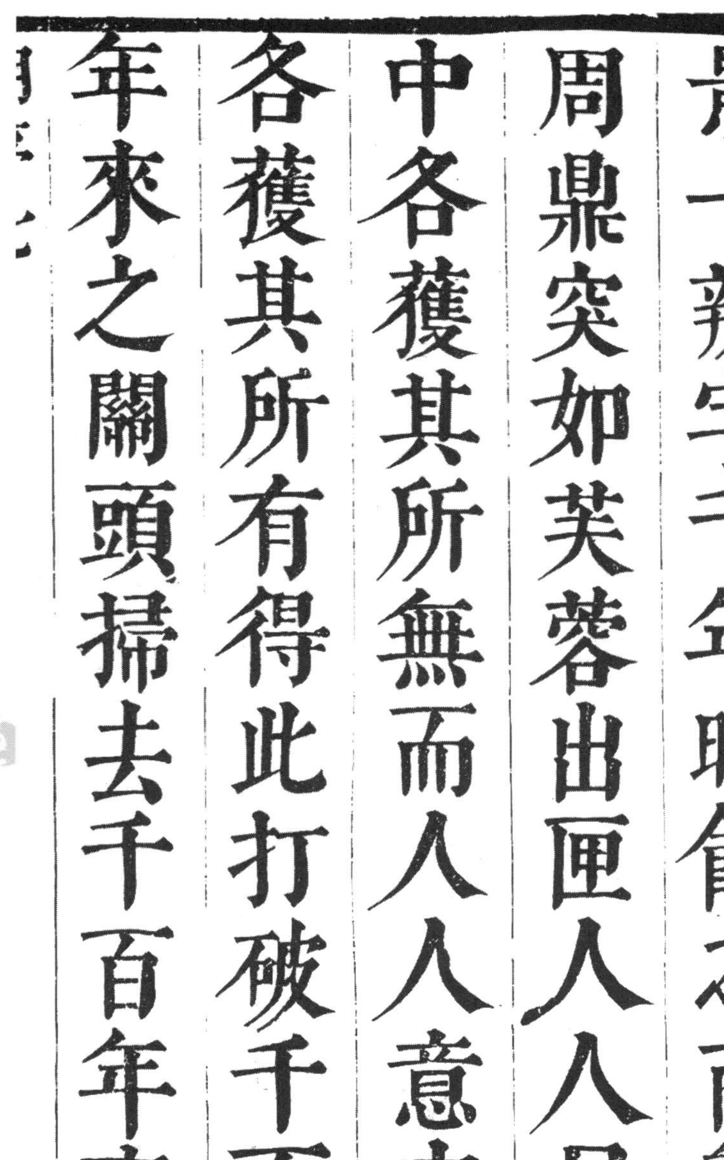

景一辨字千年晦蝕之商彝周鼎突如芙蓉出匣人人目中各獲其所無而人人意中各獲其所有得此打破千百年來之關頭掃去千百年來

之翳障誰復河漢余言者葢余讀仲景書於所謂玄冥幽微變化難極者得於論字辨字內看出實從程子之後條辨始他家支離補綴死在傷

寒句讀下無非以叔和王氏爲裨諶[14]而討論修飾潤色得來便各成自家一部傷寒矣方不識仲景之論字爲何字又安能註仲景傷寒論之書

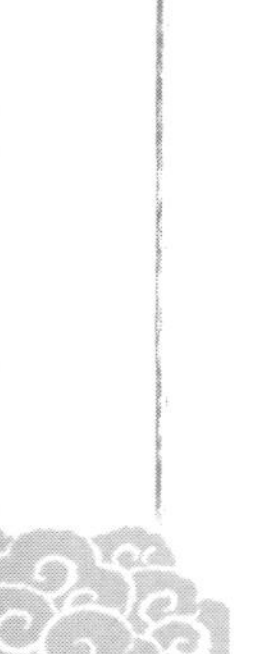

故乃人

爲何書哉

甬上年家弟胡文學拜撰

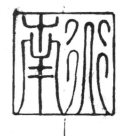

校注

①讀：此上底本残损，校本作『以余』。

②辨：此上底本残损，校本作『寒论后条』。

③之：此上底本残损，校本作『之注本而读之，乃叹世医』。

④者：此上底本残损，校本作『著书立言者，多不识字之医。徒以瞽目读古人书者也，况其不能著书立言者哉。千百年来，谭伤寒』。

⑤稱：此上底本残损，校本作『训一说，孰不竞』。

⑥者：此上底本残损，校本作『从叙述体立言』。

⑦摘：此上底本残损，校本作『上顺文以』。

⑧旨：此上底本残损，校本作『体立言者』。

⑨仲：此上底本残损，校本作『以破异同』。

⑩且：此上底本残损，校本作『世人讹而』。

⑪之：此上底本残损，校本作『一市中立』。

⑫筆：此上底本残损，校本作『研核是非』。

⑬六：此上底本残损，校本作『之书，此之谓论』。

⑭禆谌（bì chén）：春秋时郑国大夫。

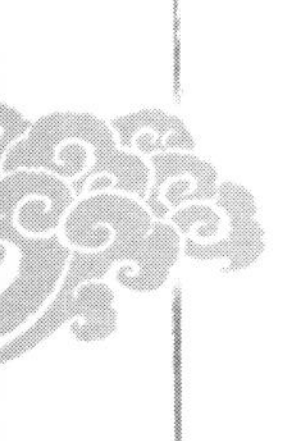

序

余於已酉春仲重來吳門或謂
此中山川沃衍向所未遑寓目
者玆可逍遥登覽也余性不嗜
此日惟闔戸與古先聖賢晤對

於簡策之內有同心者至相與縱談不休否則置之不復道也間以疾就診於友人王子翔千心手口三者了了洞中底裏深得意也之意而居恆上下古今

都非尋章摘句者可及余每歎所未聞以爲不讀異書必遇異人也詢厥淵源葢趨庭之餘久受業於郊倩程公云因道公行誼甚悉持所爲醫徑句測相餉

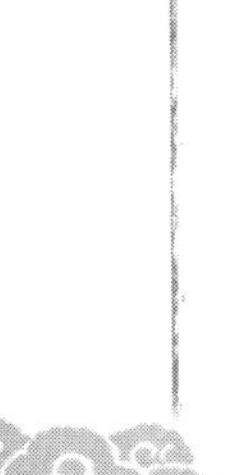
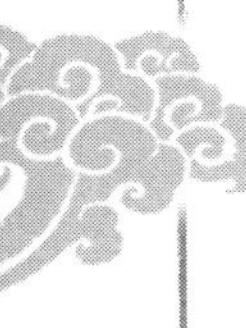

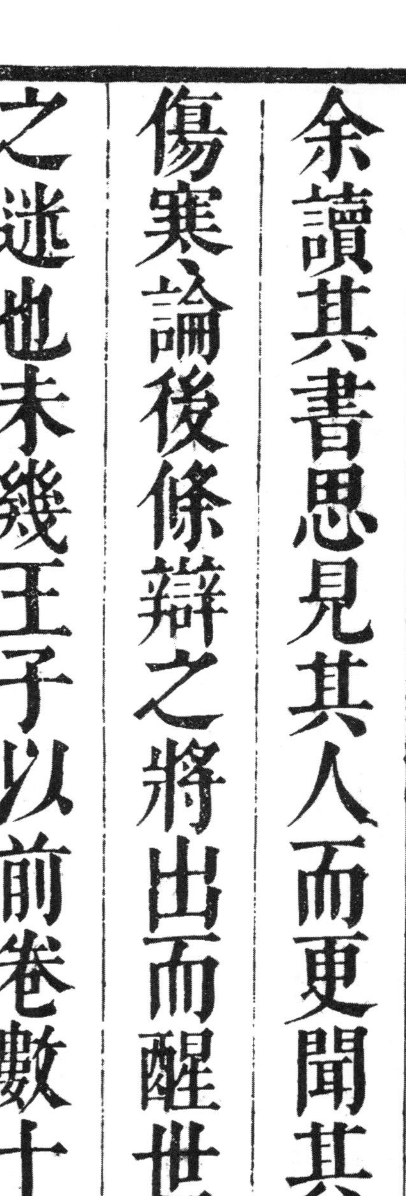

李序

余讀其書思見其人而更聞其傷寒論後條辯之將出而醒世之迷也未幾王子以前卷數十葉見示則揭仲景之本旨闢叔和之僞例即從傷寒論論字上

辯起其要歸括於四言曰仲景非是教人依吾論去醫傷寒乃是教人依吾論去辯傷寒非單單教人從傷寒上去辯乃教人合雜病上去辯也而筆底瀾翻

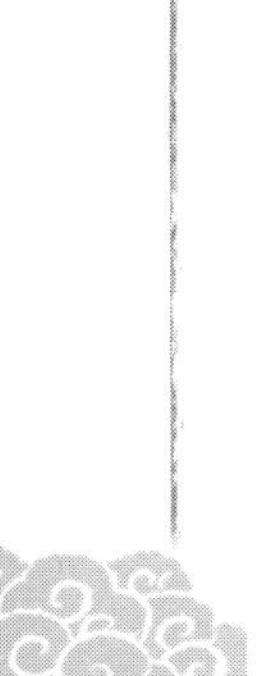

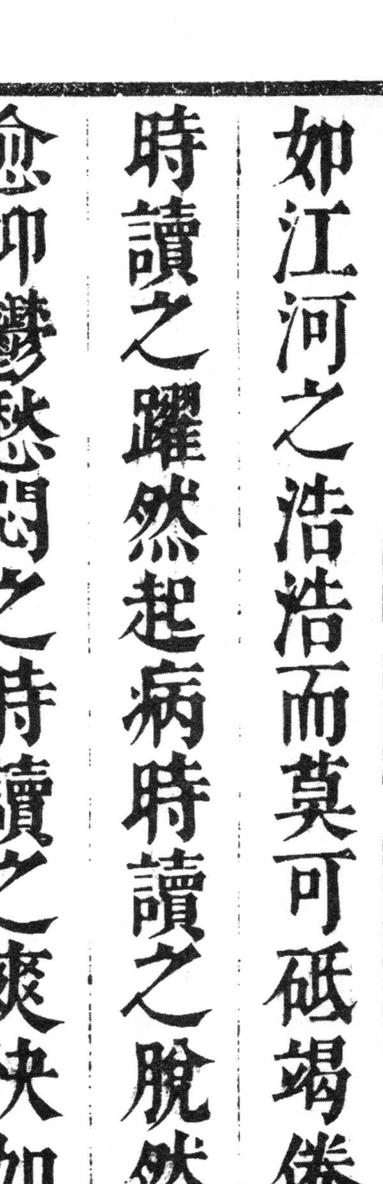

如江河之浩浩而莫可砥竭倦時讀之躍然起病時讀之脫然愈抑鬱愁悶之時讀之爽快如溽暑之對涼風既已習其文字渴欲聆其謦欬公時出應四方

之請久之始得親炙焉齒尊貌古相接纔數言而思深指遠令人咊之不盡且蕭然四壁牀書連屋雖結廬人境不啻桃源湊際王子誠服皈依而稱道弗絕

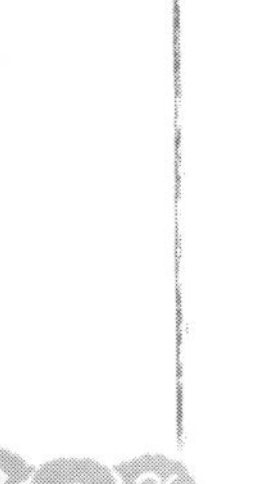
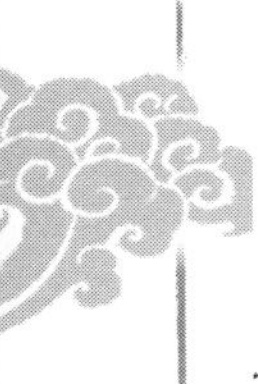

有以也夫竊喜因我良友獲交高賢吳門此來所得良多苐憾不握手於十年前一浣刀筆之塵耳會剞劂告竣王子屬爲之序余不文無能爲役而居今稽

古志意契合不可辭也敬題數語附名不朽至於此書有功於前賢有裨於天下後世則諸名公贈章詳哉言之余可無贅矣

旹

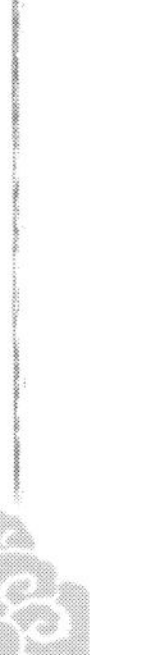

康熙十年歲次辛亥孟冬上浣

東魯知非居士李壯頓首

拜撰

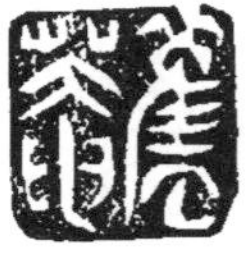

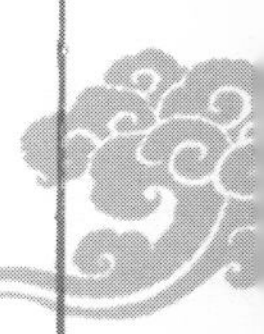

序

昔齊桓讀書而輪扁議之曰君之所讀者古人之糟魄已夫莊生筆之於篇古今以爲名言吾謂今人不讀古人之

書則已今人如讀古人之書亦何一非糟魄者故糟魄不足爲讀書病也彼善讀者糟魄皆可爲神奇惟不善讀者則糟魄且將化而爲莨菪之

膏野葛之乳其為害斯不可勝言矣凡書且然而况醫學乎醫家之有張長沙號為醫中亞聖其所著傷寒論一書洵可炳日星而壽金石而王

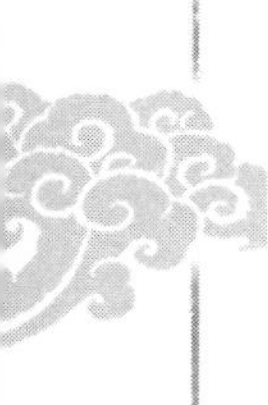
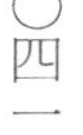

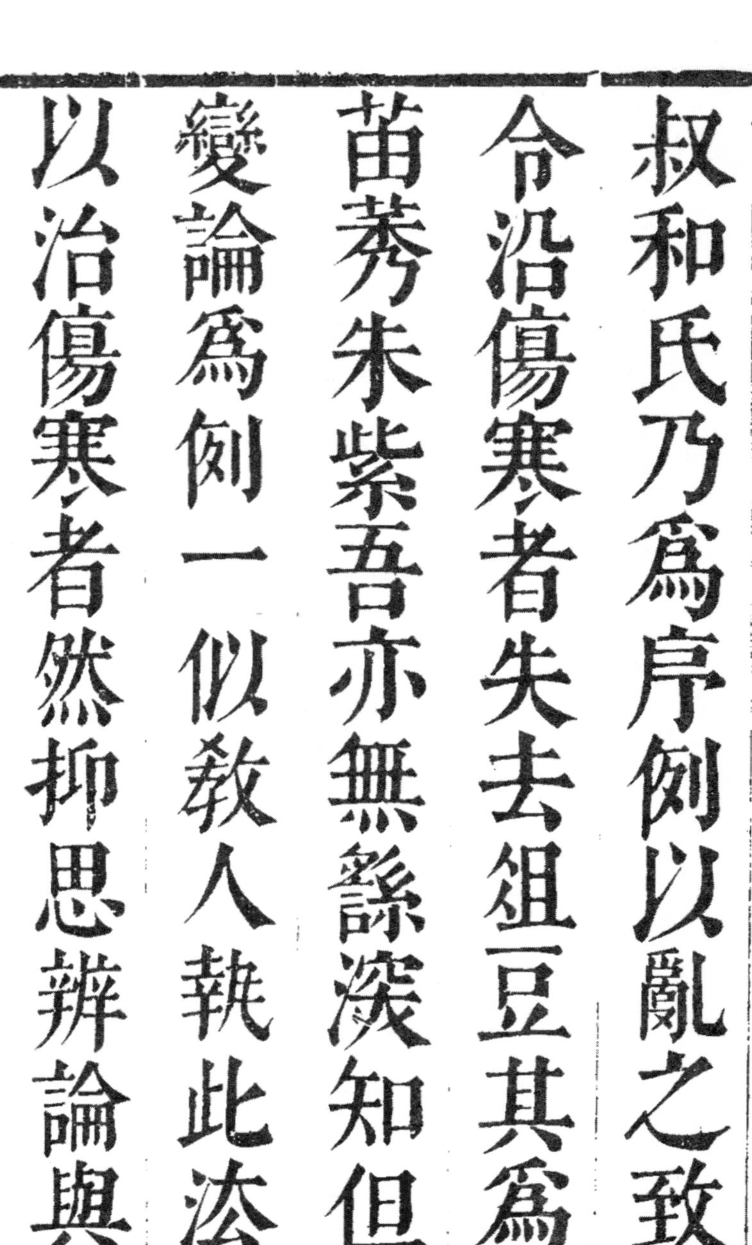

叔和氏乃爲序例以亂之致令治傷寒者失去俎豆其爲苗莠朱紫吾亦無懸深知但變論爲例一似教人執此法以治傷寒者然抑思辨論與

定論不同如論可爲例彼絕变論豈教人絕变朋黨論豈教人朋黨者耶相傳千百年來未有悟其非者而程子郊倩始奮然起而爲之辨疏瀹

決排弗遺餘力眞不啻子輿之距楊墨昌黎之闢佛老郊倩豈有私憾於叔和而故爲是深文巧詆哉蓋一則思[1]前賢之正義失傳一則思後世

之踵誤不已郢書燕說膠柱刻舟禍爲世之莨菪野葛者不淺故郊倩之諄諄致辨郊倩之大不得已也自此書出而南陽之光曜長新高平之

塵霾頓掃矣其間辨釋詳允條理秩然於本論中爲南陽點出字中之眼傳及句外之神一空成氏而下諸家承訛襲舛之弊闢太雷同重開生

面其不朽於傷寒深心此道者或自得之而吾尤愛其文情鴻恣筆陣雄奇不獨可稱醫壘之元戎抑可推詞壇之宿將只讀其首論篇中反覆

數萬言長江大河千峰萬壑無一不具而行文更長於設喻上之貫串經史百家而下之亦不遺於稗官雜劇毋一稱引罔不奇妙絕倫令人欲

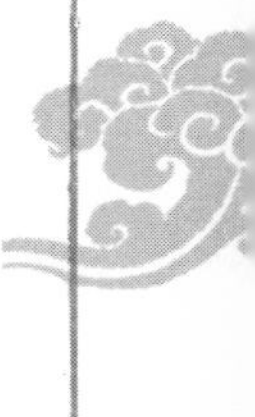

笑欲舞此雖杏林之秘笈實郎芸窗之快書也蓋郊倩曩爲名諸生噪聲蓺苑有年屢試棘闈不售乃退而研精醫學至今寄跡市廛匡坐片席

曰對塵几破硯著述不休此眞讀書績學之士也何怪其於醫理獨探驪龍而復能落紙雲煙揮毫珠玉耶吾嘗愛古今文字之最奇快者無如

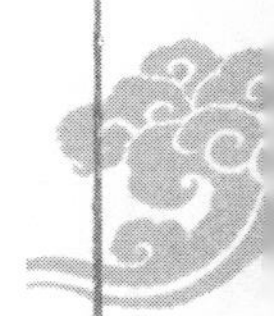

王仲任之論衡呂東萊之博議謂其愁可以當酒病可以當藥令得郊倩是編其奇快正復不減濡墨染筆一皆上池之水金壺之液又豈子雲

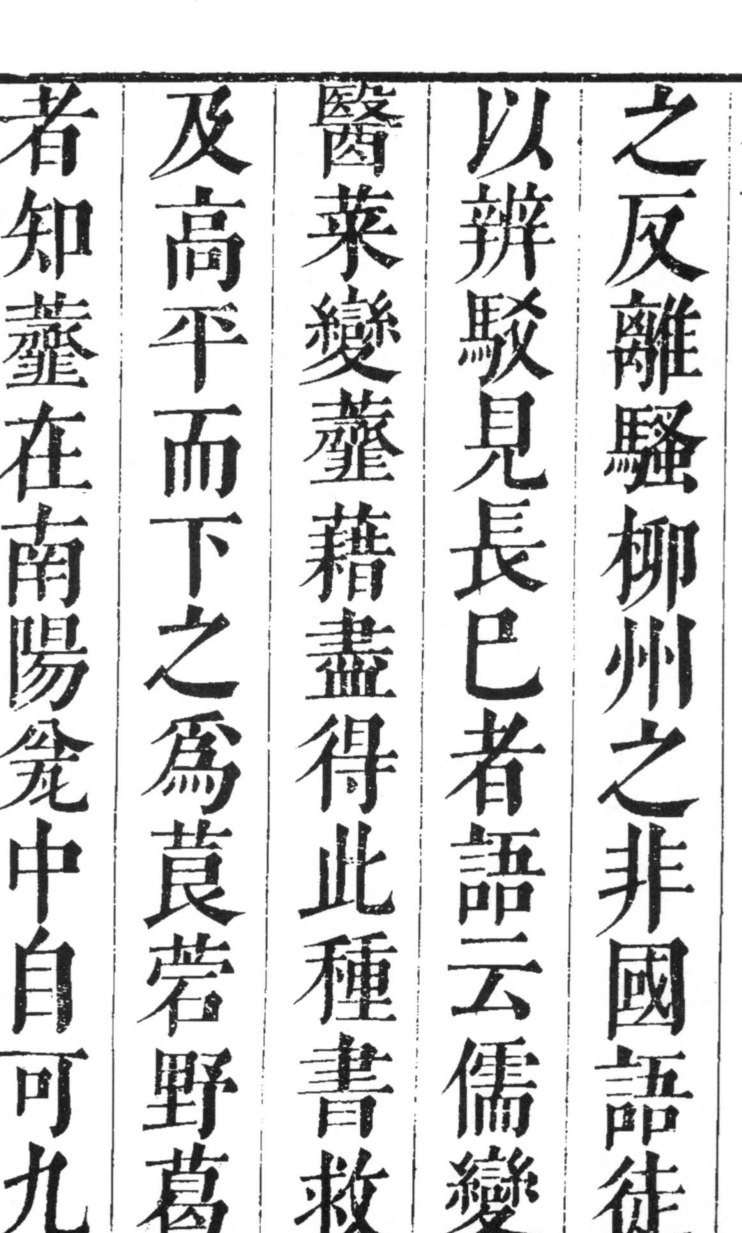

之反離騷柳州之非國語徒以辨駁見長已者語云儒變醫菜變虀藉盡得此種書救及高平而下之爲莨菪野葛者知虀在南陽凳中自可九

轉戚丹何復莽根之糟魄云

鍾山黃周星九煙氏題

校注

①愳：同「惧」。

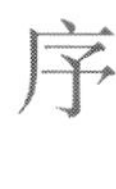

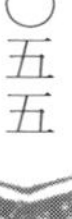

自序

條辨非余昉也。有先余者矣。一翻原本之銓次而綜理之。則始于方有執。再踵有執之綜理而發明之。則繼以喻嘉言。余之名條辨者。一仍前人之所仍。竊比之之謂也。而余之名後條辨者。不仍先人之所仍。未

自序

嘗竊比之之之謂也。其竊比之者，以爲彼既條其所條，辨其所辨，則余亦取條其所條，辨其所辨，條之辨之而不爲僭。其未嘗竊比之者，以爲余直條余所條，辨余所辨，非復條彼之條，辨彼之辨，條之辨之而不爲剽。非僭非剽，而謂余之所條，豈仲景之條。

余之所辨。即仲景之辨。其誰欺。非僭非剽而并非欺。而余仍復條其所條。辨其所辨者。則以仲景嘗許我以條其所條。許我以辯其所辨也。其許我以條其所條。辨其所辨者何。葢仲景固予言矣。曰若能尋余所集。思過半矣。集之爲言。非論中之神明機與也。神明機奥。自着在思字上。其所集。卽論中之篇章次第也。篇章已經仲景次第。而復有待于尋者何也。篇章中有變化。則次第處有掛礙。故彼此參差。前後錯亂。使世之專門傷寒者。欲於我一定之跡處分門。無門可分。欲於我已然之轍處類證。無證可類。空空一個六經。而同條共貫。斷章處翻齊氣脉于聯。隔部中無不神理可接。其間迴旋映帶出奇。宛轉相生出妙。但在所集中。但在所集外。篇章固非死篇章，則次第自非呆次第。若能於此尋出。則不特得其粗。如璣璇圖出于以縱橫往還。成條成理。迺奇寓諸庸。微藏之顯。凡春秋之比事屬詞而斷例。大易之抽爻配卦而定占。與夫韜鈐家之出奇握勝。示人以陰陽闔押之略。奇遁中之避凶趨旺。啓人以生傷景杜之門。皆出諸此。以此悟仲景之傷寒論。非仲景傷寒內。分出一部拘牽文義之書。要之太尋章摘句。迺仲景傷寒雜病內。合成一部，環應無方出書。要之太溫故知新也。余是以得條其所條。而妄謂仲景許我以所條。辨其所辨。而妄謂仲景許我以所辯。至於微言絕而或未絕。大義乖而或未乖。是非謬于古人。而或不謬于古人。則余于仲景之論。另爲辨枉。而於叔和之例。另爲貶枉。此亦苦于一人心量之窄。眼量之短。僅以省字法。讀古人書。盡從仲景之論字辨字上。讀而得之于心。筆之于手。以求免夫道聽塗說者之自棄云爾。曠觀天下。其心量眼量。相倍蓰于百億萬於余一人者。夫復何限。以天下無盡藏之慧智。宣揚仲景無盡藏之蘊妙。何妨人人胸中。各出一部傷寒論。妙義既生。陳言自去。自此而斉知我者。安知不余也所大咪。斉罷我者。安知不余也所大喜。余又何必敝敝焉珠玉其言于前。异敝敝焉糠秕其言於前。

預為天下無盡藏之心量上，著以一物，要為天下無盡藏之眼量上，容以一屑也。

旨

康熙九年庚戌桂秋新安程應旄識于吳門之遐暢盦

傷寒論後條辨跋

儒與醫不必同其業，要未有不通經而可稱爲儒者，則亦未有不通經而可稱爲醫者。儒之經曰易書詩禮春秋，醫之經曰靈樞素問。二者之書皆淵深灝博，未易窺其涯岸。以此求儒，世無幾儒；則以此求醫，世無幾醫矣。是以後聖有爲之輔翊者，爲輔翊易書詩禮春秋者，孔子之論語是也；輔翊靈樞素問者，仲景之傷寒論是也。反淵深爲顯淺，歸灝博于簡夷，使六經之神猷鉅典，人人可循。靈樞素問之微言奧義，病病可按此之謂輔翊儒不讀孔子之論語而曰吾能淹貫乎易書詩禮春秋勢必妄行及易書詩禮春秋此亂儒也醫不讀仲景之傷寒論而曰吾能淹貫乎靈樞素問勢必妄施及靈樞素問此亂醫也不以規矩不能成方圓不以六律不能正五音論語者六經之規矩而傷寒論者内經之六律也今世縱乏通儒肰而有不讀孔子之論語者必無其人爲問今之醫其能讀仲景之傷寒論者幾人哉不讀仲景傷寒論而偏會讀内經剽竊愈深背違愈甚以今世之傷寒

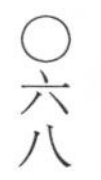

言之一篇素問熱病論何人不從頭直寫到底自家縱不會寫却有王叔和之傷寒例可以對本無差試勘以仲景之傷寒論語語遵經語語叛經耳此說非余小子鈺之所敢剏也以余小子鈺日夕於郊倩先生程夫子之門得之耳提面命者深私之手抄筆記者久固不敢承流襲敝重復訛且傳訛也憶鈺於摳衣請業初即以傷寒質先生語鈺曰今世之傷寒無復長沙公之正本也長沙公傷寒論之大經大法久被小人盜而換丢矣鈺不解而請其故先生

跋

曰今世之傷寒無非盜之王叔和叔和之傷寒無非盜之内經惟其盜之内經是以失之仲景鈺益不解而請其故先生曰仲景傷寒論猶場中出此一題按士而應者抄得他人一篇錦繡文字亦何嘗不妙只是文字雖佳題目錯了高高一名六等必在斯人斯文矣鈺因請曰題目錯者以仲景所論者傷寒而叔和所抄者熱病也如去其熱病而以冬時嚴凝殺厲所感之傷寒應得無入彀否先生曰以熱病應者錯在題裏以傷寒應者并錯在題面矣鈺益不解而請

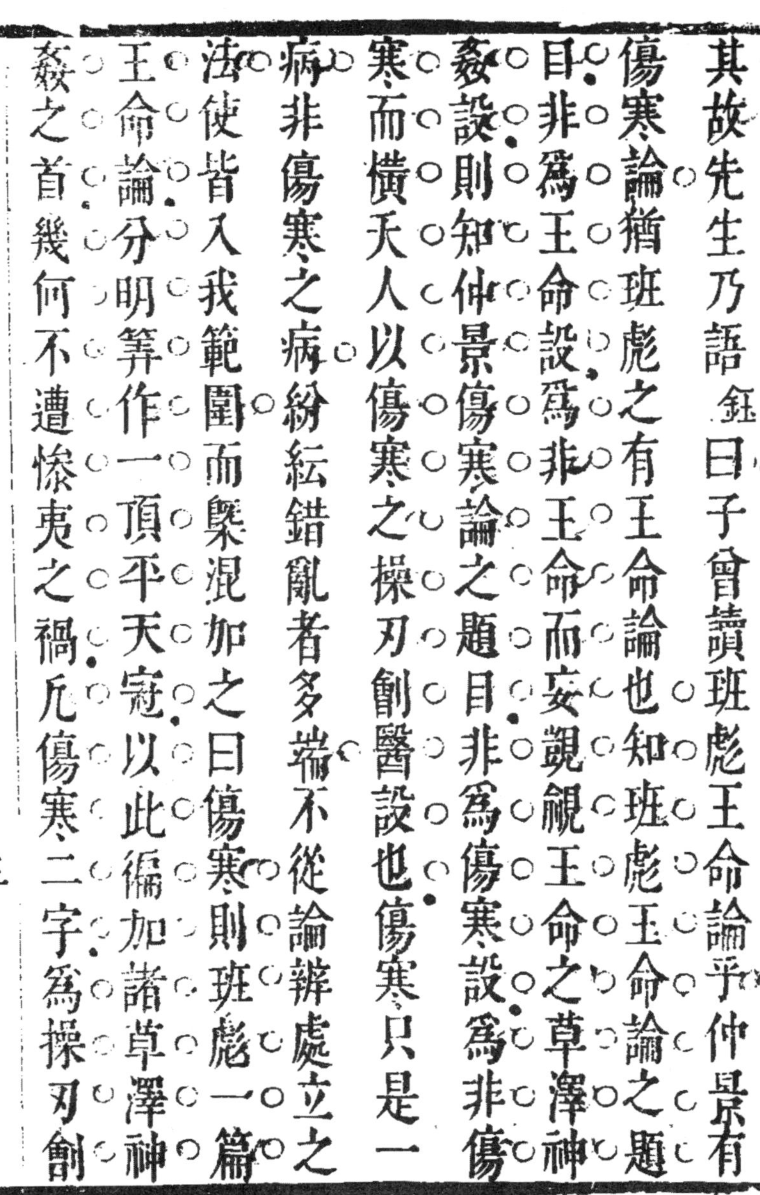
其故先生乃語鈺曰子曾讀班彪王命論乎仲景有傷寒論猶班彪之有王命論也知班彪王命論之題目非爲王命設爲非王命而妄覬覦王命之草澤神姦設則知仲景傷寒論之題目非爲傷寒設爲非傷寒而慣天人以傷寒之操刃劊醫設也傷寒只是一病非傷寒之病紛紜錯亂者多端不從論辨處立之法使皆入我範圍而槩混加之曰傷寒則班彪一篇王命論分明算作一頂平天冠以此徧加諸草澤神姦之首幾何不遭憸夷之禍凡傷寒二字爲操刃劊

三

醫枉殺人無筭者坐此。鈺于此日茅塞頓開乃更端以請曰先生此番訓示俾鈺得聞生平所未聞矣但傷寒不作傷寒讀而欲作非傷寒讀紛紜錯亂從何處着手眼先生乃語鈺曰讀書有法貴在竅綮要會處領及古人之意孔子固有春秋矣讀春秋者不以春秋二字讀春秋而從褒貶予奪四字上讀春秋自一字一句一節以推及全部春秋處處皆有褒貶予奪四字法爲手眼則何必春秋雖廣之廿一史無不可作春秋讀之矣讀傷寒論者不以傷寒二字讀傷寒而從表裏府藏四字上讀傷寒自一字一句一節以推及全部傷寒論在在皆從表裏府藏四字法着手眼則何啻傷寒雖廣之百千萬奇形怪狀之病無不可以傷寒該之矣此二者俱垂在無字無句處讀出古人筆底下意旨來不從字是字句是句還他個肖似而已若只從字句上工肖似則孔子曰知我者其唯春秋乎罪我者其唯春秋乎詮而釋之者又何難曰孔尼父云譽我者其唯青帝白帝乎毀我者其唯青帝白帝乎今人以傷寒詮釋傷寒論字句者類

皆從青帝白帝詮釋春秋字之秘法廣而詮釋傷寒者也以此等詮釋之法最易摭拾靈樞鋪塡素問炫其工且核狀貌衣冠儼肰去而神氣遠矣余前云唯其盜之內經所以失之仲景者以此鈺則從而堅請曰不以傷寒讀傷寒而以表裏府藏四字讀傷寒誠爲秘訣矣不知表裏府藏四字從何處覔端倪先生曰古人著書必有次敘次敘中便藏着端倪凡著書必有引子仲景之自敘即傷寒論全部書之引子也讀此引子方得作論之故緣傷寒二字久爲庸醫竊

來惑世以此殺人者不淺仲景深爲之創特視世人所惑爲之立說以翻駁之此之謂論論是字法蓋攻傷寒非演傷寒也得其字法方可讀全部論讀之從二脉法始蓋表裏府藏分署于六經者祇屬呆位次從呆處得活法須于表裏府藏中辨出虛實寒熱來方識病之有本有標有主有客有眞有似有異有同此其樞紐全在脉上二脉法上有了樞紐自可①以我之虛實寒熱活處用六經而不爲六經之表裏府藏呆處用撥動樞紐遍體皆張痓濕暍而下以及六經

無非鑠子骨矣此卽論之冐也從此便可讀六經乎

未也欲讀六經須明其例例在防例病有脉异而經

則同亦有經同而病實異者毫釐千里須得其辨方

可破例六經皆作如是觀痓濕暍其例也承上起下

此爲論之頸有了別法六經乃可分而布之迭而銓

之參差錯綜比屬互而照之矣曰三陽三陰從表裏

府藏四字畫疆界也曰太少正厥從表裏府藏四字

別職司也曰之爲病從表裏府藏四字署年貌也曰

某方主之從表裏府藏四字定丕藏也直從人身中

行申畫郊圻慎固封守之法一有病邪竊發可以撿查屬何地方何人掌理犯者係何模樣所犯合何欵律表裏府藏可分而轄之亦可翻而較之罪人斯得無復彼此影射累及無辜此爲論之腹至于經雖巳定防有詭吾經者裏可混表藏可亂府如霍亂之詭傷寒此其類也所當畧證而詳脉法雖巳定有難泥於法者表裏不分府藏難擬如陰陽易之燒褌散瘥後病之枳實梔子等湯從意治也一皆畧脉而詳證二法又補出六經之辨例來此爲論之小結乃若此

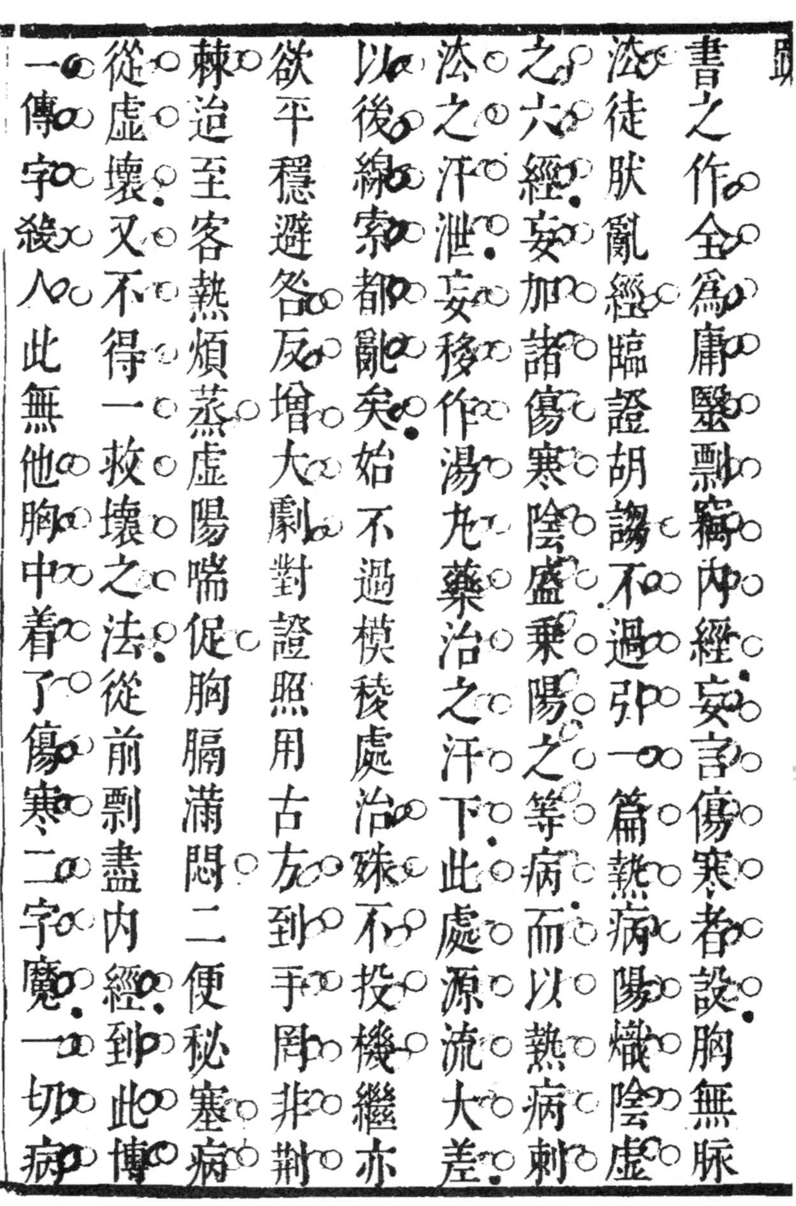

書之作全爲庸醫剽竊內經妄言傷寒者設胸無脉法徒肰亂經臨證胡謅不過引一篇熱病陽熾陰虛之六經妄加諸傷寒陰盛乘陽之等病而以熱病刺法之汗泄妄移作湯丸藥治之汗下此處源流大差以後綿索都亂矣始不過模稜處治殊不投機繼亦欲平穩避咎反增大劇對證照用古方到手肘非掣棘迨至客熱煩蒸虛陽喘促胸膈滿悶二便秘塞病從虛壞又不得一救壞之法從前剽盡內經到此博一傳字後人此無他胸中着了傷寒二字魔一切病

之本標病之主客病之眞假與異同總不識也妄劑六[2]經究竟病之表裏府藏不明白也所以不明白者二脉無有入門表裏府藏中之虚實寒熱無着落也凡屬病來都在疑似蒙昧之間不汗無法汗輒亡陽而動經不下無法下輒奪穀而損胃犯聖人扶陽建中大旨悉壞于小人表裏兩剝關頭苟欲破迷救敝非從此處大設防閑不可故終之以可汗不可汗可下不可下焉其可汗不可汗可下不可下者以病有此一經之實即有此一經之虚有此一經之熱即有

此一經之寒非表自是表無關於裏裏只是裏無關于表也推之府藏亦脉經雖一定而虛實寒熱自是變動不常須在脉上定得樞紐方可參以六經之證

此爲論之大結凡仲景一書源源委委章有章法起承轉繳一照論體結搆其間大旨只是設六經以綱盡衆病非曰傷寒始有六經也故叮嚀告誡無非教人尋余所集從前後參差彼此互換處簡別出見病知源之法以後臨着卒病自不至爲傷寒二字印定眼目總全論之端倪全在此是以字有字法而不在

字句有句法而不在句處處現有靈機層層包着巧訣妙意精思旁見側出都非尋常行墨所可宣發者貴在善讀者領畧及表裏府藏四字於字句中字句外無處不帶有辨字辨中更着辨直於表裏府藏四字從脈上還他個虛實寒熱明白久當闢盡傷寒方能醫得傷寒使萬病歸宗於六經六經歸宗于二脈此法也無已則有吾所註傷寒論之後條辨在 鈺 自此日承先生之訓片言隻字無非破盡千古之鴻濛醒及從來之昏瞶亟望此書之出以廣世而艱困者

久之今幸剞劂告成日月慶中天矣有此第一部註以輔翼仲景方顯出仲景第一部論以輔翼内經從前妄爲剽竊者方嫌仲景論中鈌去春夏今則聖言洋洋不特四時之氣咸具而垂教定法比類屬辭得爲仲景一部扶陽宣化之書得爲仲景一部正名定位之書得爲仲景一部章顯闡幽之書得爲仲景一部防微杜僞正失救誤之書傷寒云乎哉天道浹人事備不有先生幾沒仲景則此一部傷寒論豈曰醫世醫民直將毉盡叔和來千百年前後毉傷寒之毉

此之謂大醫。大醫必本於大儒。先生爲海陽名碩，髫年輒以冠軍補博士弟子員。生平著述甚富，雖屢戰棘闈不售，顧馳聲蓺苑者垂三十年。經明行修，從而問字者踵相接也。遘值申酉，避地來吳，乃去儒而醫，遂爲大醫。只此後條辨一書，雖云註傷寒論，而靈心慧眼，究極天人。其間申明論辨，揭出扶陽，自成先生一部通經原道之書；自成先生一部闢邪辨惑之書；自成先生一部搜源晰委之書；自成先生一部簇發神機、連貫氣脉之書。傷寒論云乎哉！作者聖，述者明自有仲景誰是先生小子鈺之受知于先生受益于先生最深欲求一言之幾于道以輔翊先生之書如先生之輔翼仲景以輔翼内經者而不可得淘之汰之不禁其述之長敘之冗娓々及問荅之詞竊附先生卷尾于不朽云康熙辛亥受業門人王式鈺謹跋

王式鈺

仲堅

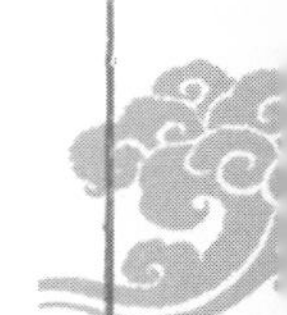

校注

①可：校本作『然』。

②六：校本作『之』。

傷寒論後條辨 目錄

禮集

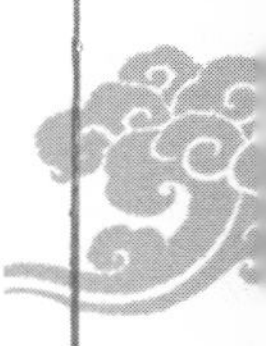

辨陰陽易病

辨差後勞復病已上卷之十三

辨不可發汗病脉證

辨可發汗病脉證

辨發汗後病脉證

辨不可吐病脉證

辨可吐病脉證

辨不可下病脉證

辨可下病脉證已上卷之十四

傷寒論後條辨禮集目錄

不入卷

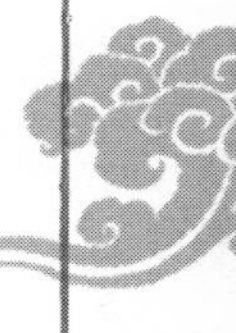

傷寒論自序

漢長沙太守南陽仲景張機著

余每覽越人入虢之診。望齊侯之色。未嘗不慨然嘆其才秀也。怪當今居世之士。曾不留神醫藥。精究方術。上以療君親之疾。下以救貧賤之厄。中以保身長全。以養其生。但競逐榮勢。企踵權豪。孜孜汲汲。惟名利是務。崇飾其末。忽棄其本。華其外而悴其内。皮之不存。毛將安附焉。卒然遭邪風之氣。嬰非常之疾。患及禍至。而方震慄。降志屈節。欽望巫祝。告窮歸天。束手受賤賁百年之壽命持至貴之重器委付凡醫恣其所措咄嗟嗚呼厥身以斃神明消滅變爲異物幽潛重泉徒爲啼泣痛夫舉世昏迷莫能覺悟不惜其命若是輕生彼何榮勢之云哉而進不能愛人知人退不能愛身知已遇災值禍身居厄地蒙蒙昧昧惷若遊魂哀乎趨世之士馳競浮華不固根本忘軀徇物危若冰谷至於是也余宗族素多向餘二百建安紀年以來猶未十稔其死亡者三分有二傷寒十居其七感往昔之淪喪傷橫夭之莫救乃勤求古訓博

采衆方。撰用素問九卷。八十一難。陰陽大論。胎臚藥錄。并平脈辨證。爲傷寒雜病論。合十六卷。雖未能盡愈諸病。庶可以見病知源。若能尋余所集。思過半矣。夫天布五行。以運萬類。人稟五常。以有五藏。經絡府俞。陰陽會通。玄冥幽微。變化難極。自非才高識妙。豈能探其理致哉。上古有神農黃帝岐伯伯高雷公少俞少師仲文。中世有長桑扁鵲。漢有公乘陽慶及倉公。下此以往。未之聞也。觀今之醫。不念思求經旨。以演其所知。各承家技。終始順舊。省疾問病。務在口給。

相對斯須便處湯藥按寸不及尺握手不及足人迎趺陽三部不參動數發息不滿五十短期未知決診九候曾無髣髴明堂闕庭盡不見察所謂窺管而已夫欲視死別生實爲難矣孔子云生而知之者上學則亞之多聞博識知之次也余宿尚方術請事斯語

按古人作書大旨多從序中提出孔子於春秋未嘗有序然其言曰知我者其唯春秋乎罪我者其唯春秋乎又曰其義則丘竊取之矣即此是春秋孔子之自序孟子則曰孔子懼作春秋又曰孔子

作春秋而亂臣賊子懼是即孟子代孔子之春秋作序也迄今未讀春秋者亦能道及春秋無非從此數句書讀而得其大旨故善讀書者未讀古人書先讀古人序從序法中讀及全書則微言大義宛然在目余讀傷寒論仲景之自序竟是一篇悲天憫人文字從此處作論蓋即孔子懼作春秋之微旨也緣仲景之在當時猶夫春秋之有孔子一則道大而莫容一則道高而莫容滔滔者天下皆是驚怖其言大相逕庭不近人情[1]焉以[2]故目擊宗

族之死亡徒傷之而莫任救則知仲景之在當時宗族且東家丘之矣況復舉世昏迷莫知覺悟安得不費百年之壽命持至貴之重器悉委凡醫恣其所措乎恣其所措四字於醫家可稱痛罵然寔是爲病家深悼也醫家若於不知病病家若於不知醫知之一字兩難言之若欲愛人知人先是愛身知已凡勤求博采從天之五行人之五常與夫經絡府藏陰陽會通處用着玄冥幽微工夫此非醫之事而已之事也醫不謀已而謀之人則醫者

人也而厥身以斃神明消滅變爲異物幽潛重泉徒爲啼泣者已也非人也醫不爲之代也從此處語醫自是求之於巳不復求之於人從巳求醫求之於知從人求醫求之於行知行合一之學道則皆肰醫事獨否知則必不能行行則未必能知行者之精神力量都用在行上何由太知但能各承家技終始順舊罔不行矣終日殺人亦秖是行知者之精神力量都用在知上何暇太行即使欲行而思求經旨以演其所知較之相對斯須便處湯

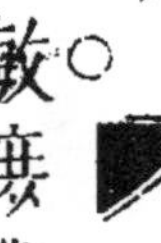

藥者鈍不如斂庻幾見病知源較之省疾問病務在口給者藏不如炫徒知活人孰與活口所以羣言莫正高技常孤在仲景之身已是一鈍秀才持此誨及於醫又何利于醫而屑其教誨者故半夜晨鐘僅於序中爲懞懞昧昧輩一喚起此遊魂頓掩其啼泣也若是眞正惜命亟從己上作工夫等醫事于自家之身心性命卽君親亦是己之君親貧賤亦是己之貧賤至若保身長全以養其生盖是己之身與生從愛身知己中廣及愛人知人無

非自已求之者於已處求知不於已處求行則導師具在吾論中無他覓也其間見病知原是全論中丹頭若能尋余所集思過半矣是全論中鼎竈思求經旨以演其所知是全論中火候要此火候足時須要曉得此論是知醫的淵源從艱難中得之不是行醫的方技以簡便法取之者也故一篇之中創凡豎之害正痛舉世之莫聰於憂讒畏譏之際不啻三致意焉蓋深懼夫邪說惑民將來不以吾論爲知之次反借吾論爲行之首從醫道中

傷寒論後條辨

生出鄉愿來以賊吾論于千百世後恣其所措將何底止故預示讀吾論者亟從鑿懲艾也吾故曰得仲景之傷寒論而讀之先須闢太叔和之僞例始敢向叔和之僞例而闢之先須讀着仲景此處之自序始

新安後學程應旄識

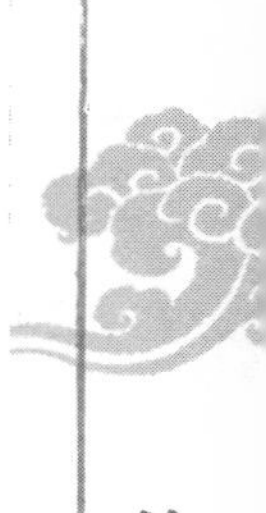

校注

①焉：校本作『是』，属下读。

②故：校本作『而』。

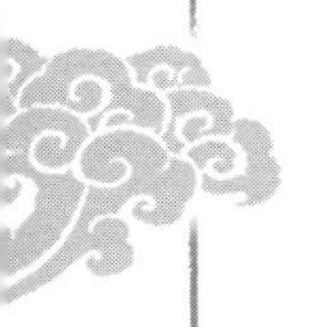

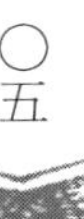

辯傷寒論一　　程應旄郊倩

讀書所以破人懵懂也○而獨至讀仲景之傷寒論○偏自增人懵懂○此一說焉○外此又一說焉○此一是非也○彼亦一是非也○以爲傷寒○殊非傷寒○既已分經○又自錯經○頭顱各出○絲緒紛然○縱能支離讀去○附會詮來○終是一部懵懂之書○世之談仲景者○顧爲名高耳○無益○得之而不能讀○讀之而不能解○解之而不適厥用○不如不讀之爲愈也○謂能融會貫通○心知其所以然而不懵懂者○余不敢爲其人阿也○推夫懵懂之根實

傷寒論後條辨

從題面上起仲景題面止有三字曰傷寒論以傷寒緊貼寒傷榮證懵懂已不可言而以論字比作曰編曰書曰集等類則全部之書盡懵懂于此一字矣仲景憫宗族之死亡傷寒十居其七非盡死于傷寒之病也自世上有傷寒之名而醫家舍傷寒則無以名病舍傷寒則無以名病則病不死于傷寒之無法而盡死于傷寒之有法矣仲景序中云觀今之醫各承家技終始順舊是皆以傷寒之法死人者也傷寒無法僅死傷寒傷寒有法而不得其所以然則必死盡

法外之非傷寒，而并亦死盡法內之傷寒。仲景痛心疾首，因於傷寒門作一部懲書，即借此二字外以名編內，則立案於以窮極病情，於以備盡治法，示醫家以法無二法。有法者無法也，有法之法爲死法。死法者，人人檢書可用之法，嘗有所干，法不能愈一病者，是爲無法。無法之法，活法也。活法非書上葫蘆，另有書訣。書自是樣本，能融會貫通，則無樣造樣；不能融會貫通，依樣即死於樣。從死樣中尋活訣，則範圍莫外傷寒，不必另立法而自無法外之傷寒。以此悟仲景名論雖曰傷寒實是法之總源也則論中無數題髓已包在此二字內矣此爲題面至於題訣責重處則全在論字上論之爲言有法有戒有案有例在仲景儼然以筆削自任作一部醫門斷定之書弁要人從傷寒字眼之駁之議及纏綿糾繆之法也仲景頗慮後人懵懂解不出論字意來隨於每篇標首另以辯字頂去論字特爲論字下一註脚并示人論字中下手處乃活法之源頭也不從吾傷寒內用法則他法適足死人從吾傷寒內用法而未經講習討貫辯

得到手則吾法更足死人明示人不可不用吾法而又不許徒用吾法一片婆心和盤妙蘊不惜爲醫家作津梁而緊從津梁處下針砭意在醫醫不在醫病談及病末矣談及傷寒益末矣傷寒不能該病病不能該醫醫可以該病病可以該傷寒也故論字斷不可以曰編曰書曰集等字代之曰編曰書曰集云者乃經驗之方書無論丹溪心法等類爲方書即仲景之金匱要畧亦方書在舉業家如歷科大題歷科小題等類篇篇俱是現成文章入場遇題從頭寫去亦

得不從頭寫去亦得傷寒論乃醫門之軌範其中教人如何辨表裏陰陽如何察寒熱虛實如何認病如何治病防微杜漸有法矯枉救誤有法一字一句莫非規矩準繩而規矩準繩總不用之於醫頭醫脚上在舉業家如袁了凡之金針舉業之卮言乃教人作文章之竅門却無全篇文章得法不必寫他人文章無有不合式之題不得法則雖題中所有欲抄寫而無文章欲抄寫而無文章則講習討貫自不得不用工夫於平時矣所以一卷之中包羅萬象或舉一以

該餘或連類以博及或借此以映彼或從後以足前或從角立處起機關或從交紐處通鎖鑰已明者表之未明者著之雷同中究非雷同斷絕處未嘗斷絕有起有伏有呼有應一字能現半天星斗無句偏有遍地風雷種種靈機妙訣無非教人辨病辨得病方可擒得病亭云庶可見病知源縁卒病之來不必傷寒皆得從六經目傷寒擒不住不能知知不真不能治故覃精一卷之書爲之布成格式示以機宜紙面上出兵機句讀中握廟筭使醫家放心放膽得從活

路上做工夫。一破從前各承家技之舊。非是授人以戰。只蓋授人以謀。成而後戰之具也。故論中神奇變化。幾於武侯八陣衛公五花矣。而得其門以入。握要正自無多。法在辨脈。法在辨證。因不必分之曰醫病醫傷寒。而無不可分之曰醫病醫傷寒也。凡傷寒論之所以為傷寒論。其書如此。則凡傷寒論之所以名傷寒論。其旨如此。世人一切懵懂。只據題面上有了傷寒字。一遇傷寒卒病。輒取來作摹元秘寶。以一部醫學教人下手做功夫之傷寒論。移來作一部醫人信乎檢集驗之傷寒論，猶未學操刀而使割也。幾何不以傷其手？而以一部活人傷寒論，沿爲一部殺人傷寒論哉。世之譚仲景者，不知幾何人，亟須改正題面，從題面上探出題旨來，方不懵懂。蓋題旨非是教人依吾論去醫傷寒，乃是教人依吾論去辨傷寒；非單單教人從傷寒上去辨，乃教人合雜病上去辨也。寒傷營外皆雜病，傷寒此表裏陰陽，雜病亦此表裏陰陽，而表裏陰陽中又各有寒熱虛實之不同。卒病之來，傷寒大都責其有餘，雜病大都責其不足，不亟加辨脈則傷寒得以似是者濁及雜病雜病亦得以似是者濁及傷寒六經之見證處雖同六經之受病處各異若要肅清先從麤雜處下手故其標篇祇云辨脈法平脈法未嘗云辨傷寒脈法平傷寒脈法亦祇云辨太陽病脈證辨陽明病脈證未嘗云辨傷寒太陽病脈證辨傷寒陽明病脈證此仲景自言其爲傷寒雜病論合十六卷也以此推之六經何嘗爲傷寒而設乃辨在六經傷寒自不能逃更以此推之脈法并未嘗因六經而立辨平了脈法六經自不能詭此

所謂道之根源也得此旨以讀傷寒論則從前懵懂之仲景自摸出一精明之仲景仍於爛熟後將全書團籠來理會一番又逐條辮開去理會一番蓋團籠有團籠處辨法混不得團籠處一例解開有解開處辨法混不得團籠處一例若此處不能肅清則不以傷寒治傷寒錯以傷寒治傷寒益錯務使同者異之異者同之疑者析之畧者詳之奇恒者參伍之變易者比屬之從表裏府藏四字坐仲景於寢食間爲之措手劃腳左東右西日演其所知直待造就已成辨

于此詳法即于此立凡論中縱橫錯亂之處皆得條理井然絲絲入扣豈特不懵懂于傷寒而匠意生心動成彀率即以之作一部分門別類之總訣不待編緝已無不編緝於胸中矣然後北面謝師爲仲景輟去講席而自稱曰醫此醫是從論辨中造就來的毋論圭璧傷寒論爲得手即土苴傷寒論亦得手矣

辨傷寒論二

程應旄郊倩

義例有不易曉者廣設曲喻而旁及之則無不曉余嘗從戲塲上觀千金記矣傷寒二字即垓下之項羽因傷寒而有論則因項羽而陳及垓下之師也垓下者項羽而垓下之師非項羽也垓下之師則戲塲上所演九里山頭十面埋伏者是也凡垓下之師層層布置總爲一項羽而設所以各各編成旗幟各各列出名號使之有以辨別乎項羽萬一軍中有警認定自家旗號自不至爲項羽溷亂不至爲項羽溷亂故

兩軍相對自不至爲項羽逝逃以此例及傷寒論則傷寒自是傷寒傷寒論自是傷寒論傷寒祇是傷寒而傷寒論之論字實是批株及根寓着攻及傷寒綱定傷寒之意故傷寒論之有二脉非傷寒之二脉也乃因傷寒而援二脉法以根究之傷寒論之有六經非傷寒之六經也乃因傷寒而設六經辨以斷轄之凡一部書諄諄辨脉辨證無非從傷寒角立處定局從傷寒疑似處設防處處是傷寒處處非傷寒也祇因似中有非同中有異其間是者無一是而非者則

不勝其非不加之辨何由論定論者論其是辨者辨其非從百非而究一是所以淄澠涇渭到手便別務使似者莫能同而後真者莫能異此辨字之旨也世之讀仲景書者先已遺去一論字如垓下則垓下耳不復云師楚與漢何處分別所以一部書從頭至尾無處不是傷寒無處不是傷寒則論字盡被傷寒字淹去更何人從辨字上着一非非想哉非者不復非則是者何由是此其說余更得之莊子之喻馬矣莊子曰以馬辨馬之爲馬不如以非馬辨馬之爲馬也

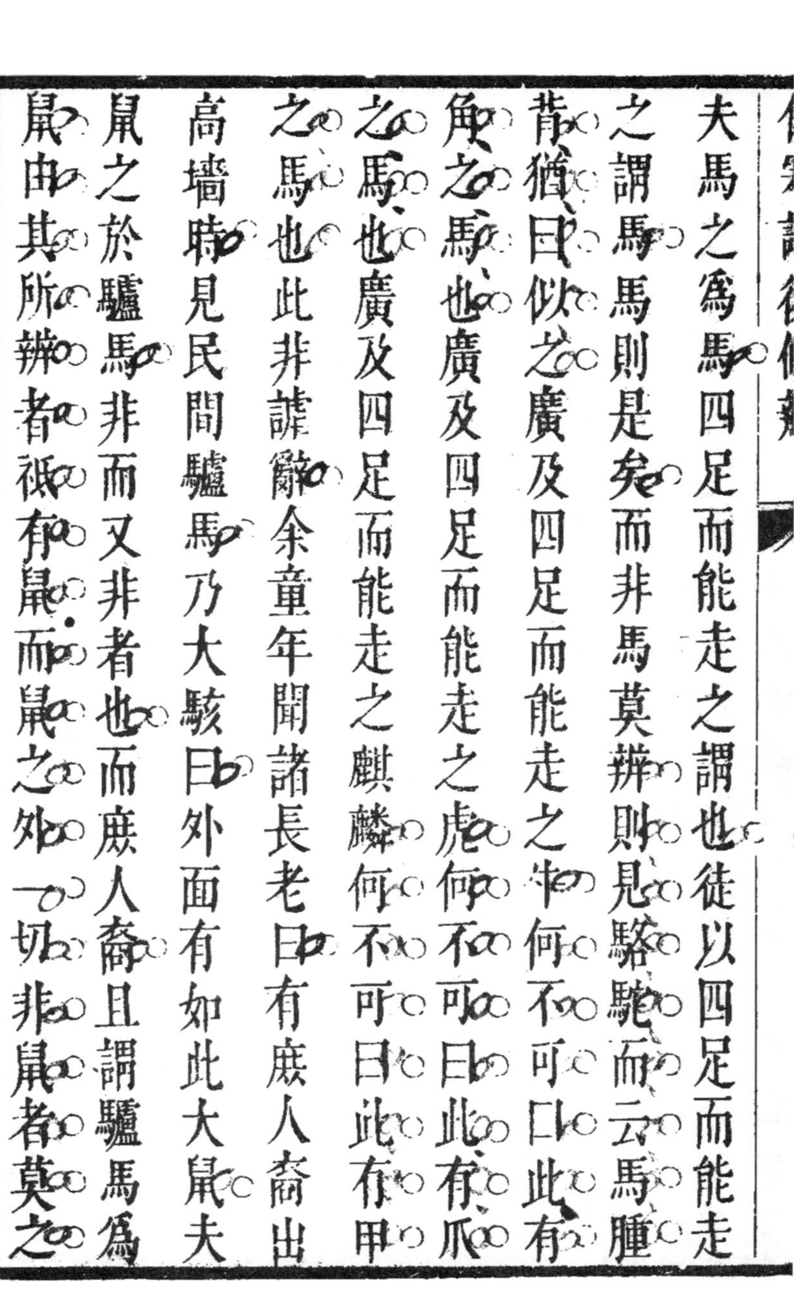

夫馬之爲馬四足而能走之謂也徒以四足而能走之謂馬馬則是矣而非馬莫辨則見駱駝而云馬腫背猶曰似之廣及四足而能走之牛何不可曰此有角之馬也廣及四足而能走之虎何不可曰此有爪之馬也廣及四足而能走之麒麟何不可曰此有甲之馬也此非謔辭余童年聞諸長老曰有庶人裔出高墻時見民間驢馬乃大駭曰外面有如此大鼠夫鼠之於驢馬非而又非者也而庶人裔且謂驢馬爲鼠由其所辨者祗有鼠而鼠之外一切非鼠者莫之

辨也非鼠莫辨故四足而能走者皆得指之爲鼠則知莊子亦慮人非馬莫辨必至四足而能走者皆將指之爲馬也莊子慮人非馬莫辨必至四足而能走者皆將指之爲馬故仲景亦慮人非傷寒莫辨必至發熱惡寒而頭痛者皆得指之爲傷寒也發熱惡寒而頭痛皆得指之爲傷寒猶之四足而能走之牛之虎之麒麟皆得指之爲某馬某馬也由其所辨者祇是馬而馬之外非馬者莫辨所以世人有七十二證傷寒之名也試思仲景之名傷寒者只有一病曰太

陽病或已發熱或未發熱必惡寒體痛嘔逆脉陰陽俱緊者名曰傷寒由是言之傷寒何嘗不發熱惡寒而頭痛也要之發熱惡寒而頭痛自是太陽病傷寒特太陽中之一例耳其餘非傷寒而發熱惡寒頭痛者且多不盡傷寒也須從太陽中辨之方定其爲傷寒蓋辨之於實虛寒熱不辨之於發熱惡寒而頭痛也猶之四足而能走自是獸之屬馬特獸中之一畜耳其餘非馬而四足能走者且多不盡馬也須從獸中辨之方得其爲馬蓋辨之於骨角齒毛不辨之於

四足而能走也太陽如此推之陽明少陽三陰亦復如此亦復如此者凡有一經之病即有一經之辨也有一經之辨者以有一經之病自有一經之脉一經之證也據經未嘗不是傷寒以證辨之則殊非據證合經未嘗不是傷寒以脉辨之則殊非究竟非不在非處非偏從是處非也太陽自是太陽其實太陽祇算得表傷寒有此表雜病何嘗不同有此表同有此表則同有此發熱惡寒而頭痛也而發熱惡寒頭痛中有實有虛有寒有熱則是傷寒之太陽與非傷寒

之太陽從此辨矣從此辨故有可汗之太陽便有不可汗之太陽也陽明原是陽明其實陽明衹算得裏傷寒有此裏雜病何嘗不亦有此裏亦有此裏則亦有此不更衣也而不更衣中有實有虛有寒有熱則是傷寒之陽明與非傷寒之陽明從此辨矣從此辨故有可下之陽明便有不可下之陽明也三陽府病皆如此辨推之三陰藏病亦皆如此辨辨得表裏府藏則一病自有一病之疆界是爲病之所在于所在處辨出實虛寒熱則一病自有一病之本標是爲病

之所生病之所生傷寒與雜病異病之所在傷寒與雜病同故惡似而非最怕傷寒之易溷也凡人於病之未來久已惑於其名故於病之纔至便復惑於其證風聲隺唳莫非傷寒自非從傷寒一門大破其模糊不可從傷寒門大破其模糊自非從模糊處直窮鞫到底不可此仲景所以有傷寒論也余深悟得仲景之論字實是一翻駁攻擊字眼而論内之辨字實是一援比較譬字眼故得比傷寒於項羽而以論字比垓下之師使人知論與傷寒自是兩軍相當若二

脉若六經若痓濕暍之與霍亂等皆吾辨字內之陳師鞫旅處非傷寒一邉之師旅也更比傷寒于馬而以非馬貼辨字使人知論中設辨者處處是兩物相形若兩脉若六經若痓濕暍之與霍亂等皆從論字內博舉而互較之現出彼此異同之觀不啻百獸率舞非只趙子昂一幅牝牡驪黃圖羣然是馬此亦一傷寒彼亦一傷寒也從此以讀仲景書則神理宛然氣脉畢貫凡全篇文字何不可作一篇讀去一篇文字何不可作一條一句讀去一條一句文字何不可

作一字二字讀去一字二字者何字曰論也辨也論者作書之名而即作書之旨辨者著論之辭而即論內之法法在於辨也辨字上有竅門則病之表裏府藏在我而表裏府藏中之實虛寒熱在我處處可見病知原何復慮及傷寒此仲景一字心法能於此悟仲景一字師則巧中有法法中有巧全篇讀去無往非師矣此余廣設曲喻而旁及之之意也

傷寒論後條辨

辯傷寒論三

程應旄郊倩

讀古人書須得古人所以立言之旨而後可以輔翼古人代之作喉舌顛古人立言之旨有見之於題面者有不盡見之於題面者須從全部書中領畧古人譯①而出之方不至如盲者觀場隨聲附和即如千金記之演韓信誰不知有韓信者而演韓信之旨云何曰滅項興劉猶之琵琶記之演伯喈誰不知爲伯喈者而演伯喈之旨云何曰三不從不失其爲孝雜劇且然況正史正論乎春秋文成數萬旨只兩字兩字

者何曰尊王也天王爲天下之主天下不可一日無主故首尊之以春王正月而全部春秋翻來覆去總不出此四字爲範圍矣知天下不可一日無主則知人身之亦不可一日無主人身之主何也曰陽也陽即人身之天王也天下有天王故可以正治而定亂人身惟陽氣乃可以守正而閑邪故仲景一部傷寒論亦只有兩字曰扶陽而已凡陰病見陽脉者生陽病見陰脉者死只此開章二句説話即仲景全部傷寒論著書之大旨也得其大旨以淹貫全書則知傷

寒論。非仲景教人以傷寒治傷寒之書。乃仲景教人不可妄以傷寒治傷寒之書也。治傷寒之法。曰汗曰下。盡人知之。仲景不懼人誤及傷寒。而甚懼人爲傷寒所誤。不懼人誤及傷寒。而甚懼人爲傷寒所誤。則知傷寒論。非仲景汗下之書。而仲景不可汗不可下之書也。汗下皆令人亡陽。而在傷寒。則用汗下扶陽。在傷寒能以汗下扶陽。則汗下用之傷寒。誠爲名器矣。名器不可以假人。而世之真傷寒少。假傷寒多。傷寒有此名器而謀動干戈于蕭墻之內者。遂不復勘及眞假凡屬影響傷寒之類俱得以其似是而非者侮弄及名器太阿倒置不至犯上無等而亡陽不止此仲景傷寒論之所由作也論之爲言斷也斷者蔽也分明指此爲傷寒之爰書矣故首尾分篇只存論之體裁而別嫌明疑指奸摘伏深文大義具見於標篇之辨字上辨之爲言詰也詰者鞫也既詰且鞫則必無枉無偏方蔽厥辜自不得不借論以申其辨春秋不辨則僭與竊皆得以尊王之名而行其蔑王之實傷寒不辨則汗與下皆得以扶陽之舉而兆出亡

陽之機故於辨處加嚴筆則筆削則削儼以汗下和溫之法配着春秋之奪攘褒貶一出一入務從綱中整目而不令紊施綱何在在二脉目何在在六經二脉猶春秋之爲經六經猶左氏之爲傳使援經可以斷案而無幽不燭無微不顯眞傷寒至此不能逃假傷寒至此不敢冒凡正名署位救亂防危法皆出此豈徒肰一部傷寒書也其系論以傷寒者不過系春秋於魯之意知魯有春秋非魯一國之史則知傷寒有論非傷寒一家之書奈何從來盡人俱欲以仲景

名書之傷寒妄指爲病内見證之傷寒彼畔經者毋論矣即遵經者亦紛紛欲以溫熱病爲仲景補亡果爾則尼父之春秋亦必待操觚家補上二百四十二年之冬夏方於題面無欠缺而稱爲完史豈非一大夢囈乎要之魯之春秋自是月令之春秋而孔子之春秋字實該着春生秋殺二義世人之傷寒自是冬季之傷寒而仲景之傷寒字實包着内傷外寒二義則亦不必更舊書之名而尊王之旨與扶陽之義即在題面上亦可以互而領畧之矣總之陽氣爲人身

之天王是曰生身之主邪陽可驅正陽宜輔汗下二法凡扶陽亡陽俱於此處關係所以仲景作論於其結處獨抽出可汗不可汗可下不可下名篇豈非即春秋之旨所謂言之重辭之複其中必有大美惡存焉者乎而余於此竊有感焉於此竊有慕焉仲景名論祇是傷寒未有扶陽字揭出乃東垣之脾胃論却往往取升陽二字名加以孔子之春秋或明或晦者且千數百年直待朱子之綱目出而尊王之旨乃大著肰則東垣之有脾胃論殆亦仲景傷寒論之綱目

哉。紹仲景之傳。而不以傷寒作傷寒治者。東垣一人而已。凡師仲景而欲入其室者。且先求東垣之堂而升焉。庶幾傷寒論之統系猶存。不至流於邪說誣民一派也夫。

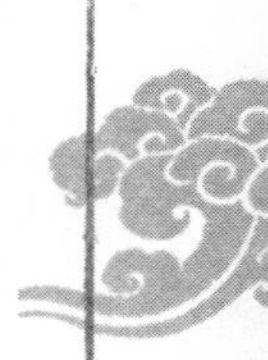

辨傷寒論四

程應旄郊倩

道之不明。有賊之者。辨其為賊。擊亦何難。賊道而得逃於宗道。則舉世皆宗道之。誰辨其為賊者。以故楊墨皆賊孔子矣。楊墨何能賊孔子。楊墨之賊孔子。即以孔子賊孔子也。孔子曰仁義。楊墨亦曰仁義。天下以孔子仁義。而楊墨亦仁義。舍楊墨無孔子。遂以孔子之仁義。歸楊墨之仁義。以孔子之仁義。歸楊墨之仁義。而天下無父無君之仁義。遂不以為楊墨之仁義。而以為孔子之仁義。率天下之人。盡歸於無父無君率天下無父無君之人盡歸于孔子而孔子事父與君之仁義盡變而爲無父無君之仁義究竟不曰楊墨曰孔子此之謂賊故曰楊墨之道不熄孔子之道不著謂舉世皆楊墨則舉世皆孔子舉世皆孔子則舉世皆楊墨時無孟子天理人心幾泯絕矣噫可畏也若季漢之有張仲景亦醫門之孔子也既有醫門之孔子遂有醫門之楊墨醫門之孔子則張仲景而醫門之楊墨則王叔和也孔子有仁義楊墨即以仁義亂孔子仲景有傷寒叔和即以傷寒亂仲景其

爲賊均也。原仲景之有傷寒，非謂世無傷寒，無端演出一部傷寒書，正以世世有傷寒，不得已破之以一部傷寒論也。世有傷寒者何？各承家技，終始順舊之謂也。各承家技，終始順舊之傷寒何？冬傷於寒，春必病温之謂也。凡傷於寒，即爲病熱之謂也。一日太陽受之，則頭項痛，腰脊强。二日陽明受之，則身熱目疼鼻乾，不得臥之謂也。未滿三日，可汗而已；已滿三日，可下而已之謂也。家有此技，遂以其技殺人，滿溝滿壑。究竟不曰傷寒蠱殺人，盡曰傷寒病殺人。仲景所由創而懲焉謂差訛誖亂實此二字爲招尤故借題擊題破之以論名曰傷寒而一切傷時病俗之心與夫矯偏華弊之道俱從論字內翻太傷寒也翻太傷寒故不從傷寒門立法而從二脈立法從六經立法只在人形身表裏府藏上範圍及一部內經任諸病之來總不能外此爲章程爲矩矱以此爲法之祖其間字不徒字字中有眼句不徒句句外有機法不在字句而在字句中字句外之窾綮要會處凡讀吾論者辨則得之不辨則不得也世人久承家技陡肰奪其

舊而新是圖方且駭不能讀誰耐其辯不復耐辯則得一不辯而得者名則攘彼之名技仍播我之技割裂經旨示人以捷徑又何難以我之不辯而得者奪去彼之必辯而得者此叔和之僞例所以得逞於前也不知此例在仲景之前久已滔滔皆是但未有叔和祇是殺人以技既有叔和遂廣殺人以書殺人以技仲景猶及而懲之殺人以書仲景已不及而懲之叔和因其懲之不及反得僞之爲傷寒例而家技遂成國技此之謂賊究竟叔和今日之所賊即仲景當

日之所懲叔和未及爲仲景懲而叔和之祖若父則皆仲景懲列也叔和爲大醫令承家有自懲其祖若父猶之懲乎叔和也傷寒論若傳何啻孔子有春秋亂臣賊子懼矣叔和爲此其起于懼心乎懼則思逃逃則思掩以一手掩盡天下人目與口令不得覩傷寒論之全書讀之則難以一手掩盡天下人目與口令不得覩傷寒論之一論字讀之則易論字不可掩只從傷寒上演出金卩木舌則論字不掩自掩矣掩去論字則傷寒字何復仲尼陽虎之分不難悉其所

措而以我之云云傷寒，揜去彼之云云傷寒矣。故凡例內鋪張處，無非一誘法。人情莫不樂苟忽而厭艱難，喜速成而憚深造，以例較論，彼繁而我簡，彼層而我徑，彼無片段而我成片段，彼無引據而我多引據，彼窮年未得心通，我一覽便資口給。有書如此，又未嘗不曰仲景之書，則凡有志傷寒者，誰不懽訢鼓舞，飛從此處一探仲景之龍門哉？而誘法中又兼有釘法，凡言之易入而難拔者，先之也。彼有論，我有例，但使例弃其前，令人于未面仲景時，朝夕我例，則楚人

傷寒論後條辨

之莊嶽不待引而置之而開門見山人人胸中口中耳中目中無不有一篇陰陽大論語頭爲先入之言釘定矣認此爲仲景發源則以後自無岐視而一從牽強讀去附會讀去雖日趨而求其不陰陽大論云云牢牢心口耳目中不可得也究竟例自是例之傷寒論自是論之傷寒裝頭不能蓋腳則其中更行一亂法朱紫異同之間無如亂之以內經故舉內經所指爲熱病爲陰陽應象凡有一傷寒字面者盡行割去頭尾砌入潘誠例內而復從傷寒門眩惑以變溫

變熱傳經兩感等名使人在枝葉上已是眼花撩亂口難言而再從節氣之春夏秋冬上節外生枝與人以纏擾不去應接不來誰復有閒適工夫在論字根本上討分曉爲撥雲見日計以此三年六十個月渾着身只望傷寒字東撞西撞及至撞不出頭又似似非非有一溫熱病絆住做疑團任你一部清清楚楚表裏府藏之傷寒論不怕不溺入疑團中同去瞎摸只此當頭一搠從安排布置中打盡後來眼明心慧背盡入牢籠雖復百千仲景等閒畫作如是觀論

未嘗不是傷寒論而細視論中已無非暗以熱病字換去傷寒字而明以傷寒字截去論字者矣論已被截自此而仲景傷寒論自是仲景一部傷寒論之書而世人傷寒論自是世人一部傷寒論之書矣自此而世人傷寒論無非仲景一部傷寒論之書而仲景傷寒論並非仲景一部傷寒論之書矣何也仲景之傷寒論是以題翻題傷寒是擊之書從擊處打破傷寒展開全體世人之傷寒論是以題盜題傷寒是砌之書從砌處捏出傷寒纏住全體全體之纏由於題

面之换題面之换由於一字之掩自此而以熱病殺人者不曰叔和曰仲景矣以傷寒殺人者不曰叔和曰仲景矣猶之場中卷面一經他人割换誰復辨其甲之非乙而謂叔和之殺人非仲景之殺人哉叔和不特逃仲景之戮且駕仲景以成名仲景無從懲叔和且為叔和掩盖而代罪元祐之後有紹聖醫門中先有其事較之楊墨彼為以邪亂正此兼以小人亂君子矣故楊墨之亂孔子非有意于亂孔子也以宗道而流於賊道故楊墨有歸儒之日叔和之亂仲景

有意於亂仲景也，欲賊道而逃于宗道，故叔和無反正之時。試觀今日之域中，傷寒論竟是誰家傷寒論也。近雖有方有執、喻嘉言輩潛訾其失，然爭差不在優劣，在叛從；統系認差，所爭皆謬。非叔和之與譽叔和，彼善于此者幾何？觀其大意，亦是謂仲景遵內經熱病之旨作傷寒論，則何嘗不以叔和之宗者是宗？叔和已是克塞天下，余何人斯，敢以突厥之舌與天下爭此事？但從全部書中爲仲景題而上繙出一論字，則仲景之精神意旨盡從此一字現出，而人人自可於傷寒字面上。作規鑒法讀之。作參稽法讀之。奪去彼冬春夏秋。補奏來塡述體兩字之傷寒。還歸我陰陽表裏。斧削成斷制體三字之傷寒論。則二脉之几筵。六經之廡序。自從辯字上。列出顏曾思孟。豈容此離經叛道之僞例。篡亂其間。爲距爲放。是所望於令而後之誦法仲景者。

傷寒論後條辨

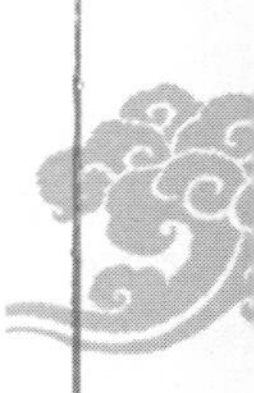

辨傷寒論五

程應旄郊倩

傷寒論三字余辨之不啻辨矣葢不得已而辨也或遂從而罪我曰天下事非一家之事則天下書非一人之書子於論字上擬仲景以筆斷或不失爲尊經至於傷寒二字聖言煌煌自是銅板冊子何根據而詆叔和以離經叛道以一人之私臆抹盡天下人所共遵所共讀之書恐離經叛道之在叔和者子一人而離經叛道之在子者百千億萬其人子能無懼乎余曰唯唯否否羣言淆亂當折衷於聖聖經傷寒之

旨何嘗不顯明可考特被叔和于僞例內妄為援引盡行失去經旨塗飾人之耳目于不覺世人不復解內經何從解仲景余於僞例內另有貶姑勿辨只就傷寒言之內經于此二字未嘗有通辭從變而移者甚多其他或反以傷寒病隸之中風以風為百病之長故也若秦越人則從內經中稍為疏別矣究未嘗以傷寒盡屬之冬月之病也五十八難曰傷寒有五有中風有傷寒有濕溫有溫病有暑病可見傷寒特傷寒有五中抽出之一病耳其傷寒有五之寒字則

只當得一邪字看邪則有虛邪有實邪有陽邪有陰邪俱統此寒之一字內以傷寒對中風則中風爲虛邪傷寒爲實邪以傷寒對溫病則溫病爲陽邪傷寒爲陰邪其暑濕二種則介在虛實陰陽之間邪各不同總名之曰寒者何也以所傷在太陽寒水之表則同故從同同今叔和不以熱病隸之傷寒有五之綱反以傷寒隸之熱病之目妄引傷寒則爲熱病例之殆欲涸五病于傷寒涸傷寒于熱病以一目掩盡有五之綱令人不復於寒水表之一字上分別出陰陽

虛實來即此便是叔和乘亂之根矣而不盡是也傷寒有五雖不同而感受之寒部則同故總名之曰傷寒此則傷寒二字作一串看去人人所曉者若截傷之一字言之則有正傷有邪傷邪傷統之於寒正傷不統之於寒邪傷統之於寒自分風暑温濕正傷不統之於寒於五邪中伏有本標主客故傷寒二字須串看尤須峙看峙看者傷自是傷之病寒自是寒之病仲景論中蓋從串與峙兼而論之故爲包括衆有此說非余敢鑿攷之四十九難曰有正經自病有五

邪所傷何以別之然憂愁思慮則傷心形寒飲冷則傷肺恚怒氣上逆而不下則傷肝飲食勞倦則傷脾久坐濕地强力入水則傷腎是正經之自病也何謂五邪有中風有傷寒有傷暑有飲食勞倦有中濕此之謂五邪據此言之正經自病中有挾邪如形寒飲冷久坐濕地得之外是也五邪所傷中有挾經如飲食勞倦等不關邪是也特以病受之外則正經自病亦屬邪傷病受之內則五邪所傷亦關正病故秦越人於兩邪中各互及一二證正爲何以別之四字作

地步見所重在此四字凡仲景一部傷寒論只是教人何以別之耳緣邪正之間病雖異而證頗同凡卒病之來未有不挾一二傷寒證同見者世人不別其異而只據其同槩名之曰傷寒不但正經自病與五邪所傷不加別即傷寒有五不加別卒病一來舍傷寒無治法不曰未滿三日者可汗而巳即曰巳滿三日者可下而巳籍令繩之以仲景不可汗不可下之示彼即窮於法矣窮於法自不得不死於法窮於不可汗不可下之法自不得不死于可汗可下之法凡

仲景之宗族橫死于傷寒者死此之傷寒故仲景之論傷寒者亦論此之傷寒論字中有殷鑒意從殷鑒中示之以憲章此傷寒論之所以作也論雖爲着傷寒著論法實踢開傷寒著法踢開傷寒著法故無遺法無遺法故不爲傷寒所涸亦不爲傷寒所疎而凡寒與傷之所以分而分之者在此所以合而合之者亦在此有絜矩之道焉故但辨及六經內外諸篇便得寒字源頭而傷字在其中但辨及二脉法便得傷字源頭而寒字在其中特爲寒字著法所以有可汗

可下及諸正治之示特爲傷字著法所以有不可汗不可下及諸救逆之示仲景論中以脉法始而以可與不可與終其重在傷而不重在寒可知軒輕出入各有權衡故傷寒有五綱吾法中不必言其正經自病與五邪所傷又何者不綱吾法中纖鉅靡遺彼此互貫此之謂萬病莫逃乎傷寒謂吾論已定則吾法已定萬病莫能逃又何有于傷寒蓋蔑視夫傷寒耳叔和不得論字之解遂以傷寒截去論字并不得傷寒之說遂以熱病扯入傷寒剽竊內經顯出家技淵

源意以此壓倒仲景而僭與自更欲竊仲景欺世以售其技世人皆耳食自不從二脉法上勘仲景六經而妄從僞例上勘仲景六經於六所以自古至今吟哦傷寒論者多人而吟哦中所綱領而意會者舍僞例無以爲眼目爲口吻也以其中有現成之眼目口吻也編緝傷寒論者多人而編緝中所深思而自得者舍僞例無從得頭腦得肢節也以其中有已然之頭腦肢節也則自有僞例而仲景之論字遂掩論字被掩而仲景之傷寒字遂爲叔和之傷寒字所換名爲

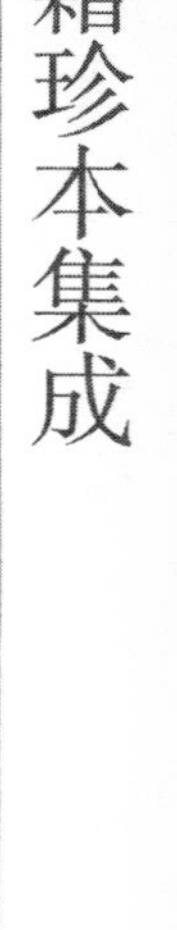

仲景承宗祧實則從而篡之名爲仲景樹門戶實則從而奪之比之於賊暗則嬴秦之有呂明則漢室之有曹。爲奪爲篡。是爲離經叛道中之亂臣賊子也。余雖有志於仲景而未逮然弒父與君亦不從也故復有此辨②

萬病莫逃乎傷寒人人口中有此一句話假令遺去一論字則傷寒特難經中有五之一病耳在五邪且不能兼又何以使萬病莫逃乎二人之意只是責重傷寒責重傷寒而萬病俱壞於傷寒及其病之已壞

不曰病實壞於傷寒，反曰傷寒中有此壞病否，則以熱病聚紛爭之訟，魔益着魔矣。以此傷寒二字，遂成千古一悶葫蘆，要此葫蘆轉換得氣，須是傷寒論三字看得别透璽瓏，蓋三字中具廣大法門，具圓通法門，具不二法門，任從截出傷字，一部書都是傷；任從粘着寒字，一部書都是寒。圓機活法之中，紀律森然，條理秩然，故仲景自序不以爲傷寒之書，而以爲平脉辯證、見病知源、能愈諸病之書；不以爲傷寒雜病論分十六卷，而以爲傷寒雜病論合十六卷也。傷寒雜病不分是致人於傷寒雜病異處辯其何以異更於傷寒雜病之表裏府藏同處辯其何以同此處有源頭寒病方不殺人以傷傷病方不殺人以寒可笑今人只是靠此書去醫傷寒不肯把此書去論傷寒須知論得傷寒方能醫得傷寒傷寒是局面論字在較量傷寒是臨身論字先一着傷寒是一病論字無不該此等處却不現成都是竅門上工夫竅門上工夫辯是也辯不定不成論論不定不成醫醫不成而醫病病不成其爲病傷寒益不成其爲傷寒矣病不

成其爲病則殺人以病傷寒不成其爲傷寒則殺人以傷寒故知此之論卽論定後官之論此之辯卽辯定後爵之辯總非莅政臨民後事以此例醫全憑我於整暇時從諸病中不漏及傷寒庶幾到醫病時傷寒二字不得乘我以手忙眼亂掩盡諸病蒙蔽乎我也傷寒論之所以爲傷寒論其立言如是其立法如是以此得爲古今一部醫書大全夫書則安能全也法全則書全卷之不盈一握舒之膏澤天下以此語書傷寒論而外無醫書矣以此語道傷寒論而外無

醫道矣今而後乃可語人曰萬病莫逃乎傷寒

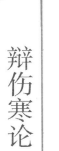

校注

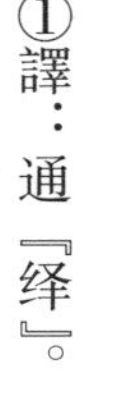

①譯：通『绎』。

②故復有此辨：校本作『只为』，属下读。

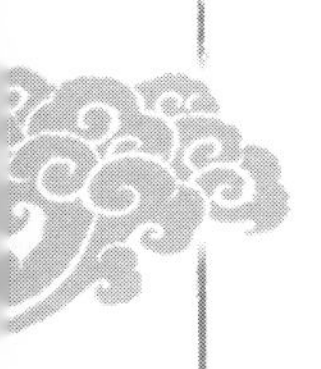

仲景傷寒論二字是斷制字眼從斷制体讀他文字知此部書都從傷寒字面上翻空故處處出奇握勝叔和將斷制字法誤認作敘述口氣自不得不于傷寒字面上逐實填將去而窺垣空壁處處成了仲景

王叔和傷寒序例貶僞　程應旄郊倩

統有正僞傷寒論之統不能正其始者由叔和之僞統僭之也余亟貶其僞而不誅其僭者志在懸之國門令人得目爲禁書則誅在不誅中故仍前其例而不入之卷則仲景之統自是大居正云

陰陽大論云春氣溫和夏氣暑熱秋氣清涼冬氣冷冽此則四時正氣之序也

傷寒論三字傷寒是死字論字是活字死字上安得有法法全在活字上活字能翻簸死字所以具

一個穿鑿仲景之傷寒論猶曲家之九宮譜論從形身上辨出表裡府藏使人於切脈驗證處審實虛寒熱而得病蓋教人醫病張本非竟將此論當傷寒醫猶之譜從音法中辨定宮商角徵使人從按律叶調中得抑揚清濁而諧敘

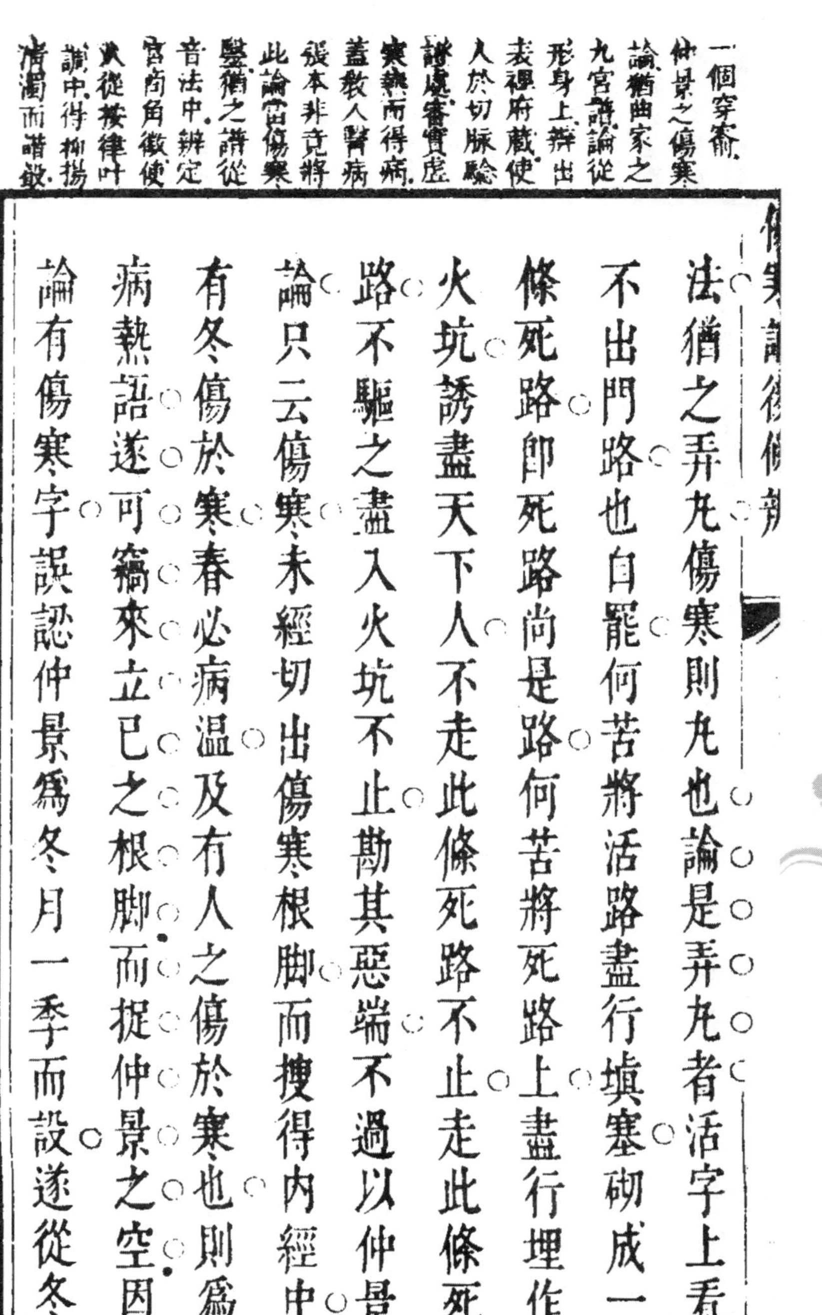

傷寒論後條辨

法猶之弄丸傷寒則丸也論是弄丸者活字上看不出門路也自罷何苦將活路盡行填塞砌成一條死路即死路尚是路何苦將死路上盡行埋作火坑誘盡天下人不走此條死路不止走此條死路不驅之盡入火坑不止勘其惡端不過以仲景論只云傷寒未經切出傷寒根腳而捜得內經中有冬傷於寒春必病溫及有人之傷於寒也則爲病熱語遂可竊來立已之根腳而捉仲景之空因論有傷寒字誤認仲景爲冬月一季而設遂從冬

叢教人度曲淵源非竟將此譜當曲子唱叔和見譜中所載是曲子說話便認九宫譜是一本九宫記將來同琵琶記類唱演恨其中少了生旦淨丑遂增出無數風溫〻瘧時行兩感等名代仲景扮出伯喈五娘蔡公蔡婆等脚色自此

字上鋪演出春夏秋從寒字上鋪演出溫清暑來不知仲景論中寒熱溫涼備具特根脚總在人體躬表裏府藏上經理出病之寒與熱豈同望杏瞻蒲作一部豎門月令書者若曰四時正氣內①　自是寒暑燥濕風不聞着在溫清寒暑上着在溫清寒暑上則溫病寒病暑病有之矣秋將聞有清病涼病名否若病屬燥濕風者又從何處安插以天氣之寒熱溫涼揣病證之寒熱此婦人女子之醫陰陽大論未必肰即有之當另有說叔和引來不

而南宮北呂，八、譜中事，只從鑼鼓攤處數演得如花似錦，自可騙動人、、喝采。有此傷寒例之九宮記，而九宮譜之爲譜，以之屬傷寒論者，遂成仲景之廣陵散矣。古今事如此，良可歎也。

過影出一番春夏秋冬字眼，以此開談，則暑往寒來，春復秋，夕陽西下水東流，余耳其語矣。春有百花秋有月，夏有凉風冬有雪，余耳其語矣。人過不留名，那曉得張三李四；雁過不留聲，那曉得春夏秋冬，余耳其語矣。鋪場便得一江湖口令，亦謂開卷有益，其必套一陰陽大論者，以仲景自序有勤求古昔，博采衆方，撰用素問八十一難陰陽大論等語，故例中搜及素問難經處，費盡撚髭而開口便見出陰陽大論字樣，見其勤求博采。凡仲景所

有者已無不有而傷寒二字較之仲景則另得傳授此叔和閒居著例之肺肝余得而見之也

冬時嚴寒萬類深藏君子固密則不傷於寒觸冒之者乃名傷寒耳其傷於四時之氣皆能爲病以傷寒爲毒者以其最成殺厲之氣也

傷寒原是活病初不可執一名之內經曰百病之始生也必先於皮毛邪中之則腠理開開則入客於絡脉留而不去傳入於府廪於腸胃又曰百病之始期也必生於風雨寒暑循毫毛而入腠理或

復還或留止奇邪淫溢不可勝數又曰百病之所始生者必起於燥濕寒暑風雨陰陽喜怒飲食居處氣合而成形得藏而有名又曰夫邪之生也或生於陰或生於陽其生於陽者得之風雨寒暑其生於陰者得之飲食居處陰陽喜怒以是知邪之客於皮毛膚腠者皆得謂之傷寒初未嘗有定名也故秦越人云傷寒有五其所苦各不同形又云有正經自病有五邪所傷可見風寒暑濕未定之先及陰陽喜怒飲食居處等邪次在膚腠間時傷

寒還是活病須從活病中分别出其爲何邪之傷如仲景論中之中風之傷寒之溫病之痓之濕之暍等與夫病之或生於陰或生於陽等一一得正之以名此病方是就擒時病既就擒方辨其爲傷寒類中之某病前此之傷寒字無非槩舉之辭總非冬時嚴寒四字可以轄定此仲景之六經所由設也設六經所以擒病擒病不是擒傷寒專是擒傷寒之類之病而傷寒自在擒列耳使人於病邪到手先得從表裏府藏上根究一番確是浮爲在

表矣權且把裏府藏三路丟開單單着落在太陽經上太陽屬表故也擒定爲太陽病此時謂之爲傷寒也可不謂之爲傷寒也可謂之爲傷寒固是此經病不謂之爲傷寒也是此經病一應虛實寒熱在此一經已有定法待之矣虛則從桂枝例出入實則從麻黃例出入寒則從小青龍真武例出入熱則從大青龍白虎例出入凡百暑溫燥濕等類只從浮脉上分別只從表證上分別任你說寒說溫我府藏上之表裏之虛實寒熱已經了明豈

是你肌表上之寒溫搖憾得我動，又豈你天氣上之寒溫搖憾得我動。蓋病邪萬端，人身之府藏總無兩副，從此處定法，以擒倒病邪，則仲景所云料度府藏，獨見若神者也。是之謂舉一而萬事畢，是之謂活法。法不活，則邪不死。故仲景並未嘗以傷寒二字屬之冬月。以傷寒屬之冬月，只是思量捉死老虎耳。天下豈有死老虎等你捉，坐見爲虎噬也。至云君子固密則不傷於寒，觸冒之者乃名傷寒，益畔仲景之旨。仲景以世間寒傷營之傷寒百中無一而以之誤治傷寒者皆風傷衛之病所以萬舉萬錯內經黃帝問曰有人於此並行並立其年之長少等也衣之厚薄均也卒然遇烈風暴雨或病或不病或皆病或皆不病其故何也少俞曰春青風夏陽風秋涼風冬寒風凡此四時之風者各不同形黃色薄皮弱肉者不勝春之虛風白色薄皮弱肉者不勝夏之虛風青色薄皮弱肉不勝秋之虛風赤色薄皮弱肉不勝冬之虛風也黑色而皮厚肉堅固不傷於四時之風其皮厚而肥肉

堅者必重感於寒外內皆然乃病又曰風雨寒暑不得虛邪不能傷人卒然逢疾風暴雨而不病蓋無虛故邪不能獨傷人此必因虛邪之風與其身形兩虛相得乃客其形兩實相逢衆人肉堅又曰其中於虛邪也因於天時與其身形參以虛實大病乃成氣有定舍因處爲名八字乃仲景分營衛分六經之由由是觀之風寒共是一病從其人之虛實而分虛者衛淺而踈邪至則受既受即名中風實者營深而密邪不易入入此方名傷寒衛與營氣有定舍故

若據叔和此說傷寒病可專名之曰小人病矣緣賣藥家慣是騙鄉間人騙不

傷寒論後條辨

風與寒因所處而爲名也世人既虛者多實者少而邪之至也亦虛者多實者少兩虛相得之病繁作兩實相逢治療天人年壽實從此始仲景所以於太陽有不可汗之戒而救誤汗之致逆者多端正以觸冒之病總非傷寒不可誤名之曰傷寒今以君子固密則不傷於寒觸冒之者乃名傷寒遂以殺厲字毒字爲温病埋根余恐夫殺厲之氣不關傷寒而毒先鍾於名傷寒處矣

中而即病者名曰傷寒不即病者寒毒藏於肌膚至

勸君子枉調人齎薪中先繳[illegible]君子是得[illegible]下人銀要還他一個着落耳。試問叔和例中何不畧一拈及中風曰：仲景祇名傷寒論，不名中風論，仲景自不依題，我比他更依題耳。傷寒不會說話，有了寒毒藏于肌膚，鄉間人自是信

春變爲温病，至夏變爲暑病。暑病者，熱極重於温也。是以辛苦之人，春夏多温熱病者，皆繇冬時觸寒所致，非時行之氣也。

經云：天有四時五行，以生長收藏，以生寒暑燥濕風。必若所云，則暑燥濕風皆是寒之一氣所變，舍寒而四時五行無專令矣。緣其胸中已着了妖魔鬼怪，故於此處將妖魔鬼怪話頭搬弄起其亂經處總貶後。

凡時行者，春時應暖而反大寒，夏時應熱而反大凉，

着他肌膚上的針穴針後不怕你不貼上他六分細絲一張膏藥

秋時應涼而反大熱冬時應寒而反大溫此非其時而有其氣是以一歲之中長幼之病多相似者此則時行之氣也

極似戲場上正齣未出先跳一回小鬼但內經於時行之氣只在六經上定其爲風淫燥淫火淫濕淫寒淫之病與夫土鬱之發金鬱之發水鬱之發木鬱之發火鬱之發等不似此處之云時行可以挨着春夏秋冬煎成一大鑊藥令一歲中長幼人人可服也一友云只消一大鑊九味羌活湯不必

挨着春夏秋冬更省力

夫欲候知四時正氣爲病及時行疫氣之法皆當按斗曆占之九月霜降後宜漸寒向冬大寒至正月雨水節後宜解也所以謂之雨水者以冰雪解而爲雨水故也至驚蟄二月節後氣漸和暖向夏大熱至秋便涼從霜降以後至春分以前凡有觸冒霜露體中寒即病者謂之傷寒也其冬有非節之暖者名曰冬溫冬溫之毒與傷寒大異冬溫復有先後更相重沓亦有輕重爲治不同證如後章從立春節後其中無

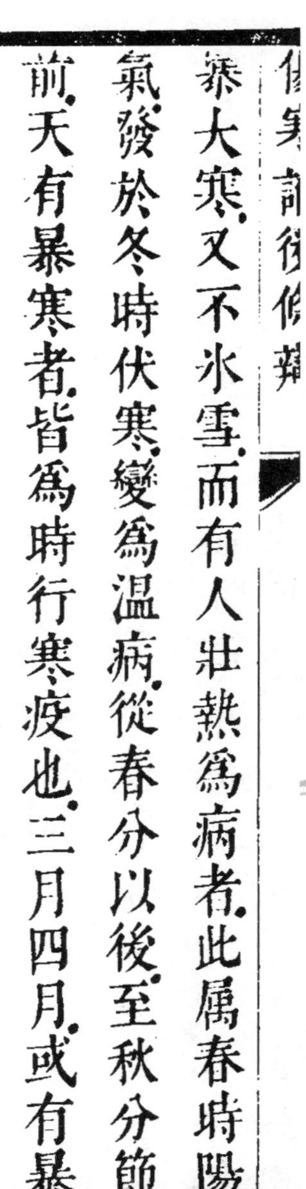

暴大寒，又不冰雪，而有人壯熱爲病者，此屬春時陽氣發於冬時伏寒，變爲温病。從春分以後至秋分節前，天有暴寒者，皆爲時行寒疫也。三月四月或有暴寒，其時陽氣尚弱，爲寒所折，病熱猶輕。五月六月陽氣巳盛，爲寒所折，病熱則重。七月八月陽氣巳衰，爲寒所折，病熱亦微，其病與温及暑病相似，但治有殊耳。十五日得一氣，於四時之中，一時有六氣，四六名爲二十四氣也。

仲景之云傷寒，秪從寒字内分出表裏虛實，豈從春秋有春王正月四字。杜令叔和釋之。必將春正月字。演盡一部月令廣義。而周家一代世紀不難盡行砌入王字上矣。鋪張揚厲。豈不遠過尼父。祇是尼父之春王正月。不作如是解耳。知春王正月。另有字法。則知傷寒論。亦另有字法。

寒字內分春夏秋冬。故可汗篇云。大法春夏宜發汗。已明說桂枝麻黃。不單爲冬寒而設矣。至於四季中並無冬宜溫之句。可見四時中病俱從活處看。推之溫病何莫不然。但以汗下溫針之禁槩溫病。不同於傷寒之治。豈溫病一門。又從表裏虛實外。更分春溫夏溫秋溫冬溫之各自爲病乎。據叔和說。毋論四時中陽氣總無出頭日子。寒氣總無伏入之時。萬一講及春傷於風。則九十日內。亦有二十四番花信風。應在人身上乎。只因有了一句

一切春夏秋冬字眼自無處可以安頓著他

冬傷於寒春必病溫語似擾天紀無所不至遂令仲景一部傷寒論活活遭瘟活活晦了二十四氣然氣候亦有應至而不至或有未應至而至者或有至而太過者皆成病氣也

據其語中應至未至等皆屬寒病氣皆屬熱無疑矣却不說出叔和必自評曰深得文家含蓄體

但天地動靜陰陽鼓擊者各正一氣耳是以彼春之暖爲夏之暑彼秋之忿爲冬之怒是故冬至之後一陽爻升一陰爻降也夏至之後一陽氣下一陰氣上

也。斯则冬夏二至，阴阳合也；春秋二分，阴阳离也。如此经典劝你不责弄也罢，引来都与你一岁阳气总为寒折处有些矛盾了。阴阳交易，人变病焉。变来变去只是温，据你说阴阳何曾交易？此君子春夏养阳，秋冬养阴，顺天地之刚柔也。一年四季都是温病，都是为寒所折，欲养阳则碍于温，欲养阴则碍于寒，虽君子亦无所措手足矣。观其引证处，何啻自家折狱。

小人觸冒必嬰暴疹須知毒烈之氣留在何經而發何病詳而取之

從頭至此只因仲景題面有一傷寒字遂從冬寒衍出春夏秋從春夏秋衍出二十四氣不過急題緩做之法意從二十四氣衍出其胸中溫字來耳及到其間還是花拳花脚豈能如仲景之談溫病針針見血曰太陽病發熱而渴不惡寒者為溫病云云乎若云仲景未出治法則視溫病為六經外之病乃可不然汗下溫三禁外尚不能從一百一

賣藥家雖頭輒云此藥春採花夏採苗秋採葉冬採根製就一味紫金丹延年却病人人可服只須看病換湯不換藥叔和移來作例內套頭自首段至此揣其語氣不過云此種病冬

名傷寒，春名溫病，夏名熱病，四季總名時行。傳變不常，害人最毒。隨其辛苦之小人肩挑步走，尤多此病。人人肌膚中各有暗毒藏着，目下似無，痳將來必要暴發，急須向我早醫。在小子慣識此種傷寒，須知毒烈之氣留在何經，而發何

十三方內隨證用藥眞呆鳥耳仲景不欲以呆鳥待天下故不出治若叔和之論溫病脈何須脈證何須證凡四季中但有卒病只教家人一檢曆日便可範圍七八人家誰無曆日何故偏奉此例爲神經寶籙此無他賣假方者偏會聚衆只是嘴裏儘着他說試看開章至此豈非神仙化道中一副賣帳排場套頭話即是溫病何不直截於內經上發明而衍而又衍可曾有一句下手工夫賣帳家慣用筌法彼自擬筌着一句冬傷於寒春必病溫

病詳而治之各人有病自家懵懂不可縱意違師當頭錯過也

之內經便從此處倒流三峽水卽佛頭上着糞不怕耳

是以春傷於風夏必飧泄夏傷於暑秋必病瘧秋傷於溼冬必咳嗽冬傷於寒春必病溫此必然之道可不審明之

須知此段方是他證題處前面亂天地之經擾陰陽之紀皆從此處杜撰出來世人不曾讀及內經上下文誰不附會其言者按內經於冬傷於寒春必溫病等句接連三見見而又見者恐人以辭害

意故復及之生氣通天論曰凡陰陽之要陽密乃固兩者不和若春無秋若冬無夏因而和之是謂聖度故陽强不能密陰氣乃絕二句即下文冬傷於寒等因陰平陽秘精神乃治陰陽離決精氣乃絕因於露風乃生寒熱二句即下文春必病溫等因是以春傷於風邪氣留連乃為洞泄夏傷於暑秋為痎瘧秋傷於濕上逆而欬發為痿厥冬傷於寒春必病溫四時之氣更傷五藏金匱真言論曰夫精者身之本也故藏於精者春不病溫夏暑汗不出者秋成風瘧陰陽應

象論曰天有四時五行以生長收藏以生寒暑燥溼風人有五藏化五氣以生喜怒悲憂恐故喜怒傷氣寒暑傷形暴怒傷陰暴喜傷陽厥氣上行滿脈去形喜怒不節寒暑過度生乃不固故重陰必陽重陽必陰故曰冬傷於寒春必病溫云云據內經之旨春傷於風等四傷字是內傷之傷非外感之傷風暑溼寒是令氣之風暑溼寒非外邪之風暑溼寒也至洞泄痎瘧欬逆病溫方是外邪凡人五藏氣合乎四時五行春當風木主令之時萬物

發陳有違聖度而傷及肝是爲春傷於風謂失春氣養生之道也夏當暑火主令之時此謂蕃秀有違聖度而傷及心是爲夏傷於暑謂失夏氣養長之道也秋當濕土燥金主令之時此謂容平有違聖度而傷及土金是爲秋傷於燥濕謂失秋氣養收之道也冬當寒水主令之時此謂閉藏有違聖度而傷及腎是爲冬傷於寒謂失冬氣養藏之道也凡此者陰陽離决精氣乃絕傷在藏矣以其秉令尚可禦邪令氣一去因於露風寒熱乃生凡洞

泄痎瘧欬嗽濕熱等病。乘退氣而各進矣。何也。四時之氣。更傷五藏也。此處傷字。方是外傷。從前四傷字。與四氣調神論逆春氣。則少陽不生。肝氣內變。逆夏氣。則太陽不長。心氣內洞。逆秋氣。則太陰不收。肺氣焦滿。逆冬氣。則少陰不藏。腎氣獨沉。同旨。恐人誤以傷寒等字。認作外因。故於金匱眞言篇。直以冬不藏精。互去冬傷於寒字。明說出非寒傷營之傷寒矣。以夏暑汗不出。互去夏傷於暑字明說出非因於暑。汗煩喘渴。及汗出而散之傷暑矣仍恐人於傷字上狐疑更於陰陽應象篇連舉數傷字而以厥氣上行滿脉去形喜怒不節寒暑過度生乃不固推出重陰必陽重陽必陰之故見皆我於不節過度處傷及寒臟之令氣暑臟之令氣非關表之寒邪我傷暑邪我傷也豈唯不我傷其得過時而病者尚虧我氣主令客氣不能預侵也只觀其名篇之義曰生氣通天曰金匱真言曰陰陽應象及三篇全文讀之何嘗一句涉着外感況靈樞中亦有冬傷於寒春成癉熱等句更承一

筆曰此陰陽之變也見此等病不可作經常看承叔和豈是看得出經旨者只據白文上有一冬傷於寒春必病溫字樣仲景傷寒中殊未拈出便不禁抓耳咋腮任從無中生有演出中而即病者名曰傷寒不即病者寒毒藏於肌膚至春變爲溫病至夏變爲暑病以及春夏多溫熱病皆由冬時觸寒所致種種胡談方自喜偷得內經爲談天衍而不知春雨如膏之內經已揑成一周文王似蒸餅之內經生心害政令千百年來舉國如狂於周文

論曰名同即同則孔子之稱夫子人人知之但未知夫子欲之之夫子與時然後言之夫子亦是非夫子者

王之蒸餅不復覓及春雨如膏句矣可歎可恨○經曰智者察同愚者察異病有名同而不必同證同而不必同者俱要同中察異余更得言之春傷於風由奪去春升藏令肝虛故升從降遷過時而得飧泄飧泄者完穀不化土無木制也夏傷於暑由奪厺夏炎藏火心虛故熱從寒化過時而成痎瘧痎瘧者陰瘧也評瘧篇云以秋病者寒甚之謂秋傷於濕者由奪厺秋收藏液肺虛故葉焦得燥過時而病欬嗽上逆發爲痿厥即欬嗽煩冤是腎

外因之溫泄瘧欬皆邪氣盛則實之病。此處之溫泄瘧欬屬內傷，乃正氣奪則虛之病。

氣之逆之謂冬傷於寒是奪去冬寒藏水腎虛故水竭熱生過時而病溫與經文冬傷於寒春爲痿厥同因謂腎衰於下也四時之氣更傷五藏見此種之溫之泄之瘧之欬與外因之溫泄瘧欬絕不侔故曰此陰陽之變也蓋陰陽離決精氣乃絕是諸證受病之源而溫泄等病乃從藏氣上發出來治此者仍從藏氣上求法溫要益精泄要養木瘧要助火欬要復液若作尋常之溫泄瘧欬來治必致傷生奈何以此之傷於寒混入仲景之傷寒病

而曰凡傷於寒即爲病熱乎

傷寒之病逐日淺深以施方治今世人傷寒或始不早治或治不對病或日數久淹困乃告醫醫人又不依次第而治之則不中病皆宜臨時消息制方無不效也

此段說話毋論浮泛之極只就傷寒之病四字論之其承上文溫病言傷寒乎亦剔出溫病言傷寒乎并下段合是一條則二條之前是古之人古之人二條後也是古之人古之人何故着此二條夾

傷寒之病逐日淺深爭因乃先醫楚措病人乘乘就我隨療之耳又恐病家跳櫝故作險人之不依次第而治之則不中病一番叮嘱末二句無不效也四字自是包愈受謝口吻

七夾八文字此等章法真令人摸頭腦不着但據其云逐日淺深以施方治則知其胸中無六經而只計日之次第以施呆方矣此句自覺破綻因足上一句曰臨時消息制方無不效也仲景一百一十三方皆是配制在先臨時只觀其脈證主之或宜或與何嘗臨時制方必臨時消息而制知其胸中不但無脈無證并無仲景之一方矣此等家秘豈非仲景所痛斥爲不念思求經旨演其所知相對斯須便處湯藥者乎

今搜採仲景舊論錄其證候診脈聲色對病眞方有神驗者擬防世急也

仲景之書自足千古何必其搜必搜而後有傷寒論則仲景之金匱要畧何以不因其搜而日月中天也後人因搜之一字遂妄擬仲景尚有雜病論軼去以致溫病失詳不知仲景自序已云傷寒雜病論合十六卷矣何嘗有軼并示其書非傷寒書遂承之云雖不能盡愈諸病庶幾可以見病知源今卽以搜字歸功於叔和亦胡不可但叔和意不

叔和考傷寒論而爲例者不過以其家技稱爲活套字樣套不必活人先死矣昔徐鎔之爲辨惑論有云今世兇險之徒粗知字義輒撰醫方未闖軒岐不面仲景如金匱鈎玄之鈎鎌人古今醫鑑之成醫彀諸證辨疑之突於衷與天鑑

在居功論指爲舊明傷寒已有新翻様式此等不合時宜之論當憂憂乎陳言之欲去矣云摟云採云錄皆極其網羅短中取長之意故將六經丟開以逐日淺深自有方治凡醫人不依次第者皆因六經之說生其岐惑也言證候診脉并及聲色直以脉證等之皮毛工夫至云對病眞方則言外便有不對者矣云有神驗者則言外必有不驗者矣仲景之書窮年皓首優游歲月尚不能窮其底蘊豈是一部防急之書防急者猶云備用也擬急對

學入門之末入門萬病回春之刑乎森鑒學正傳之失其傳諸如此類不可枚舉余謂此輩尚可恕及至于叔和之序例實是傷寒家一道咒催牒醫家縱未面仲景先須焚去此牒則亦勝彼四十九日羅天大醮也

病而防明說居恒用他不着亦不必看着他此處無故提出一仲景而於字句間皆作咬牙蹇澁之狀無非欲人於此一對勘以顯出已之逐日淺深以施方治為心㳂臨時消息制方無不效也為神秘耳無禮於仲景如此揣其意不過當時仲景名高視其書則下士聞而大笑者也故遂列其家技於前作一賣藥招牌以標榜國中但求其術之售不求其書之售為堯為桀一任後人分笑罵不意後之讀其書者曰是亦堯而已矣一人云然千人

不敢廢也以一副賣藥招牌竟博了千年俎豆則黃袍遡身或亦非其夢想所及者乎

又土地溫涼高下不同物性剛柔飡居亦異是故黃帝與四方之問岐伯舉四治之能以訓後賢開其未悟者臨病之工宜須兩審也

此段文字既非承上又非起下何從嵌入只要從天說到地從地說到物以為淵博過於仲景遂不論文之片段胡亂砌入耳觀起處一又字及臨病之工二語分明指出仲景之缺陷以示衆工不知

今人招牌上。廣有四時傷寒字樣矣。余更欲樹一南北傷寒招牌何如。

仲景之不言天地無處不範圍着天地經云言天者求之本言地者求之位言人者求之氣交故曰數之可數者人中之陰陽也仲景只從人身中之陰陽部署以太少正厥之六經則天地之至數合於人形氣血可以決死生可以處百病可以調虛實而處邪氣淑和於人形身上毫無着落而偏會說天說地較之仲景有畫人畫鬼之異矣然則淑和之說天說地祇是說鬼話耳不道世間同是輩東坡居士最喜者是聽人說鬼

凡傷於寒則爲病熱熱雖甚不死若兩感於寒而病者必死

前面說話俱是鳴鑼擊柝以作先聲此後方是一聲砲響大開轅門排下天門陣按定了九宫八卦大破仲景之傷寒大破仲景之六經大破仲景之一百一十三方三百九十七法有人代仲景道个不字上面隱隱臨着一位黄帝作主帥旁邊隱隱坐着一位岐伯作軍師你可知道他是英傑覷覷叫你化爲醯醬指指叫你變作膋血余此際安敢

效秦庭之哭只向轅門外探走一週遭看太陣法却是錯排來鬼混的便猜破他上面臨的主帥是一假黃帝旁邊坐着的軍師是一假岐伯解鈴何須繫鈴人急急請到真黃帝真岐伯拼下了真天門按定了真九宮八卦又何必破他陣法坐見叔和倒也決撒了也緣昏迷人看文字祇是不看題目叔和於傷寒論題目失太一論字任他橫說豎說盡成蟊賊今於此篇文字瞎了眼不看內經題目自是熱病論乎余祇將內經衍出全文則叔和

應無地縫可鑽入矣。接素問熱病論篇次屬三十三，接上三十三的便是刺熱篇、評熱病篇三篇文字合攏看來，方知叔和之爲狐鳴鬼嘷也。熱病論黃帝問曰：今夫熱病者，皆傷寒之類也，或愈或死，其死皆以六七日之間，其愈皆以十日以上者，何也？不知其解，願聞其故。開口便道破熱病爲傷寒之類，其與傷寒自是兩病可知。兩病何以復云傷寒之類？蓋傷寒有統屬之傷寒，有分隸之傷寒。病一指經言所該者廣，即下文巨陽主氣之謂，凡病

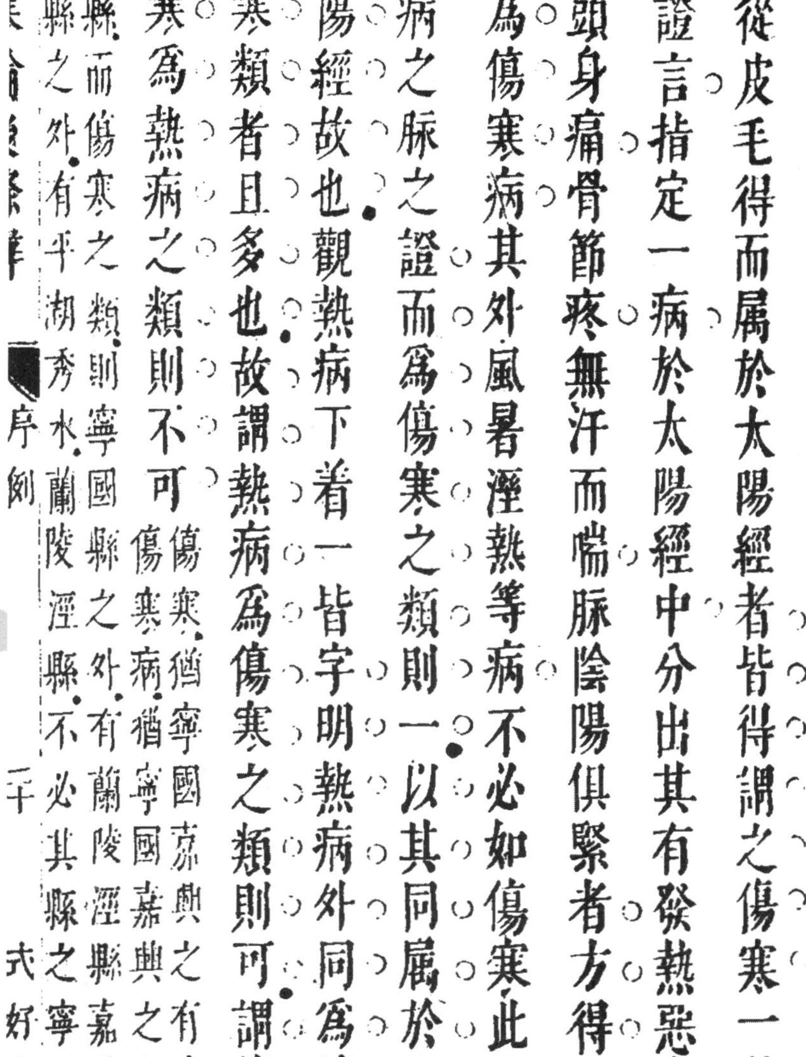

從皮毛得而屬於太陽經者皆得謂之傷寒一指證言指定一病於太陽經中分出其有發熱惡寒頭身痛骨節疼無汗而喘脉陰陽俱緊者方得名爲傷寒病其外風暑溼熱等病不必如傷寒此一病之脉之證而爲傷寒之類則一以其同屬於太陽經故也觀熱病下着一皆字明熱病外同爲傷寒類者且多也故謂熱病爲傷寒之類則可謂傷寒爲熱病之類則不可傷寒猶寧國嘉興之有府傷寒病猶寧國嘉興之有縣而傷寒之類則寧國縣之外有蘭陵溼縣嘉興縣之外有平湖秀水蘭陵溼縣不必其縣之寧國

而可稱寧國平湖秀水亦不必其縣之嘉興而可
稱嘉興以其府屬則同也以其府屬之同而得名
爲寧國嘉興者遂謂寧國府總是蘭陵
涇縣嘉興府總是平湖秀水其可乎
今叔和意
在混傷寒於熱病遂抹去此首一問
對曰巨陽者
諸陽之屬也其脈連於風府故爲諸陽主氣也
此
明熱病得類於傷寒之故太陽一經爲諸陽之統
屬而脈連風府職司乎表故凡諸陽經之病屬在
氣分者皆其所主雖非傷寒而總得稱爲傷寒也
人之傷於寒也則爲病熱熱雖甚不死
人之傷於
寒也則爲病熱十字連讀也字斷而未斷之辭語

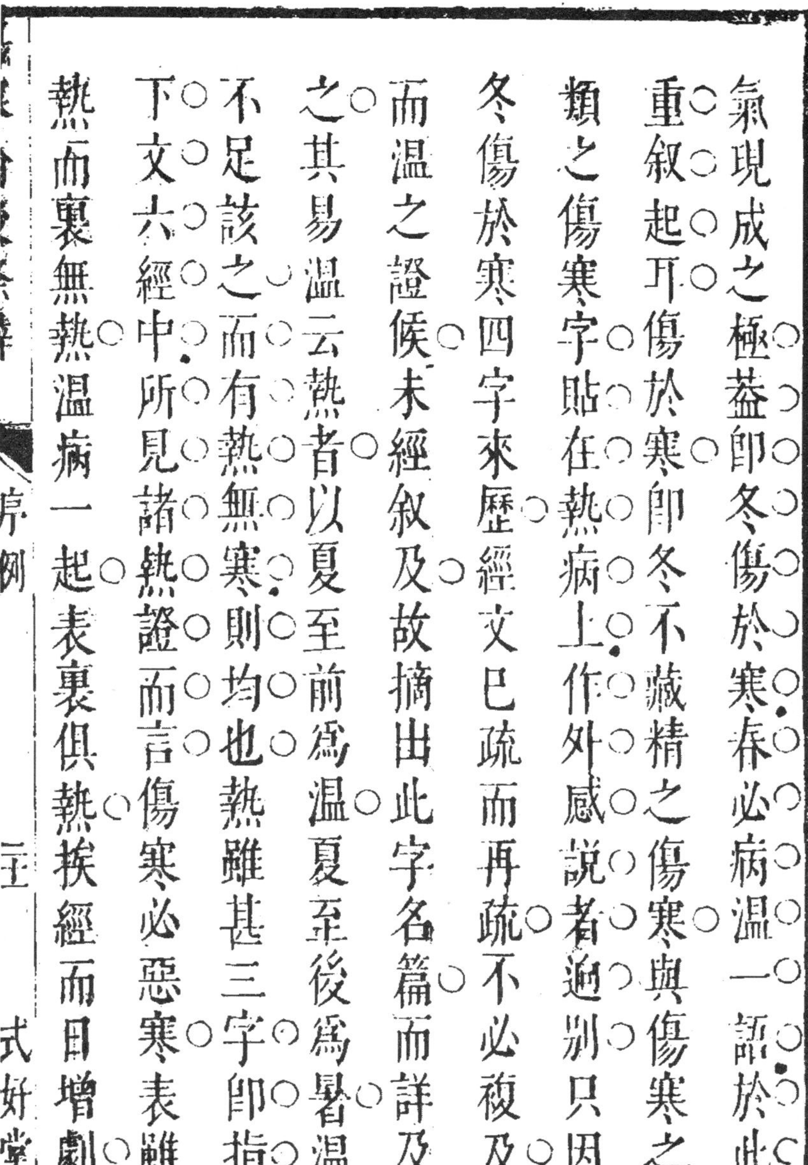

氣現成之極蓋即冬傷於寒春必病溫一語於此重敘起耳傷於寒即冬不藏精之傷寒與傷寒之類之傷寒字貼在熱病上作外感說者逈別只因冬傷於寒四字來歷經文已疏而再疏不必復及而溫之證候未經敘及故摘出此字名篇而詳及之其易溫云熱者以夏至前爲溫夏至後爲暑溫不足該之而有熱無寒則均也熱雖甚三字即指下文六經中所見諸熱證而言傷寒必惡寒表雖熱而裏無熱溫病一起表裏俱熱挨經而且增劇

勢之難遏似不同於傷寒然熱從經巡未連及藏故雖甚不死今叔和於本文除去一也字加上一凡字不復領畧及傷於寒爲藏氣受傷之令寒竟將世間寒傷營之病盡貼合作熱病而以熱雖甚之熱套上傷寒發熱之熱李鬼李逵從此混黑白爲一矣 其兩感於寒而病者必不免於死 兩感字指病源病字指溫兩感於寒謂冬不藏精而傷於寒者犯之再犯也腎氣日衰陽氣獨勝經與藏兩傷矣故見溫而不免於死經曰二陽俱擾其病溫

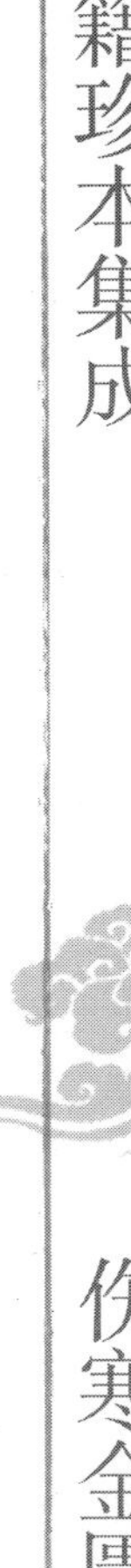

死不治不過十日死是也若作表裏兩感上看毋論仲景治法多端卽叔和後邊亦云兩感病俱作治有先後發表攻裏本自不同安見此處之兩感爲必死乎總因傷寒字之源頭被亂名不正則言不順矣

尺寸俱浮者太陽受病也當一二日發以其脉上連風府故頭項痛腰脊强尺寸俱長者陽明受病也當二三日發以其脉挾鼻絡於目故身熱目疼鼻乾不得臥尺寸俱弦者少陽受病也當三四日發以其脉

循脇絡於耳故胸脇痛而耳聾此三經皆受病未入於府者可汗而巳尺寸俱沉細者太陰受病也當四五日發以其脉布胃中絡於嗌故腹滿而嗌乾尺寸俱沉者少陰受病也當五六日發以其脉貫腎絡於肺繫舌本故口燥舌乾而渴尺寸俱微緩者厥陰受病也當六七日發以其脉循陰器絡於肝故煩滿而囊縮此三經皆受病巳入於府可下而巳若兩感於寒者一日太陽受之即與少陰俱病則頭痛口乾煩滿而渴二日陽明受之即與太陰俱病則腹滿身熱

不欲食。譫語。三日少陽受之。卽與厥陰俱病。則耳聾囊縮而厥。水漿不入。不知人者。六日死。若三陰三陽五藏六府皆受病。則營衛不行。府藏不通則死矣。其不兩感於寒。更不傳經。不加異氣者。至七日太陽病衰。頭痛少愈也。八日陽明病衰。身熱少歇也。九日少陽病衰。耳聾微聞也。十日太陰病衰。腹減如故。則思飲食。十一日少陰病衰。渴止舌乾。已而嚏也。十二日厥陰病衰。囊縱少腹微下。大氣皆去。病人精神爽慧也。

帝曰。願聞其狀。狀字指熱言。故下文皆詳及熱狀。以熱病而稱曰傷寒之類。其間必有類於傷寒之狀。有不類於傷寒之狀。故以爲問。岐伯曰。傷寒一日。巨陽受之。故頭項痛。腰脊强。二日陽明受之。陽明主肉。其脉挾鼻絡於目。故身熱目疼而鼻乾。不得卧也。三日少陽受之。少陽主膽。其脉循脇絡於耳。故胸脇痛而耳聾。四日太陽②受之。太陰脉布胃中。絡於嗌。故腹滿而嗌乾。五日少陰受之。少陰脉貫腎。絡於肺。繫舌本。故口燥舌乾而渴。六日厥陰

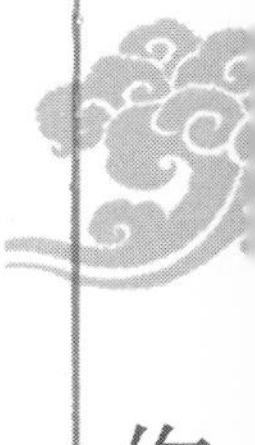

受之，厥陰脉循陰器而絡於肝，故腹③滿而囊縮。三陰三陽，五藏六府皆受病，營衛不行，五藏不通，則死矣。

熱病之狀，其得類於傷寒者，以六經之所主，及其脉之所挾、所絡、所循、所布、所貫、所繫等同於傷寒。人可於此識府藏之經脉耳。究竟傷寒是寒，熱病是熱，類中自有不類處，人當於此別見證之源頭也。一日巨陽受之，頭項痛，腰脊强，類也；其不類者，傷寒必惡寒，此不惡寒，表裏皆熱故也。二日陽明受之，身熱目痛，鼻乾，不得眠，類也；其不類者，

惟三陰經之熱證巳傳而三陽經之熱證不罷故後面有七日巨陽病衰頭痛少愈八日陽明病衰身熱少愈等云云也

傷寒入胃此不入胃入胃則不傳故也三日少陽受之胸脇痛而耳聾類也其不類者傷寒則往來寒熱此不往來寒熱有半裏熱無半表寒故也傷寒則三陽爲盡三陰方受邪熱病則三陽證不罷三陰證緊挨上傷寒則三陽經屬熱三陰經屬寒熱病則三陽三陰只有熱而無寒蓋此熱自冬不藏精而傷於寒時巳從藏氣釀成至春陽發動從前所釀之藏氣盡成病氣分布出來雖經絡有三陽三陰之不同而所受者只此陽熱之一氣爲布

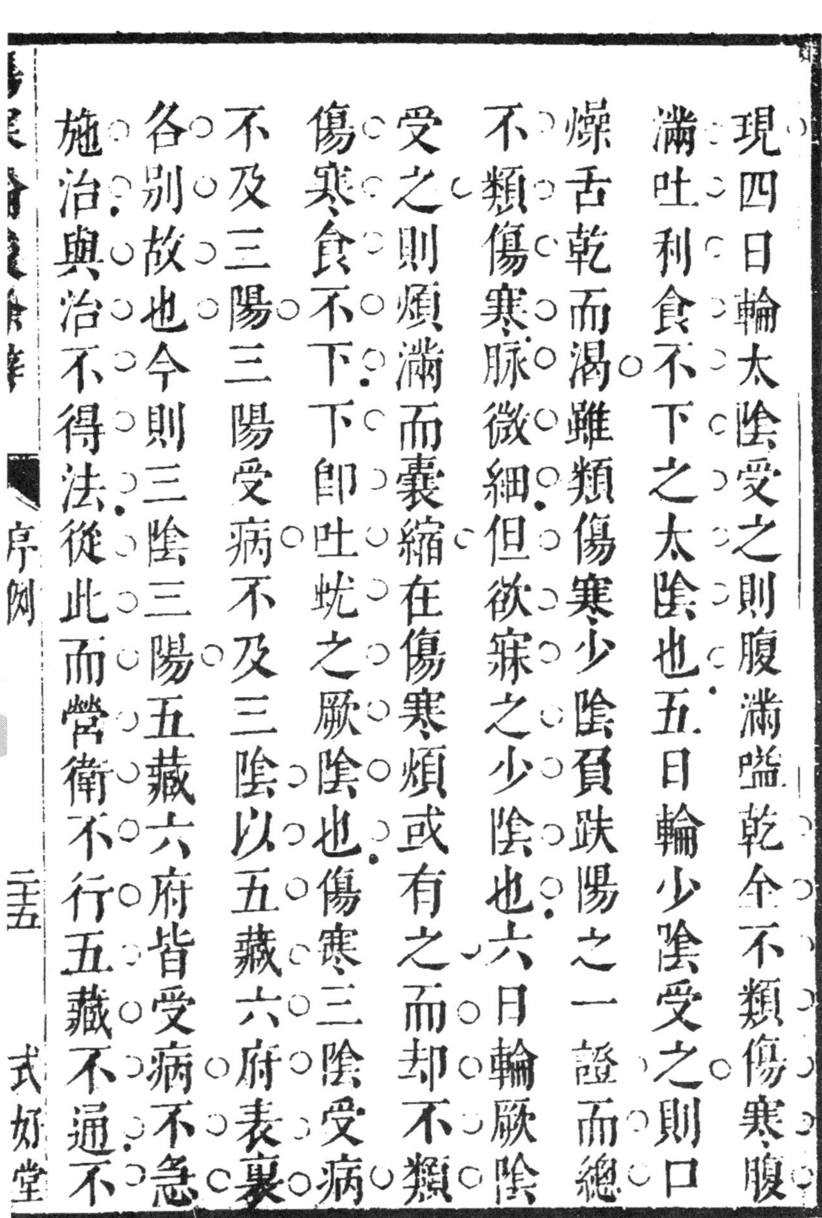

現四日輪太陰受之則腹滿嗌乾全不類傷寒腹滿吐利食不下之太陰也五日輪少陰受之則口燥舌乾而渴雖類傷寒少陰負趺陽之一證而總不類傷寒脉微細但欲寐之少陰也六日輪厥陰受之則煩滿而囊縮在傷寒煩或有之而却不類傷寒食不下下即吐蚘之厥陰也傷寒三陰受病不及三陽三陽受病不及三陰以五藏六府表裏各别故也今則三陰三陽五藏六府皆受病不急施治與治不得法從此而營衛不行五藏不通不

又經云尺膚滑其脈躁盛者病溫也浮長弦沉細緩六字與躁盛字何涉

必兩感亦死證矣吉凶危險覩傷寒何啻天淵豈可混也經旨如此今叔和欲將傷寒扯入熱病遂於三陽經加上一尺寸俱浮尺寸俱長尺寸俱弦之脉於三陰經加上一尺寸遂沉細尺寸俱沉尺寸俱沉緩之脉彼見經文上無有脉法遂可恣其杜撰不知熱病之脉經文已於後篇評熱論補出脉躁疾三字矣卽仲景論中脉數急爲傳之數急字也數急字緊對論中脉若靜者爲不傳之靜字看浮長弦沉細緩皆不傳之靜脉與傳經之熱病

盜則從温。脉刦從傷寒。此甚得幽閨記酒保打掃一間房。鋪下兩張床之法。可笑世人兩肯之。省得叔和

何干熱病經雖傳而所傳者則非熱首尾只此一箇病因故數急外無他改移雖六經各有見證其爲陽旺陰衰津液内竭之診則一若傷寒則病隨經變脉輒從病轉其虛實寒熱等一經有一經之病則一經有一經之脉故治法有實表發汗吐下和解温經等之不同一皆配着脉法而處治今叔和以此等脉法套上熱病熱病爲陽浮弦長豈是兩陽合明火邪熏灼之脉至於加三陰經以沉微緩則是陽病見陰脉者死矣經文又何以云熱雖

駁兒齊進學皆下。

甚不死此等處關係豈小何至欺世皆聾聵任其意中篡亂盡行紊去經常思之令人髮指至於本文受之云云者緣未病之先經絡已是陽熱布滿挨到便現六經皆已然而然之事令叔和於之字上換去一病字則未受之前無病氣病從經到方受與傷寒之續得轉屬證何異受則病不受則不病六經不應傳遍矣熱病之傳經限定一日者如刻香而燃頭尾香料於未燃之先已經刻定只消燃起逐段挨去總無差晷所以仲景云二三日陽

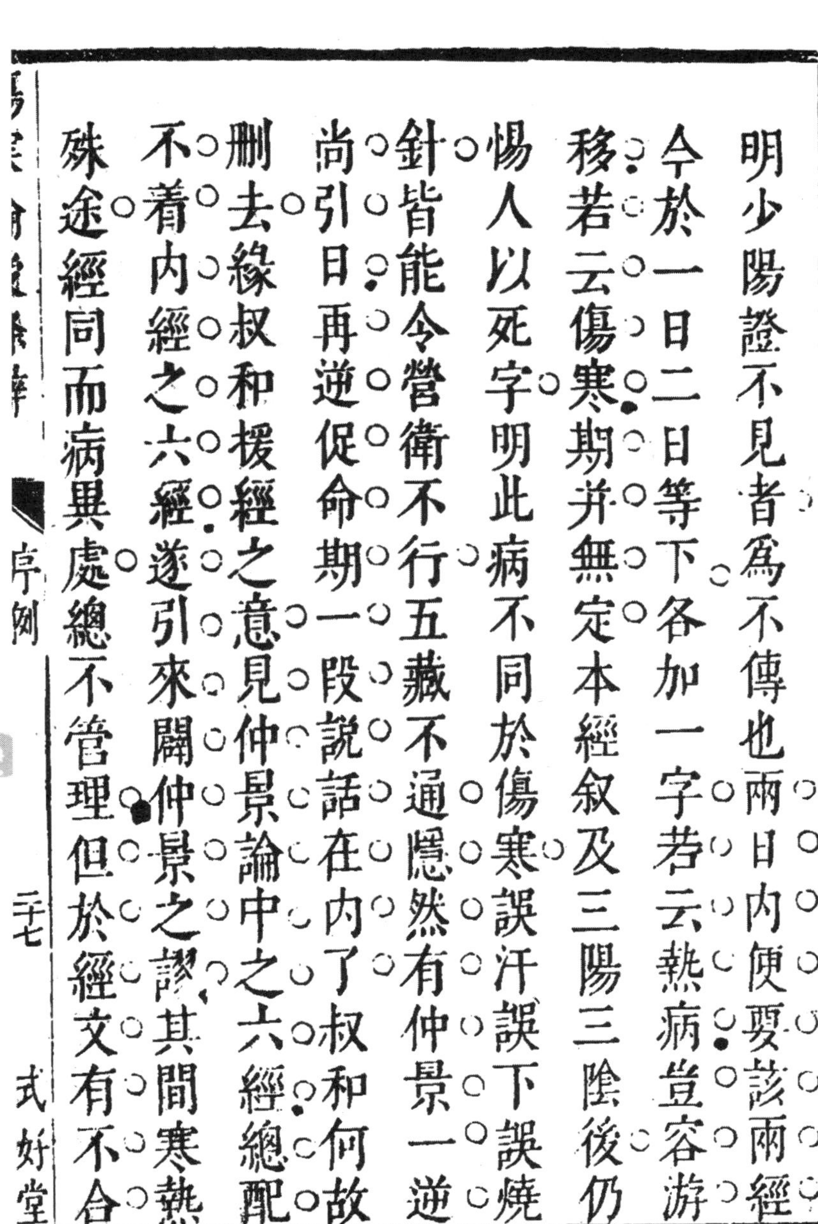

明少陽證不見者爲不傳也兩日內便要該兩經今於一日二日等下各加一字若云熱病豈容游移若云傷寒期并無定本經叙及三陽三陰後仍惕人以死字明此病不同於傷寒誤汗誤下誤燒針皆能令營衛不行五藏不通隱然有仲景一逆尚引日再逆促命期一段說話在內了叔和何故刪去緣叔和援經之意見仲景論中之六經總配不着內經之六經遂引來闢仲景之謬其間寒熱殊途經同而病異處總不管理但於經文有不合

傷寒論後條辨

處輒竄改一二字添揑一二句以踹定寒熱之兩頭船小人之中庸也小人而無忌憚也何後人無從正其舛訛反以此篇僞例竟作了六經中一篇山河帶礪之文爲歌爲賦無不以之從君之惡幾何不以內經爲鋒鏑是又叔和之罪人也

其不兩感於寒者七日巨陽病衰頭痛少愈八日陽明病衰身熱少愈九日少陽病衰耳聾微聞十日太陰病衰腹減如故則思飲食十一日少陰病衰渴止不滿舌乾已而嚏十二日厥陰病衰囊縱少腹微

仲景所云太陽病頭痛至七日已上自愈者以行其經盡故也正指此之謂

下大氣皆去病日巳矣傷寒過一經即罷一經其衰而愈也只從本經得解便巳而傳與罷總無次第熱病必傳遍六經方得從頭罷去傳與罷次第俱限日子以從前各經皆為陽熱所伏故毒熱必從頭次第發得出來真陰方從頭次第復得轉去萬無中止之理亦萬無越次之理其病與小兒痘疹頗似傷寒中總無此證真可謂之異氣耳熱與寒異也寒不傳經熱必傳經今叔和倒於本文上增上更不傳經不加異氣八字既不傳經則太

陽病一衰便是愈期八日之陽明病衰九日之少陽病衰及十餘日之三陰病衰諸經何處得此病而衰豈六經逐日直中得之耶至云不加異氣則即其所謂中而即病之傷寒矣兩感外又不應有温病着此二語掩飾其於内經並非抄白實是增删手秘而滿紙荒唐遂至自講自不信帝曰治之奈何岐伯曰治之各通其藏脉病日衰已矣其未滿三日者可汗而已其已滿三日者可泄而已汗泄二字俱是刺法故云各通其藏脉刺法有淺有

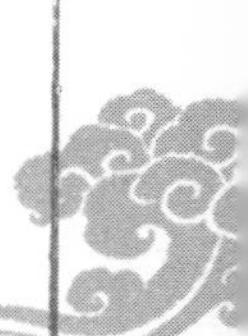

各通其藏脉謂熱病五十九穴皆熱之左右也及取之諸陽五十九刺之屬也病日衰者謂今且得汗待時而已待時者七日巨陽病衰頭痛少愈云云之謂也

以刺法之汗泄改爲藥法之汗下桂枝下咽固斃矣

深故云可汗可泄法詳刺熱篇不多援乃靈樞熱病篇亦云熱病三日而氣口靜人迎躁取之諸陽五十九刺以泄其熱而出其汗實其陰以補其不足其可刺者急取之不汗出則泄故本文於汗泄下着而已二字見刺法外無他治隱然伏有仲景汗下温針之禁矣但仲景不言刺法已於刺法外另領會及内經意按刺熱篇其中有一條云治諸熱以飲之寒水乃刺之必寒衣之居止寒處身寒而止也從此推之仲景法中豈無一二方⑤藥可以

神丹又不甦乎承氣入胃同下矣甘遂又不亡乎迄今宛魂載道何莫非此處之二字爲之鋒矢鏃鏑也真令人寒心

傷寒論後條辨

代此四寒字者乎何物叔和竟以府⑥字換去藏脉⑦字而以下字換去泄字筆尖一動宛魂載道千載來誰復於汗下二字外一從內經檢及洗宛錄也

帝曰其病兩感於寒者其脉應與其病形何如岐伯曰兩感於寒者病一日則巨陽與少陰俱病則頭痛口乾而煩滿二日則陽明與太陰俱病則腹滿身熱不欲食譫言三日則少陽與厥陰俱病則耳聾囊縮而厥水漿不入不知人六日死帝曰五藏已傷六府不通營衛不行如是之後三日乃死

何也。岐伯曰。陽明者。十二經脉之長也。其血氣盛故不知人。三日其氣乃盡。故死矣。

兩感於寒者病六字作一句讀。兩感於寒指病源。病字指溫。兩感非表裏俱病之謂。仲景論中治表裏俱病之法多端。何嘗有兩感之説。凡兩感病俱作發表攻裏。本自不同。固叔和之胡談。而後人俱宗之爲支派也。兩感俱指藏中令氣。謂逆冬氣而傷之復傷也。後篇所云是人者。素腎氣強。以水爲事者也。水指腎精言。初然之感。已是寒水被傷。陰虛而陽湊之矣

然陽獨留其陰已絶于頭一年矣

然感雖深而伏之淺其間微陰已有所復若不待春陽發動寒水奪而再奪則竭脂伐髓傷由藏而并連及府故次年病溫輒見雙傳推其由來得之冬時之兩感即後篇所謂陰陽交之病也一府一藏陰陽交而以火作合也人身一水不能勝兩火況水亦是火以之布滿於府藏營衛間如燔如炎寧不速死然陽明有氣尚能遲之三日可見不成死證之溫病便宜留此胃汁不容汗下溫鍼之重奪矣余甚懼世人有了叔和可汗可下法遇此證

傷寒之熱，熱在皮膚也，從皮膚而積漸入裡；熱病之熱，熱在骨髓也，從骨髓而溹然達表。

而不自尋死路者幾希。凡病傷寒而成溫者，先夏至日者爲病溫，後夏至日者爲病暑，暑當與汗皆出，勿止。內經全文俱是說熱病，恐人失去了冬傷於寒春必病溫之題目，故以凡病傷寒而成溫者八字結出之，見其言熱都是言溫也。溫病已成，在春不發在夏亦發，溫與暑實是一病，與時令之溫病時令之暑病，從外得之而各自爲病，各不傳經者不同。熱病中之溫暑與溫暑中之溫暑，且是兩種，豈是溫熱病之名傷寒者，即傷寒病之名傷寒起何人之傷於寒也則爲病熱結句凡病傷寒而成溫與中間傳寒一日巨陽受之三傷寒字俱是冬傷於寒春必病溫之傷寒字此寒在天爲令氣在人即爲藏氣一有所傷當時乘証未覺其病過時病必見矣病雖見出温來而温是

者哉論春夏之病根何嘗不種於冬時但所種者原是熱不是寒若云寒毒藏於肌膚至春變爲溫病至夏變爲暑病則今冬種桃明年變出李今冬種麥明年變出禾世間無此病妖暑當與汗皆出是溫病傳證中遇暑則增此一證戒勿止者謂汗之與泄刺仍治溫不當治暑也治暑兼斂汗治溫要從汗但用不得辛溫發散耳一篇經文被叔和竊來當作天狗令仲景一部明徹九州之書被蝕者千百餘年余特從其所竊處搜出賣假香手段

成於冬時之病及傷寒也。傷寒時便已成溫，過時方發，只此一個病，傳到底，何嘗變出來。

彼自無假可賣矣。緣叔和玩弄世人者，指畫内經之傷寒，混入仲景之傷寒，使仲景自多矛盾，自多破綻耳。不知傷寒字有三解：一曰傷寒，一曰傷寒病，一曰傷於寒。傷寒即難經所云傷寒有五及正經自病五邪所傷之謂，仲景以傷寒名論者主此。傷寒病即難經有五中分出之一病，素問所謂兩實相逢，衆人肉堅，必重感於寒，内外皆然之病，仲景論中太陽病，或已發熱，或未發熱，必惡寒體痛，嘔逆，脉陰陽俱緊，名曰傷寒者主此。至若傷於寒則非病也乃溫病所受之源頭素問所云冬不藏精陽强不密精氣乃絕之謂其發爲病則仲景論中太陽病發熱而渴不惡寒爲溫病者逝此溫病對傷寒病言爲兩岐溫病對傷寒言爲統屬傷寒所統屬者該而廣熱病其一耳溫病對傷於寒言爲胎系冬傷於寒是從母腹中受妊寒氷被傷而陽熱遂胎於此至春必病溫則其出胎成人時也六節藏象論曰腎者主蟄封藏之本爲陰中之少陰通於冬氣冬氣二字即寒字之解經脉篇曰春夏秋冬四時陰陽生病起於過用此爲常也過用二字即傷字之解三傷寒各還他

來歷則熱字各有所貼矣有在表之熱經曰風者百病之長也今風寒客於人使人毫毛畢直皮膚閉而爲熱此熱字是惡寒發熱之熱也有入裏之熱經曰人傷於寒而傳爲熱者何也對曰夫寒盛則生熱也此熱字是惡寒將自罷即自汗出而惡熱之熱也二熱字雖不同要不過一病而分表裏究其病根總是傷寒得來與人之傷於寒也則爲病熱二字兩無干涉熱病之熱熱從根上發出來表裏經絡俱是熱氣所敷布又非陽明入胃之裏

熱故得名之爲熱病與前熱字之屬證而不屬病者不同如此分疏開去則寒自是寒熱自是熱寒自是寒則說熱亦是說傷寒中之熱非熱病中之熱字也熱自是熱則說傷寒亦是說熱病中之傷寒非傷寒中傷寒字也寒熱各不模糊則殺人者曾參曾參究不殺人叔和無從影射使千年蒙翳霎地雲開仲景之日月人皆仰之矣

旋按內經此種之溫病似與仲景之論溫病尚有別疑非近今所恒見病固有有於古按之今則亡

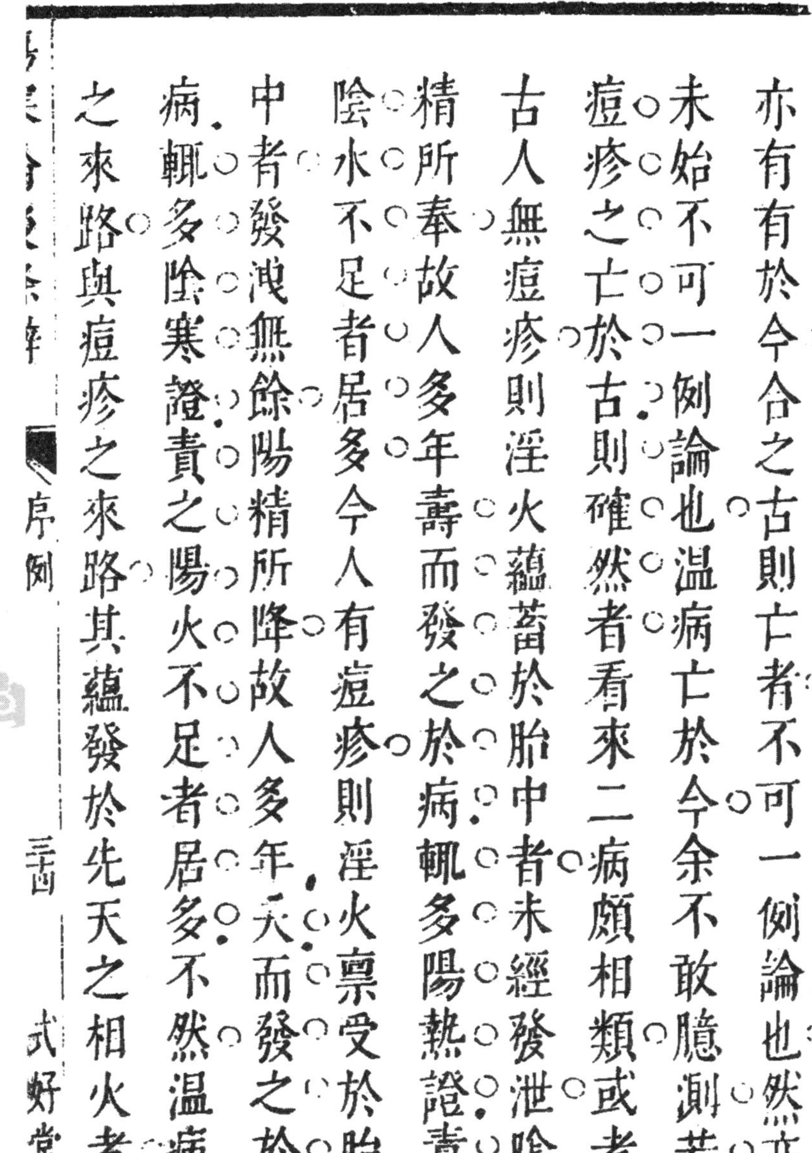

亦有有於今合之古則亡者不可一例論也然亦未始不可一例論也温病亡於今余不敢臆測若痘疹之亡於古則確然者看來二病頗相類或者古人無痘疹則淫火藴蓄於胎中者未經發泄陰精所奉故人多年壽而發之於病輒多陽熱證責陰水不足者居多今人有痘疹則淫火禀受於胎中者發洩無餘陽精所降故人多年夭而發之於病輒多陰寒證責之陽火不足者居多不然温病之來路與痘疹之來路其藴發於先天之相火者

何其同其病熱而得類於傷寒者何其同其熱雖甚而不死者何其同其死皆以六七日之間其愈皆以十日以上者何其同其三陽三陰皆傳遍而無差日者何其同其病衰則逐日愈去從無間經而愈者何其同不寧是也痘疹以面上紅點所見處定五藏之部位而熱病亦以左頰先赤者屬肝熱病右頰先赤者屬肺熱病等分五藏證之見於面痘疹以一齊擁出爲不治熱病亦以表裏雙傳爲不治種種大同小異故余妄臆古人有溫毒由

尺寸陷，是危字。一個八寸

於無痘疹。今人有痘疹，定當無溫毒也。固然不然未可知之辭。然評熱論曰：巨陽主氣，故先受邪。少陰與之爲表裏，得熱則上從之，從之則厥也。以痘疹之身熱足冷，徵之病頗同源，至於熱病之治表裏刺之，飲之服湯，則痘疹雖刺法無傳，然用辛涼而首尾不可汗下。又未始不同在箇中也。姑妄言之，以俟高明。痘疹漢前已有，扁鵲有三豆飲、油煎法。

若過十三日以上不間，尺寸陷者大危。

此等蛇足，可以勿找接上前面，使人知是內經增

三分帽，何必尋戴在熱滿頭上

脈叔和者，遂於壞病分爲一門，而配以知母麻黃湯、鱉甲散等方，可笑極矣。

刪手秘補遺，較原本多脉法，固非直寫耳。

若更感異氣，變爲他病者，當依舊壞病證而治之。

仲景之於病，有併有合，有轉有屬，有誤致，有續得，一病自有一病之來路，一病之去路，未有從空變出來者。變病見於側中者，重重疊疊，祇是冬傷於寒，春必病溫一語，展轉不能去臆，遂覺病上有無限孫行者毫毛耳。以余看來，孫行者變法多端，至於變作弼馬溫，得無亦是害了傷寒上得來的。若夫傷寒壞病，似可擬之爲變，以誤汗誤下誤溫針爲醫所壞，已經失去本來面目也。然此際仲景亦無法可依，祇曰觀其脉證，知犯何逆，隨證治之。今有舊證可依，則壞病有現成之壞病，依然病内之金剛身矣。何得云壞叔和只依樣葫蘆，得仲景二字，便是似我者死，筭計總不如望望然去之爲妙。

若脉陰陽俱盛，重感於寒者，變爲温瘧。陽脉浮滑，陰脉濡弱者，更遇於風，變爲風温。陽脉洪數，陰脉實大者，更遇温熱，變爲温毒。温毒爲病最重也。陽脉濡弱，陰脉弦急者，更遇温氣，變爲温疫。以此冬傷於寒發爲温病脉之變證方治如説。

五十八難曰傷寒有五其脉有變否（變者不同也）然傷寒有五有中風有傷寒有濕温（即濕熱病）有熱病（暑熱病也）有温病其所苦各不同形中風之脉陽浮而滑陰濡而弱濕温之脉陽浮而弱陰小而急傷寒之脉陰陽俱盛而緊濇熱病之脉陰陽俱浮浮之而滑沉之散濇温病之脉行在諸經不知何經之動也難經之原文如此葢以凡病從太陽寒表得之者皆得名之傷寒而其爲類則不同恐人混作傷寒

想是江湖上慣了手段不知不覺中自令病亦跳的大變金錢小變金錢小鬼吹燈八仙過海等諸妙訣在他三指下乎不如此那稱國手。

故特從脉上辯出風寒暑濕温熱來不令人混同處治也何意秦越人方欲從傷寒之類四字上分出來叔和竟將傷寒之類四字上合將去更可笑者脉上不生出病劈空變出病來脉亦是冬天害過傷寒病乎試將難經原文一讀病從脉上叫起倒懸之屈來奈何只據其意不過援類而及之以根據冬傷於寒發爲温病之傷寒字耳試思以此二字如何接得下脉之變證方治如說方治二字從何着落看來叔和實是文理一字不通扯來扯

去還係倩代之筆意在做一溫元帥發科賣藥故凡遇七十二變相俱亟亟闌入瘟部亦不顧其是我族類非我族類耶

凡人有疾不時即治隱忍冀差以成錮疾小兒女子益以滋甚時氣不和便當早言尋其邪由及在湊理⑧以時治之罕有不愈者患人忍之數日乃說邪氣入藏則難爲治此爲家有患備慮之要凡作湯藥不可避晨夜覺病須臾即宜便治不等早晚則易愈矣若或差遲病即傳變雖欲除治必難爲力服藥不如方

他醫只見療病 这教人孝順父母。愛育妻孥的先生。怕沒旁觀者掃興。故有縱意違師云云。

法。縱意違師。不須治之。

前面說天說地。現出無限藍面獠牙之相。忽然收到深閨臥榻。作此一段殷勤欵囑之語。生旦淨丑一時腳色各現。無非欲此一篇說話。上可以傾王公大人。下可以動巴人里嫗。不怕藥肆中不擠倒硃紅欄杆耳。

凡傷寒之病。多從風寒得之。始表中風寒。入裏則不消矣。未有溫覆而當。不消散者。不在證治。擬欲攻之。猶當先解表。乃可下之。若表已解。而內不消。非大滿猶生寒熱、則病不除、若表已解、而內不消、大滿大實堅、有燥屎、自可除下之、雖四五日、不能為禍也、若不宜下而便攻之、內虛熱入、協熱遂利、煩燥諸變、不可勝數、輕者困篤、重者必死矣、

熱病傷寒自是兩病熱病治法、不可用之傷寒傷寒治法、不可用之熱病、此段文字何嘗不從仲景論中撰搆出來但合之熱病題目又不無背肓了、自凡人有疾起至此段止另是一人手筆前後筆力懸是不同只看通篇接湊處痕跡顯然因知溫

病之說并非出自胸中道聽竊取只要湊得一段說話可以駭衆是其本心而流毒遂至於爲矢爲匠故術不可不慎也

夫陽盛陰虛汗之則死下之則愈陽虛陰盛汗之則愈下之則死夫如是則神丹安可以誤發甘遂何可以妄攻虛盛之治相背千里吉凶之機應若影響豈容易哉況桂枝下咽陽盛即斃承氣入胃陰盛以亡

通篇眞僞至此畢露緣其醫術僅有汗下二法而汗下之藥僅有神丹甘遂二丸方當時必有從而

賣帳家自病人身上五藏六府無不說到只不知葫蘆中所賣者何藥此尚有甘遂二字說出當是此味已經為人覷破耳。

議之者又必有從而効之者盛名之下不拉倒仲景無以益其短無以顯其長故復借難經汗下語作引頭難經如是解不如是解不暇懂也云神丹安可以誤發正見其發之之不誤云甘遂何可以妄攻正見其攻之之不妄豈容易哉自誇之辭耶見矣抑桂枝所以顯神丹戒承氣所以逞甘遂患得患失之心惟恐仲景分去我之主顧特以斃亡二字斷絕人於彼作皈依想

死生之要在乎須臾視身之盡不暇計日此陰陽虛

實之交錯其候至微發汗吐下之相反其禍至速而醫術淺狹懵然不知病源為治乃誤使病者殞歿自謂其分至今冤魂塞於冥路死屍盈於曠野仁者鑒此豈不痛歟

仲景序中作此等語者憫宗族之淪亡而憤及於醫見其作論之不得已也叔和懷仲景之志只須例中推尊仲景闡明論中大旨雖桂枝能斃人極辯仲景之桂枝不斃人雖承氣能亡人極辯仲景之承氣不亡人便是濟世心腸何至效顰乃爾觀

其寃魂塞於冥路死屍盈於曠野二語皮裏春秋明明指定桂枝承氣矣意中寔是向人阻塞住仲景然不打自供句句是他自巳一篇招藁

凡兩感病俱作治有先後發表攻裡本自不同而執迷妄意者乃云神丹甘遂合而飲之且解其表又除其裏言巧似是其理實違夫智者之舉錯也常審以慎愚者之動作也必果而速安危之變豈可詭哉世上之士但務彼翕習之榮而莫見此傾危之敗唯明者居然能護其本近取諸身夫何遠之有焉

巳上三段不過神丹廿遂目是家傳豈容他人竊取之意

胸中只有一熱病故温字展轉不能去臆葫蘆中只有二丹丸故神丹廿遂展轉不能去臆前面之兩感不過口襯此處之兩感實欲賣藥故亦不暇照應至於後面一段説話余逆其招牌上必有一行云神丹廿遂只此一家爲眞求者須認本齋招牌方不有誤仍有服藥方法及臨時應用湯藥等不同明者慎之

凡發汗温服湯藥其方雖言日三服若病劇不解當促其間可半日中盡三服若與病相阻即便有所覺

仲景論中何嘗無此等詳訓但只桂枝麻黃二湯使有啜粥不啜粥之别不似此處空空一個藥袋上可預塡着水二鍾煎一鍾溫服食前後沓入水再煎服等一般套話

病重者一日一夜當睟時觀之如服一劑病證猶在故當復作本湯服之至有不肯汗出服三劑乃解若汗不出者死病也

爲人作序例并病家服藥法詳悉如此仲景可汗不可汗法中固不可無此功臣病家當喜懽煎藥童子亦喜懽但問其發汗應用某湯則必曰臨時消息制方無不效也

凡得時氣病至五六日而渴欲飲水飲不能多不當與也何者以腹中熱尚少不能消之便更與人作病

也。至七八日，大渴欲飲水者，猶當依證與之。與之常令不足，勿極意也。言能飲一斗，與五升。若飲而腹滿，小便不利，若喘若噦，不可與之。忽然大汗出，是爲自愈也。凡得病反能飲水，此爲欲愈之病。其不曉病者，但聞病飲水自愈，小渴者亦强與飲之，因成其禍，不可復數也。

仲景一部論中，汗法、下法、吐法、和法、溫法、利小水法，精詳備細，無不備具，與水特其法外之一法耳。今獨於水法娓娓不竭，蓋叔和以溫熱名病，則與水自是輕車熟路。然此外何無一技癢處。此之謂黔之驢。

凡得病厥脉動數。服湯藥更遲。脉浮大減小。初躁後靜。此皆愈證也。

說水法何其源泉混混。說脉法搜盡枯腸。於愈證僅有兩滴墨汁。此兩脉外還有愈脉否。竊恐兩滴墨汁。還未必洒自胸中也。

凡治溫病可剌五十九穴。又身之穴。三百六十有五。其三十九穴。灸之有害。七十九穴。刺之爲災。并中髓

三日可汗有神丹三日可下有甘遂又何須用著這許多刺穴有了刺穴自是用着喜樂了

也。

君子精於一藝又何妨闕其所不知刺法中一泄字且妄作爲下則此處之鬼薄亦不必從内經搜而點之何如

凡脉四損三日死平人四息病人脉一至名曰四損脉五損一日死平人五息病人脉一至名曰五損脉六損一時死平人六息病人脉一至名曰六損

上條刺法從温此條脉法又不從温不從温而何故單言損至言損至而何故遺去至脉豈數疾脉

除去内經中引證其餘自始至終何莫非皮毛上又皮毛說話衍了更衍

無關於温病而温病脉自是二三息一至爲經常耶即難經亦只言三呼一至曰死四呼一至曰命絕此直講到五呼六呼上此無他因仲景序中有短期未知決診一語故直從期日賣弄及時刻耳斷法筭得醫門李淳風但傷寒熱病定相對而疾首蹙頞曰吾輩死固死耳不料沉寒至於四損不已而五損六損夫何死我于氷池雪窖中也

脉盛身寒得之傷寒脉虛身熱得之傷暑

據上下文讀去此二句經文何由得嵌入只爲句

凡言兩上有一箇共字，覩，從扯入例中，如作文家胸無題古者，遇學而時習之等題，不將學字上所有字脉逐個填入，便是空跡無去了。

中有傷寒二字割捨不得欲安頓又無處安頓只得將經文二氣字換作二脉字勉捱在此艮工苦心極矣但經文不如是解說耳按刺志黃帝問曰願聞虛實之要岐伯對曰氣實形實氣虛形虛此其常也反此者病帝曰如何而反岐伯曰氣盛身寒此謂反也氣虛身熱此謂反也氣盛身寒得之傷寒氣虛身熱得之傷暑夫實者氣入也虛者氣出也氣實者熱也氣虛者寒也內經之文是言人身形氣之失常必有所得之由而特以傷寒傷暑

爲氣盛身寒氣虛身熱者一推原之也陽氣盛之人宜其身熱何以反常而身寒此必得之於傷寒由寒傷形而不傷氣從前傷寒病其形故遂成一氣盛身寒之軀陽氣虛之人宜其身寒何以反常而身熱此必得之於傷暑中暑傷氣而不傷形從前傷暑病其氣遂成一氣虛身熱之軀夫實者氣入也寒主秘固氣所以實虛者氣出也暑主疎泄氣所以虛由是推之寒熱在氣而不在形氣實者身雖寒而不失其爲熱也氣虛者身雖熱而不失

最不通者是叔和脉經。今人無不盛稱之。余亦欲二三日内撰一部學經。只據古今書上有一學字。輒分門逐類。不必顧及文理。顧及氣脉。或可遠勝叔和。脉古今必無此一部學經之理。則古今豈容叔和有此一部脉經乎。

其爲寒也。經文之旨如此。何至與去一脉字从身寒身熱。貼在傷寒傷暑之證候上言。不曰得之傷寒得之傷暑。直曰謂之傷寒。謂之傷暑矣。果爾傷寒惡寒即有之。身不但不寒。而且發熱。傷暑雖發熱。亦未始不灑淅惡寒。顛倒錯謬。祇圖賣弄内經。亦不自知其字義之通與不通。真是無恥小人。

脉陰陽俱盛。大汗出不解者死。脉陰陽俱虛。熱不止者死。脉至乍疎乍數者死。脉至如轉索者其日死。讝言妄語。身微熱。脉浮大。手足温者生。逆冷。脉沉細者。

昔人有讀書多而號之為兩脚書廚者余讀脈經却笑叔和是脈行一个經紀不然為何堆的堆積的積挪扯得他人多少脈料在家祇若于有木頭無斧鋸此之謂不成材

不過一日死矣。

此等脈法何處不可抄襲豈若仲景之脈中寓法能為人防死能為人救死叔和寧抄襲他人必不肯根據仲景此等處都是與仲景放一頭敵以欺當世耳何舉世無人看得他破千百年來之禍醫應算叔和為第一故千百年來之禍醫遂算叔和為第一以其為禍根苗故也

此以前是傷寒熱病證候也

治病何難難在認病認病猶文家之認題題有題

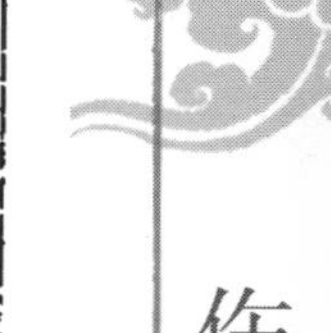

理有題神尋着題中神理則題面上未必有題題反在題面外醫家從證候上認病已屬低手況妄從字句上認證候乎叔和秖因過於識字遂認定傷寒即是熱病此何難指武王之十臣為叛黨而孔子必欲手刃及非帷裳者傷寒熱病祇是過於識字亦何妨聚十六州鐵為之鑄一箇錯字而叔和之罪不在錯稱孤道寡居之不疑初祇冰炭乎仲景久則以一座火焰山占盡三千大千世界除一切紅孩兒外總不容唐僧半點須彌千百年來

傷寒卽爲熱病有不如是解者否回視仲景之傷寒可是如此此解者否仲景之自序曰爲傷寒雜病論合十六卷傷寒方可與雜病合又胡傷寒不可與熱病合但仲景之所謂合者合以二脈合以六經此處自是一分金鑪任你一切金銀銅鐵錫入我鑪中雜者不雜矣以不雜者治及傷寒何不可合之有蓋合處卽分處也叔和不於此處求傷寒熱病之合急欲踢翻仲景之分金鑪歸併於已之火焰山憑陵僭僞遂成其篡爰至今日傷寒論之

名仲景者徒然東周一天子而禮樂征伐有不自叔和之僞例出者哉固知扶危定傾非一人之力而筆其首末貶以私評或亦秘爲余之家稗以資譚柄云

王叔和余不知其何如人也據脈經及傷寒序例俱晉之以西晉太醫令王叔和夫西晉之國祚僅六十年而張仲景之著傷寒論在漢獻帝建安十稔後嗣是而著金匱要畧者又不知幾何年叔和官且長於西晉移祚之前者亦不知幾何年合而

計之遠亦百年之內近則相去不踰數十年其能私淑仲景與不能私淑仲景俱不可攷但既署曰太醫令是以其爵著矣爵而不名而以字顯僭乎否乎以此此并他人之書亦萬無此理況以之并漢太守張機書者乎原其僭序例于前之意不過要人彼此互較之若曰彼有論吾有例較以代則晉與漢有見與聞之異較以官則太醫令與長沙太守有專與別之異彼不足師我也豈可自屑越於君前臣名父前子名之列於是乎序例遂以西晉

太醫令王叔和著矣播之當時祗知有太醫令王叔和不知叔和之名其傳之今日祗知有太醫令王叔和不知叔和之名其矣以余度之太醫令王叔和固當時王叔和之招牌也太醫令名其則太醫令人得從而核其真太醫令字其則太醫令人誰得從而查其假如今之貼報單者多太醫院其某豈盡太醫院哉從來賣假藥者一假則無不假以此一例代及報單使遠近知有太醫令王叔和之招牌如近世某某之膏藥某某之紫金錠遠近

馳名俱以其招牌又何嘗以其名而又何必以其名余是以擬王叔和之爲賣帳者流也以賣帳之流而成其僭篡且爲百世師者則以僞及内經故如僭盜之有符命緯讖得假之以聚衆余觀其例所僞亂者翻來覆去祗恃内經一篇文字前内經者引龍入穴而故作逶迤後内經者餘波散漫而特爲蕩漾故余於其援經立案處急訂經以正其僞子輿氏曰經正則庶民興庶民興斯無邪慝矣并不使人以莫須有議余也其餘彼之故爲逶迤

蕩漾者余即姑與之爲嬉笑怒駡縱令言之者有過而聞者足以戒東方曼倩之譎諫存焉已或詰余曰叔和醫學相傳千百年祖之者從無間言若果如此僭妄何從前無一人指而摘之意者叔和即其名也余應之曰字即是名古人誠有之如韋應物即名應物孟浩然即名浩然是也然乎古下定有人拈出若叔和是名叔和爲問從有人一拈及否況西晉去三國不遠考之於史雙名者寥寥不上數人叔和或亦在寥寥數人列不可得

而知然余之貶之者以其例之亂眞因及其字之借非因字而遂以人廢言也果信其言之足傳則又何妨爲之掩上一名以爲考之逸傳得之者其爲有功於叔和更勝於徒讀其書而惘惘者數倍余又安禁後世之不有其人乎余亦謹謝之以苟有過人必知之耳

叔和滿紙都是春夏秋冬試讀仲景論祇有大法春夏宜發汗大法春宜吐大法秋宜下數條而外可曾有一字涉及春夏秋冬否世人求其說而不

得乃從而爲之辭曰仲景非無春夏秋冬也彼秖説冬天之傷寒中風冬天外之病其書或遺亡焉耳叔和滿紙都是傷寒即爲熱病試讀仲景論秖有太陽病發熱而渴不惡寒者爲溫病條外更有一字重涉着溫熱病否世人求其説而不得乃從而爲之辭曰仲景之言寒非有背於熱病也彼實兼着陰經直中言耳叔和滿紙都是傳經試讀仲景論秖剔出傷寒一日太陽受之若燥煩脈數急者爲傳也一項外可曾更有一字涉着傳邊説者

否世人求其說而不得乃更從而爲之辭曰仲景未嘗不言傳經也彼自是說巡經越度首尾等傳耳推世人爲此調停兩可之說者彼其胸中不道叔和大乖仲景反嫌仲景深礙叔和叔和言言素問言言難經聖典洋洋其爲車同軌書同文行同倫不必言矣乃仲景則又所稱爲醫門之祖者從中道個不字則離經畔道必在仲景又安敢毀佛而謗祖不得已作一個和事老人從兩人岐而又岐處牽扯來合爲一家則于叔和之門可放膽任

爲功臣而以空名遥尊箇仲景自有此一番抵飾仲景翻作了叔和一位韋馱尊者而道高一尺魔遂千丈矣魔頭得了佛面誰人不皈佛皈僧以此千百年來三千大千盡成了個魔子魔孫世界眇余寡陋亦此三千大千世界中人何至狂而且瞽思欲一弄及降魔杵但思魔頭雖盛祖派原存此處豈容兩立一任羣魔壓倒秪是傍祖尋龍耳

校注

①内：此字下底本有一字蚀缺，校本作『经』。
②陽：校本作『阴』。当从。
③腹：校本作『烦』。当从。
④脉：校本作『络』。
⑤藥：校本作『法』。
⑥府：校本作『汗』。
⑦藏脉：校本作『经藏』。
⑧凑理：即『腠理』。

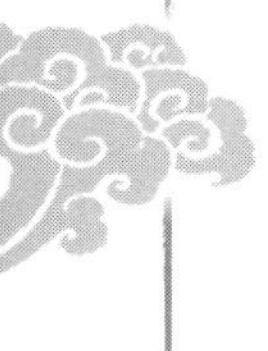

傷寒論後條辨樂集目錄

傷寒論後條辨

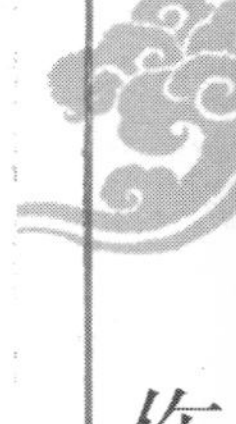

傷寒論後條辨卷之一　一名直解

新安程應旄郊倩條註　門人王式鈺仲堅校

辨脉法

傷寒之有六經。夫人知之。須曉仲景之意。要使人用六經。不當為六經用也。一為六經用。凡一切似是而非之病。皆得假傷寒以詭投真傷寒。不一人綱何則。傷寒雜病同此六經。所區別之者。脉法耳。有脉法。則可以用六經。無脉法。遂不免為六經用。辨之寧勿辨乎。此處辨之有法。凡後面六經之辨方有源頭法從此立故也所以陰陽則辨之以爲綱表裏府藏則辨之以爲目務使本標了肰主客了肰邪正虛實了肰指下無差方從六經一勘合之病邪有眞有假總莫能逃矯枉正偏在此杜漸防微在此實實虛虛萬無此害是爲道之根源故論中自痓濕暍而下各自名篇未嘗系之以法二脈獨系之以法而不名篇明乎治傷寒不可無法而不從二脈中辨定之百千法有何用處在六經內外諸篇總不得不歸宗于此以爲法之祖云

問曰、脉有陰陽、何謂也、荅曰、凡脉大浮數動滑、此名陽也、脉沉濇弱弦微、此名陰也、凡陰病見陽脉者生、陽病見陰脉者死、見當作現

人身以陽氣爲主滋生發育之本也有時互陰而舉之以抱陽之陰爲妻陰不嫌其偕有時黜陰而伸之以背陽之陰爲賊陰最防其奪①經曰知陽者知陰知陰者知陽脉有陰陽病機之盈虛倚伏在此醫道之輔相裁成亦在此能於此窮其所謂則于病之先一層上有了工夫亦於病之深一層上

名陰名陽此仲景約脉之法從脉上認病而不戢下其證故併得約病之法

有了工夫見病知源此處是其緒路②故開口該以二凡字使萬有不齊之脉皆囊到陰陽兩字來則③萬有不齊之病自難逃陰陽兩字④去又何傷寒雜病之紛訟⑤乎脉不單⑥見有互有兼各以類聚類不聚不成形則凡大浮數動滑之互而兼者自是一類而凡沉濇弱弦微之互而兼者自是一類矣欲從彼之沓⑦出者類其委⑧無如以我之不二者名其源不二者何也曰陽也陰也⑨在大浮數動滑五者之來其體狀⑩其息數各不一矣⑪然爲邪氣盛則寔

之診則一經曰陽道實則就其實處一以名之曰此爲陽也而凡於其所生病曰實曰熱曰表曰府皆從此五等脉中體認一陽字勿令誤也在沉濇弱弦微五者之來其體狀其息數亦不一矣然爲正氣奪則虛之診則一經曰陰道虛則就其虛處一以名之曰此爲陰也而凡於其所生病曰虛曰寒曰裏曰藏皆從此五等脉中體認一陰字勿令誤也陰陽兩判無有混淆其不爲病邪播弄亦自易易而無如幾微疑似之際病偏以假亂眞則陽

陽於人身誠爲主氣矣無奈病邪既至則攻伐又不能免主氣之處吾身者而傷寒雜病之紛紜而沓至者不啻其百欲令彼之百至者不至遲而妄十我

中有陰陰中有陽吉凶悔吝之所關非小耳是不可不就病與脉交互處一合參之并就病與脉參差處一反勘之凡病之來非陰即陽邪却定矣其間轉移進退機則係乎脉陰病受邪雖深勿謂便難廻護也陰病能見陽脉則藏邪從裏還表邪退而正欲復死處便可冀生陽病受邪固淺勿謂可成玩愒也陽病見出陰脉則府邪从表入藏正虛而邪漸盛生中亦須防死生死關頭甚大只在陰陽反覆之間則見而未見處果病勢自然而然乎

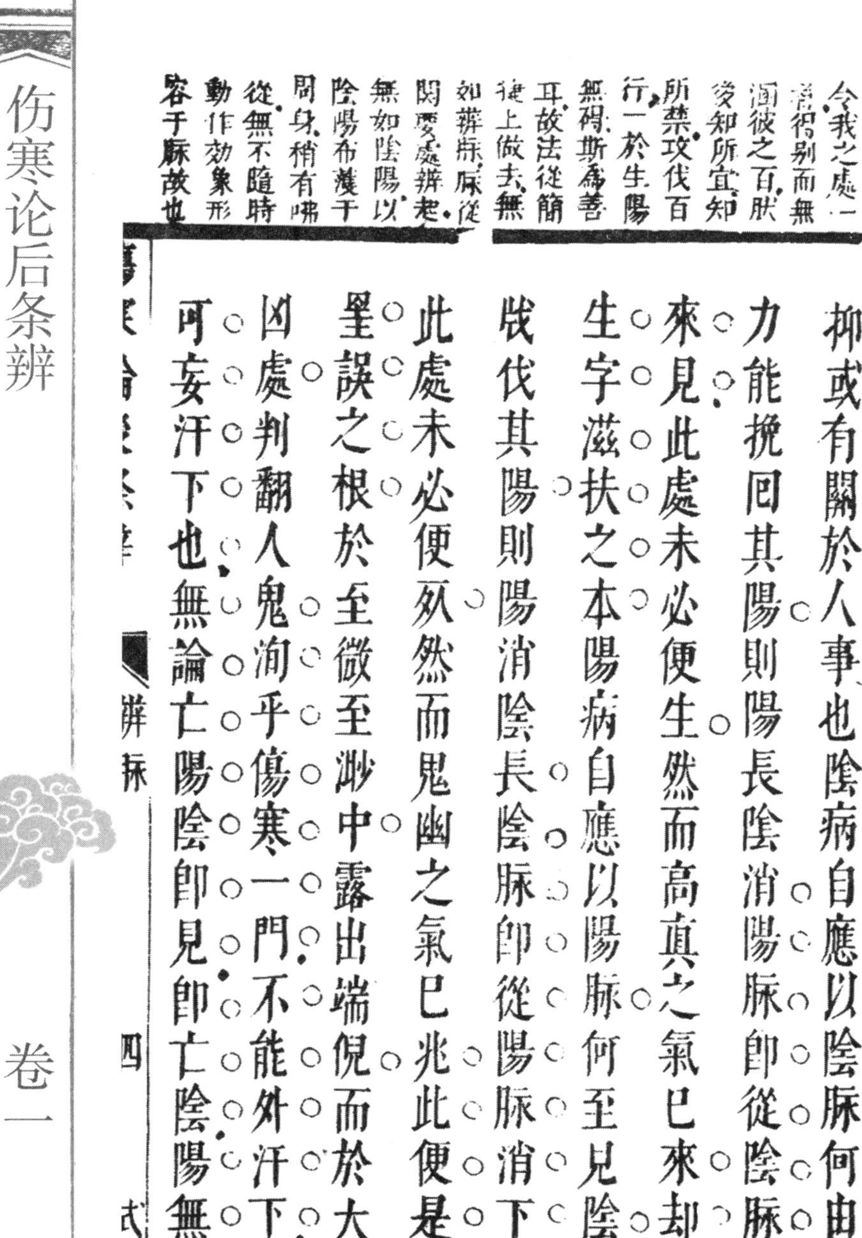

之一則必先今我之處一着得別而無涸彼之百然後知所宜知所禁攻伐百行一於生陽無礙斯為善耳故法從簡捷上做去無如辨脉脉從關要處辨起無如陰陽以陰陽布護于周身稍有㳯從無不隨時動作效象形容于脉故也

抑或有關於人事也陰病自應以陰脉何由見陽力能挽回其陽則陽長陰消陽脉即從陰脉長出來見此處未必便生然而高真之氣已來却便是生字滋扶之本陽病自應以陽脉何至見陰過於戕伐其陽則陽消陰長陰脉即從陽脉消下厺見此處未必便死然而鬼幽之氣已兆此便是死字釁誤之根於至微至渺中露出端倪而於大吉大凶處判翻人鬼洵乎傷寒一門不能外汗下正不可妄汗下也無論亡陽亡陰即見即亡陰陽無所依

陰亦見推之吐利溫清是處坦皆防險機可畏也所以大浮數動滑此名陽矣仲景於浮大脉有曰浮則無血大則爲寒於數脉有曰數爲虛虛爲寒於動滑脉有曰此三焦傷也曰滑則爲噦此等處實關頭即陰陽轉換處學者未辨到脉理之精微窮其變伏防其勝復則於脉疑處無有犀燭何能於病難時得下雷斧仲景特於陰陽二脉上首一揭明生死却以兩見字示機關則一部書俱包容含蓄其中使人猛然于陽脉可以生人何法維護

人身以陽氣爲主生身之源在此切須從脉上照顧浮陽多從證上見出假有餘真陽自從脉上見出真不足萬不可以假乱真令生氣变成死氣也

商見字從泒到病上現成處看則陽病見陰脉有死道矣陰病見陽脉百無一二豈病屬三陰遂乏生趣乎其眞武四逆等湯用之三陰且無益而在三陽并以之爲主治爲救逆又何爲乎凡太陰之陽微陰濇而長爲欲愈之長脉少陰

此陽圖幾於早陰脉可以炙人何法消弭此陰普救於先生死二字關心於凡幾微疑似之際自不徒肰病上費揣摩而兢兢乎脉上設軌則矣因知脉有陰陽何謂也之問非必是懵懂於大浮數動滑沉濇弱弦微之名正啓人於此處見微知著杜漸防微也陽可進萬不可退陰可退萬不可進務使三指之下不至爲病欺瞞而三指之下并不至爲病啁嘶不撇却六經實不靠定六經從履霜堅氷中磨洗出一架秦鏡來脉道上有了根源則陰

陽微陰浮爲欲愈與厥陰陽浮爲欲愈之兩浮脈皆陰經仍傳到陽經見出來的而不浮爲未愈者乃照定陰病不傳經者言乎果爾則陰病之死生自是一定的醫家診後祗須斷病不消醫病矣註此條者幸明以告我

陽在握可以衙官六經奴隸百病又何傷寒之足云從此讀仲景書乃知一部太少正厥之傷寒論其間千支萬派只此首一條爲崑崙○古人作書其全副精神意旨未有不注在開章第一義上以爲淵源者易之乾元亨利貞春秋之天王正月皆全部書聚精會神處樹有本根方能畨布枝葉此亦書之根也傷寒論是何等一部書開卷竟是一則生死前定數本々皆同殊可笑觀其以傷寒名論一起手便撇厺傷寒歸之陰病陽病及勘到生

死却貶太陰脉歸重於陽之一字則知此書爲仲景一部扶陽書矣扶陽必須禁似禁似所以防微此全論所由作也條中兩見字卽莫見乎隱之見甚欲人戒慎恐懼也讀傷寒論讀一廻增一廻警惕自讀一廻增一廻神識於扶揚抑陰之旨領畧在敬小慎微上則以反說約處處得鈐病法固知三陽三陰中說話皆醫門中一部懲書之規畧不是醫門中一部方書之集驗也○凡人身真元之氣與夫府藏之氣營衛之氣脾胃之氣宗氣焦氣

以及眞陰之氣無不從陽之一字以驗盛衰以定消長易所云時乘六龍以御天者是也在人身誰不知當扶而殖不容戕而伐者但云扶殖則眞陰亦滋扶殖之功若云戕伐則邪陽更多戕伐之暴安見陰病盡生於陽陽病必死於陰蓋此陰非關病邪凡陽氣不足之人無病之時周身之氣莫非陰作主持奉生之氣原少其不至爲之併凌者未得其隙耳病邪一至此翻陰氣輒得挾邪恣賊欲從吾奪此眞元等氣悉行革去陽令成彼陰之一

繞苟無擒王之師陽誰復抗我不能抗則彼愈進而我愈退一進一退無非以彼之陰氣換太我之陽氣看看換盡所以爲死比之月然陰病見陽哉生明也明漸進魄漸退依然成望此即條内之生字也陽病見陰始生魄也魄漸進明漸退不怕不晦此即條中之死字也此盈彼虧此消彼長理固如此月可晦而復明人不可死而兩生養生家珍重及此則此部傷寒論自當秘爲人天寶筏矣

問曰。脈有陽結陰結者。何以別之。答曰。其脈浮而數。

能食不大便者此爲實名曰陽結也期十七日當劇其脈沉而遲不能食身體重大便反鞕名曰陰結也期十四日當劇

生死關頭衹在陰陽陰陽不辨則仲景六經衹資後世殺人之具緣只從序例內誤認傷寒論爲仲景汗下之書不知從脈法中辨定傷寒論爲仲景不可汗不可下之書也試卽此條首承之陽結陰結及次條之陽不足陰不足二脈法辨之陰陽雖屬二氣肰有藏氣之陰陽有病氣之陰陽二者偏

別是別此結之脉異乎他結非在本條之陰陽上別

曰脉有者指其人平素脉言各曰陽結也陰結也此處當一頓期十七日十四日復折下来讀斯至此當現劇證方成二家邪結也

於勝負自形諸脉而汗下之法則不可以紊施有如胃實便鞕之謂結下證無如於結矣然而有別焉胃實之結屬病氣病氣自不能久不必有定期陰陽之結屬藏氣藏氣能容久偏有定期故不曰病有而曰脉有蓋二氣所禀有偏勝也陽結者偏於陽而無陰以滋液責其無水陰結者偏於陰而無陽以化氣責其無火於脉之浮而數沉而遲辨其無關於胃也此爲實指陽氣言能食而不大便食從何處消此爲陽氣有餘故能化穀而胃中不

浮而數沉而遲須照定傷寒三日陽明脉大句看便知其無関于胃家實矣浮數之結爲邪結于藏其不可下見五百十三條沉遲之結爲無陽陰强其不可下見五百二十條

致塡塞也不能食三句作一串讀猶曰食難用飽飽則身體重大便反鞕陰不能化穀而大便反鞕胃中寒燥其液也無水者壯水之主無火者益火之原濟其偏以滋培氣化是爲治法與其失治無等候之蓋二結無關於胃劇亦期之十七日十四日胃結其能久此乎安有陽結反緩於陰結乎當劇非如讝語潮熱腹滿痛等之變證此輩十餘日一大便自是泛常須十七十四日期至方覺有所苦耳二期字蓋甚寬其辭不啻向醫家告限狀見

叔和序例插入二脉後六經前無非欲從此處冒仲景混仲景而其混冒處又口口撫拾内經安得不盡人墮其技中一爲彼用君不爲彼所用則當頭棒喝念讀二脉只從二脉讀六經不從序例讀六經則處處得棒下悟跡

下之一法不必爲二家着忙也陰陽二氣胃實可之乖拂不便成邪者全賴環中之胃氣奠厥攸居妄下重奪及胃則穀消水去陽結遂爲消中腸空寒入陰結遂成脹滿不待期至而劇證成危矣結證且有不可下者其餘不可從脉而類推之乎

從來解此者俱指作陽明一側果爾仲景當是提弄病人留此劇奏定期日以驗其陰陽有準耳不然陰結姑勿論陽結十七日前頗可着手胡爲擔閣盡一千硝黄蜜煎猪膽汁輩期期不敢奉詔殊

可噴飯

二 問曰、病有灑淅惡寒、而復發熱者何。荅曰、陰脉不足、陽往從之、陽脉不足、陰往乘之。曰、何謂陽不足。荅曰、假令寸口脉微、名曰陽不足、陰氣上入陽中、則灑淅惡寒也。曰、何謂陰不足。荅曰、假令尺脉弱、名曰陰不足、陽氣下陷入陰中、則發熱也。陽脉浮、陰脉弱者、則血虛、血虛則筋急也。其脉沉者、榮氣微也。其脉浮而汗出如流珠者、衛氣衰也。榮氣微者、加燒針、則血流不行、更發熱而躁煩也。

世人都謂仲景二脉無關傷寒不知仲景正爲傷寒定此脉法凡有傷寒一二證脉法合不若傷寒便將傷寒二字丟開不得作傷寒治矣一部脉法俱是爲

惡寒發熱爲傷寒在表之初證發汗宜莫如灑淅惡寒而發熱矣殊不知陰陽二氣因虛而自爲乘侮則惡寒發熱多從不足處而見不必病邪也陽不足者陽部之脉不足也卽下面之微脉雖兼心肺言而責重在膻中營衛之所主也陰不足者陰部之脉不足也卽下面之弱脉雖兼肝腎言而責重在三焦腎之夫肝之父也緣陰陽二氣雖是互爲循環而未嘗不各歸其部一升一降中焦其轆轤也上部籍膻中爲關隘則陽升而陰不得升故

傷寒設閑防也蓋傷寒之脈必高必章高章名曰綱者謂其爲傷寒之主脈也

言陽往從之者謂陽乃有餘之診以陷入陰中則亦從陰而成不足之矣

無惡寒證下部籍三焦爲底載則陰降而陽不至降故無發熱證今寸口脈微知膻中之處陽部者不足不能防禦乎陰而陰氣得上入心肺之陽中矣陽爲陰侮故惡寒也升極則必降今尺脈弱知三焦之處陰部者不足不能載還此陽而陽氣下陷入肝腎之陰中矣陰從陽現故發熱也微即諸微亡陽之微弱即諸弱發熱之弱觀假令二字微弱實該諸陰脈言之當其惡寒時非不兼弦緊等脈要之不足之微脈終在故只從不足處斷之爲

口上入，曰下陷，皆責中焦不足不能擱截之故。

微當其發熱時，非不兼洪數等脉，要之不足之弱脉自現，亦只從不足處斷之爲弱，觀陽往從之從字可見。不足猶言無力也。治法只宜建中，以行奠定，而或補或升，按法審機，以還陽退陰爲務。一誤汗而在上之陽先亡，在下之陰亦散，虛虛之禍，即在此。汗證已具之中，可不慎之於脉歟。陽脉浮陰脉弱以下，皆有灑淅惡寒發熱證，而詳及其不可汗之脉也。陽浮陰弱同於中風之緩脉，而此云血虛者，彼之陰陽以浮沉言，此之陰陽以尺寸言也。

表證之見總由邪傷營衛然營衛自傷者亦必病及表見證頗同而陽氣之盛衰有關着脉

筋急者血虛失所養也部中只有一弱脉則浮字且作另議矣沉爲裏陰故主營氣微浮爲表陽故主衛氣衰血流不行者吐衄外溢而營氣內涸着此一條者蓋以不可汗之脉并及於不可溫而凡擊實之法槩不得行於虛脉之中可類推矣

脉藹藹如車蓋者名曰陽結也脉纍纍如循長竿者名曰陰結也脉瞥瞥如羹上肥者陽氣微也脉縈縈如蜘蛛絲者陽氣衰也脉綿綿如瀉漆之絕者亡其血也

結與惡寒發熱皆傷寒六經中所具之證。而六經中汗下之法。不過於浮沉脉取之。今曰不可下不可汗。則浮沉必有不一之浮沉。此不可以名取。更須髣髴其形容。則不止病之異同有別。而氣之微甚亦別。因更就陽結陰結以下之脉狀形容以申言之。前陽結之脉浮數。此復以藹藹若車蓋者。形容其浮數中有擁上之象。經曰脉數者久數不止。止則邪結。正氣却結於藏。故邪氣浮之與皮毛相得。脉數者不可下。下之必煩利不止。前陰結之脉

陽結非実熱。其不可下。在浮數上辨。故以藹藹如車蓋。形其浮之狀。陰結非冷痼。其不可下。在沉遲上辨。故以纍纍如循杆。形其遲之狀。有間節而却不滴也。至於血虛筋急。則身疼痛可知。營氣微衛氣衰。則發熱惡寒可知。皆表證惑人處。故復極力

沉遲此復以纍纍如循長竿者形容其沉遲中有牢勁之象經曰無陽陰強大便鞕者下之必清穀腹滿前衛氣衰之脉浮此復以瞥瞥如羹上肥者形其浮而衰之象浮雖同而羹肥之浮與車蓋之浮異矣前榮氣微之脉沉而此以縈縈如蜘蛛絲者形其沉而微之象沉雖同而蛛絲之沉與纍纍如循長竿之沉又異矣顧前言榮氣微此言陽氣衰者正見榮雖陰而實陽氣之所主亦由陽氣衰故榮氣微也仲景重陽之一字處處照料到前言

形容其脉象來縁浮脉不皆陽氣微故以瞥瞥如羹肥形出陽氣微之浮沉脉不皆陽氣衰故以縈縈如蛛絲形出陽氣衰之沉若夫綿綿如瀉漆之絶似有中止之象而止脉不皆亡無故下條復以陽結陰結之止脉反形

一

之仲景教人辨脈處細微曲折如此奈註家總不領畧何

榮氣微而血流不行則蜘蛛絲之微脈經燒針而漸欲絕可知知兹復以綿綿如瀉漆之絕者補出而形容之欲絕不絕正肖夫血流不行之狀得諸脈之形容而陰陽有偏有損有微有甚自不得據六經之證而妄容汗下矣

脈來緩時一止復來者名曰結脈來數時一止復來者名曰促脈陽盛則促陰盛則結此皆病脈

藏氣之陰陽雖有有餘不足之分總不在汗下之列已出其例辨之矣至若病氣之陰陽可爲汗下

法者亦須從脉象間一勘其因因出結促二脉辨以例之二脉皆因止而得名則病根在止不在緩數乃從緩數別其名曰結促何也亦從陰陽上別之緩數者無形之陰陽也如陰結陽結之類雖云偏勝無物阻畱結促者有形之陰陽也偏勝之處忽爲邪阻陽盛則促者脉行疾而遇阻則蹶也陰盛則結者脉行遲而遇阻則停也此爲病脉指言疾邪盛而致脉氣中之陰陽不和也且以辨前此之爲脉病而非病脉也脉病者吾身藏府自不和

陽脉以行數為常度，陰脉以行遲為常度。度處一有所附，陰陽纔盛而不得行，遂成結促。

此處之結促，曰陽盛陰盛，則彼處之結促，曰是陽虛陰虛。此處曰病脉，則彼處自是脉病。

而見諸脉也。汗下之法，可施於有形之陰陽，不可施於無形之陰陽。有形者汗下之，邪從汗下出，而陰陽自安。無形者一誤汗下，無邪可去，而所去者無非本藏之氣，損陰損陽，害不可言。此邪正本標之不可不辨也。◯或問此之促結與桂枝去芍藥加附子湯之促，炙甘草湯之結，何處分別。曰促結則同，而脉勢之盛衰自異。彼之促者，疲於奔而自憩也。彼之結者，不能前而待替也。非關前途修阻，或百步而後止，或五十步而後止，則是行不動也。

哥哥

六陰陽相搏名曰動陽動則汗出陰動則發熱形冷惡寒者此三焦傷也若數脈見於關上上下無頭尾如豆大厥厥動搖者名曰動也

病有陰陽之偏則凡陽勝者必歸之數動之類而凡陰勝者必歸之遲緩之類矣不知有形之陰陽每成一定無形之陰陽變易不常二氣有乘有伏亢則害承乃制不得以陽即爲熱陰即爲寒也因即承出動緩之二脈辨之陰陽相搏名曰動動者

三動皆非陰陽相搏之動，各從其部而露一被擊不窮之象，乃此搏而彼不搏耳。

數而兼緊擊於指下之謂浮沉三部均至此爲動之正體屬之五陽脉列其爲邪氣實可分別以爲汗下法也若止浮而得之或止見於寸口則曰陽動陽爲陰搏則汗出衛虛可知若止沉而得之或只見於尺部則曰陰動陰爲陽搏則發熱榮弱可知至於不發熱汗出而反形冷惡寒者此其動必止見於關上而不及尺寸若字作似字讀上下無頭尾如豆大短而縮也厥厥動搖擺動無勢力也以關部之假有餘成上下之真不足故爲三焦傷

以此條之同等字例之則知前條陽動陰動及見於關上皆是不同等之故遂失去陽脉之正體也

夫三焦者人之三元之氣和內調外導上宣下莫大於此傷則元氣虛衰無以溫及分肉故形冷惡寒不但營衛兩虛而中焦且冷三動皆為正氣不足或養陽或養陰或從陰以引陽分別為治而總非汗下之列孰謂動數為陽而不加辨乎

陽脉浮大而濡陰脉浮大而濡陰脉與陽脉同等者名曰緩也

緩能成結明屬遲陰然正無妨於遲也浮大則附陽以為用濡則存陰以為體而且浮沉同等不至

相搏是爲和平之脉毋論汗下無所用而且不事於和溫孰謂緩之爲陰而不深辨乎按緩脉有三様看法陰陽同等爲胃之正脉陽浮陰弱爲衞不和之脉陰陽同等而欠濡爲胃氣實之脉復着陰脉與陽脉同等句者仲景論脉凡有一而字者多是上字屬浮下字屬沉今浮大而濡四字上有陽脉陰脉字恐人誤將陰陽看作尺寸則浮大而濡未免看作浮大而沉濡矣浮大而濡是從下面浮大上來却和柔而不搏指浮如此沉亦如此故曰

狀如弓弦者舉而得之不移者按而得之轉索無常者斛轉底面亦如此甚言二脉浮沉俱有力方可從

同等脉雖同等勢却硬幇而不和柔則胃家實之緩。三等脉勢雖不同却總無緊急之象故皆得名⑬之曰緩緩者寬綽之貌。脉不大。何由寬。

脉浮而緊者。名曰弦也。弦者。壯如弓弦。按之不移也。脉緊者。如轉索無常也。

浮大而濡名曰緩。是合三脉而成一脉。則凡二三脉合而見者從何脉作主。是則脉之體用。不可不辨矣。附彼者爲用存我者爲體因舉一弦脉例之弦具少陽之體。有發汗之禁。非浮緊者比。然浮而浮爲在表看。故下以弦則爲減對勘此條之不移。以接之反芤對勘此條之轉。索見弦緊曰具寒虛陰體。不可因此條誤認之爲陽。

九

緊者名曰弦。以附於浮而成表陽之用。亦汗脉也。究竟弦如弓弦不移。寒因自着性故靜而不移。緊如轉索無常。寒因邪擊性故動而無常。非從浮處求之。則弦與緊且有别。何從辨其以陰從陽。而成表脉乎。

脉弦而大。弦則爲減。大則爲芤。減則爲寒。芤則爲虛。寒虛相搏。此名爲革。婦人則半產漏下。男子則亡血失精。

弦脉從陽。遂爲陽用。體在彼故也⑭。使以我爲體。則

曰寒曰虛是不從舉處之浮大上斷病而在按處之減芤上斷病矣凡病有兩脉兼乘者俱例此法太斷別陰陽虛實即後條假令脉遲此爲在藏之旨

亦能奪彼之陽爲我陰用如弦在大之上陽已見統於陰矣及按之則弦只有邊是謂減而爲寒大且中空是謂芤⑮而成虛寒虛相搏內陽總歸於外陰外堅中空是名曰革旣已成革陽益不能統陰而半產漏下亡血失精之證成矣使不辨弦之爲體又何從知大已革去其實而成虛竟爲弦用侵及營分乎弦爲陰脉王叔和妄以爲陽倍經甚矣朕在王叔和自是生姜樹上生耳自仲景論之何嘗不龍從火裏出也豈特弦脉陰陽顛倒顛推

十

上條舉一大脉此條舉一浮脉皆是要人於陽脉中体認一虛字浮緊未嘗非傷寒脉芤則爲本虛不知本字傷寒所以能殺人只因排條有大浮數動滑名曰陽一句提綱恐人誤

仲景之意所謂大浮數動滑有時名曰陰也可

問曰病有戰而汗出因得解者何也答曰脉浮而緊按之反芤此爲本虛故當戰而汗出也其人本虛是以發戰以脉浮故當汗出而解也若脉浮而數按之不芤此人本不虛若欲自解但汗出耳不發戰也

脉有體用虛實因之標本之間一失治而係安危矣浮緊浮數未始非邪實之脉芤則發戰不芤則不發戰只就解時之險與易分覘之不預辨其虛實而治之失宜因標犯本則虛虛之禍未始不在

於其名而不核實故層層從陽脉中洗剔出寒虛字來不欲人因標誤本也蓋表根諸裡府根諸藏表與府祇屬客邪裡與藏實關本氣也。

實證之中也。緊⑯與數俱着⑰浮爲在表上看兩按之乃識沉爲在裏脉也

問曰。病有不戰而汗出解者何也。答曰。脉大而浮數。故知不戰汗出而解也。

大則爲芤。是芤脉之虛。原⑱從大脉得來。但大以弦而⑲芤若從於浮⑳數。則㉑大脉原是陽盛㉒其解㉓自不至如芤脉之發戰矣。是就一脉辨之而虛實有互呈也○數爲在府脉而浮數多着在表從汗治者以非沉數自無關於裡之府氣

問曰。病有不戰不汗出而解者何也。答曰。其脉自微此以曾經發汗。若吐。若下。若亡血。以內無津液。此陰

例此一條正見傷寒得陰脉雖在解後乃須着意和其陰陽以復津液而克其脉不可因解輒丢手釀成從而陽微陰弱等病根

以上數條爲諸脉寫一有力無力照子耳陰脉有力可從陽陽脉無力即從陰乃首條二見字關會處

陽自和必自愈故不戰不汗出而解也解證以得汗爲佳兆邪盛者得表而出邪正盛虛半者得表兼內托而出全肤正虛者得溫補而出三者俱從脉辨今之脉微正虛可知豈任汗吐下亡血在內之津液既亡則在外之陰陽以無津液之搏結而亦散所謂自和者不過如此此時寒熱亦自退而成解證但脉微而無所戰無所戰故無復汗以其由來爽邪原淺此則正氣孤危而津液難復所云脉病人不病之根源已胎於此矣解不

足喜如此類宜辨也

問曰傷寒三日脉浮數而微病人身凉和者何也荅曰此爲欲解也解以夜半脉浮而解者濈然汗出也脉數而解者必能食也脉微而解者必大汗出也

此條與下條特爲上條反勘以作註脚只云傷寒三日未經汗吐下亡血可知微兼浮數非正氣全虛可知病人身凉和津液未亡可知猶須解以夜半未得陰消陽長之子刻無以助微脉之纖陽而協浮數也即此勘之則豈有諸微亡陽之脉能任

圭

此條對上條獨揭出一傷寒字者見傷寒總無微脉雖三日後從浮數中微去然解亦不等常否自然而微與誤治而微皆是亡陽之兆便不可爲傷寒二字所誤矣脉浮數而微者自是一項

下面另分三項惟減然汗出故能食二項皆至穌解之正也以浮數皆傷寒本脉若脉微而解者非解之正故大汗出諸微亡陽胃中必冷汗出脹滿豈能食

汗吐下亡血以伐去其陽而安然得解之理乎浮與微之解得汗而後能食兼數之脉先能食而助其汗至於微脉之汗出必大只觀一必字辨出彼微之不戰不汗出之非佳兆矣

問曰脉病欲知愈未愈者何以別之答曰寸口關上尺中三處大小浮沉遲數同等雖有寒熱不解者此脉陰陽爲和平雖劇當愈

可見解證以脉爲主固有病愈而脉未愈亦有脉愈而病未愈者不可不辨此云寒熱不解雖劇當

寸口關上尺中言部位大小言脈形浮沉言舉按遲數言息數可見解不解重在脈不在證

愈則知彼證之解特寒熱解耳此云此脈陰陽和平則知彼證之陰陽自和者特表氣中之陰陽非脈氣中之陰陽今人遇虛邪而妄行尅伐以此得解者多矣表氣暫平虛機內伏不多時而欬嗽煩寃延成癆瘵殺人而不任罪可不凜凜歟

十五

師曰立夏得洪大脈是其本位其人病身體苦疼重者須發其汗若明日身不疼不重者不須發汗若汗濈濈自出者明日便解矣何以言之立夏得洪大脈是其時脈故使然也四時倣此

從脈更須辨證語氣亦是欲人鄭重及汗字。

十六

解證視脈之和平設有所偏冶須合法然有病脈而混乎本脈者如不戰汗之微脈是也亦有本脈而類乎病脈者如此條之洪大脈是也故特舉一時令之脈以例之使人丁推勘而得辨也緣洪大爲夏令之脈亦爲邪盛之脈有病則從邪無病則從令解不解不煩另辨矣。是其本位着在心部上。看藏令勝自可奪卻

問曰。凡病欲知何時得。何時愈。答曰假令夜半得病者。明日日中愈。日中得病者。夜半愈。何以言之。日中得病。夜半愈者。以陽得陰則解也。夜半得病。明日日

陽得陰則解，陰得陽則解，兩得字言外欲人在此處調燮也。

中愈者，以陰得陽則解也。

此條一凡字，所以總結上文之意，乃反不言脉而言病者，蓋無論大小浮沉遲數等脉，只以調其陰陽二氣爲主。陽得陰則解，陰得陽則解，特舉日中夜半以示例，而正邪虚實脉治之大端，無不可就此二語推及之也。夜半之陰，正屬陽長；日中之陽，正屬陰生。則首條所云陰病見陽脉者生，乃陰中之陽，非亢陽之屬也；陽病見陰脉者死，非陽中之陰，乃死陰之屬也。仲景貴陽賤陰之旨，原寓有和

上四句似屬排体拖上假令脉遲一尾便令排体中

陽濟陰之意在學者深思而自得之〇經藏中之陰陽互根互換豈容偏勝稍一挾邪則陽便不可虛陽虛受侮便是損機陰更不可盛陰盛生寒乃具殺氣陽則拒邪陰則容邪故也

十七

寸口脉浮爲在表沉爲在裏數爲在府遲爲在藏假令脉遲此爲在藏也

前法備晰㉔陰陽者以外有陰陽內亦有陰陽從脉辨之使外氣之實虛寒熱都協到體躬之血氣營衛上審取氣機明是教人實定裡氣矣然人身無

藏着滾休今人徒解一排一排列柵讀開去不解一層一層踏梯讀下來凡仲景文心雖能處所成法家續虎此等奇書秘書都被世人作一部腐書板書讀壞了浮表沉裡六云誰人不曉仲景已於不墻三家俗學完了更何至煞尾處

表不成裏無裏不成表則無如署陰陽以行在而界劃之使氣有定舍則邪至屬標屬本氣交爲逆爲從可因處爲名而取之於其舍此在字竅也其法先要捉定寸口乃緣寸口脉厺準他部益脉之在人六部不無參差而五藏六府氣皆聚于胃以變現於氣口故寸口爲脉之大要會也寸口脉浮界在淺知邪爲在表應亦淺於凡病氣之爲疏泄爲閉凝俱責之府藏之外署自是營衛間事耳有不能責表者必其標中夾本實處藏虛脉雖見浮

添上一老婆舌頭也。

標中夾本，實處藏虛，即後條趺陽脈浮而濇，其病在脾，法當下利之類。

標從本伏，實因虛陷，即後條營衛內陷，其數先微，脈反但浮，其人必大便鞕，氣噫而除之類。

裏必有奸，仍兼裏診，以驗裏氣來協不協。寸口脈沉，界在深，知邪爲在裏，應亦深于凡病氣之有實熱有虛寒，俱責之府藏之內，署不當從皮膚淺處求之矣。有不能責裏者，必是標從本陷，實入虛留，證雖見裏，脈則有奸，仍兼表診，以驗表邪肯罷不罷。所以然者，表者裏之廓，裏者表之根，于其署之應不應，知其氣之臨不臨。只此來出去入間，邪正分，客主定，已故表與裏對署之也。若沉爲取裏，署中又分表裏，此則不去別營衛，单别府藏矣。府邪

裡陽失守之數如脈浮而數則爲風虛相搏類氣滯于府之遲如陽明脈遲雖汗出不惡寒云云之類舉一數脈該諸陽脈言舉一遲脈該諸陰脈言

數遲之配府藏須要活看從裡得之爲貼不從裡得

曷別裏之寸口脈數數爲陽爲熱以邪乘於府府爲裏陽所司者熱故也其有裏陽失守府氣遊外而見數者則浮界鼓沉界不鼓藏邪曷別裏之寸口脈遲遲爲陰爲寒以邪乘於藏藏爲裏陰所主者寒故也其有裏陰被阻藏氣滯府而見遲者則沉界搏浮界不搏求其法唯是表裏府藏開分診又夾診故於浮沉遲數來搴斷可獨斷獨斷云何假令脈遲此爲在藏也謂遲從沉見雖有浮數之表不去責表矣以藏側府同法蓋表爲客邪裡之

之爲離不止浮沉之在表裏是求位次

平脉篇云初持脉來疾去遲此出疾入遲名曰内虛外實也初持脉來遲去疾此出遲入疾名曰内實外虛也内實外虛即數爲在府也内虛外實即遲爲在藏也皆從外而責重于内

府藏關於本氣府又本之標藏更本之本經曰料度府藏獨見若神則知其所舍消息診看之謂也知其所舍消息診看則審察表裏三焦別焉之謂也觀傷寒脉浮緊而尺中一遲便曰營氣不足血少故陽明脉浮而遲便曰表熱裏寒用四逆何莫非即此處假令二字屢爲式也○此條以表裏府藏換出從前陰陽又爲下諸條作綱下文層層俱從此條申辯例雖表裏府藏亦不外于陰陽肰合之形身則無定者陰陽有定者表裏府藏以有定

非表自是表。裡自是裡也，十八

者轉無定。使陰陽直從位求。又綱中之日也

趺陽脉浮而濇。少陰脉如經也。其病在脾。法當下利。何以言之。若脉浮大者。氣實血虛也。今趺陽脉浮而濇。故知脾氣不足。胃氣虛也。以少陰脉弦而浮。纔見此爲調脉。故稱如經也。若反滑而數者。故知當屎膿也。

浮爲在表。必須夾着裏脉看者。試一言其例可乎葢在表之浮。定三部俱浮。不專責在寸口也。傷衛之寸口。其浮不必言。顧趺陽雖浮。按之則濇。不及

假令濇在少陰則下利又屬腎而不屬脾滑数在趺

少陰脉之浮能盡合風傷衛之常是以遂有脾病而下利緣脾部有不如經之濇脉也若脉浮大則稱如經合夫衛實營虛之中風證無疑今趺陽脉浮按之則濇濇與遲同爲陰脉以此例之此爲在藏也中部之藏在脾脾氣不足緣胃氣虛寒之故與陽邪下陷之熱利不同診縱使有表自遵先溫其裡後攻其表之定法治及藏矣若少陰之弦脉未嘗非陰而不從藏斷者以弦在浮之上舉指纔見此而稍按則仍是浮弦筭不得弦故無弦脉之

傷則屎膿又屬脾而不屬腎此等處全要人將證候活看以推移脉法

病自是調而如經萬一少陰脉浮而裡有滑數之診則直作屎膿斷之何也浮雖在表而滑數則爲在府也在藏在府之裏脉即從浮爲在表内看出來前所云假令脉遲此爲在藏者又須察其何部之府藏而分別之此一條是其例也

十九

寸口脉浮而緊浮則爲風緊則爲寒風則傷衛寒則傷營營衛俱病骨節煩疼當發其汗也

表裏府藏合看不但裏之府藏病能從表脉中看進去而浮爲在表又可從裡證中看出來因立一

骨節對皮膚言中風有惡寒證無骨節痛證是營衛分表裡處

寒傷營之案以例之此與下條作一串看重在下條此只輕輕遞過而以當發其汗也作箭頭○浮字着在表緊字着在裏表裏如一之診也營衛俱病猶云營衛俱有餘尤須合着骨節煩疼之營傷證脉則不只於浮浮而有力證則不只于頭痛惡寒而必連及骨節疼其間别無在府在藏之兼脉更無在府在藏之夾證如此方是浮爲在表之浮在傷寒方是當發其汗之傷寒於作案處例出正示人不可將傷寒來泛看了遂將發汗來輕看了

趺陽脉遲而緩胃氣如經也趺陽脉浮而數浮則傷胃數則動脾此非本病醫特下之所爲也營衛內陷其數先微脉反但浮其人必大便鞕氣噫而除何以言之本以數脉動脾其數先微故知脾氣不治大便鞕氣噫而除今脉反浮其數改微邪氣獨留心中則飢邪熱不殺穀潮熱發渴數脉當遲緩脉因前後度數如法病者則飢數脉不時則生惡瘡也

果屬在表之浮舍發汗外無他法縱經誤治現出裡證而邪氣留連他脉雖改浮脉必存不致差惑

前一條爲数爲在府遲爲在藏句定箇活例此二條爲浮爲在表句定個活例後一條爲沉爲在裡句定個活例見表裡府藏四字總非據呆證配着浮沉遲数者

陽内陷故大便鞕表欲升故氣噫而除

也如寒傷營一證能如上文當發其汗則既汗之後邪退正回寸口之浮緊者改爲遲緩不必言而趺陽亦復遲緩是爲胃氣如經若前證不發汗而誤下之則趺陽不惟無遲緩之內和且并失浮緊之外擊脈浮而數數爲在府幾于傷胃而動脾矣肰其傷胃而動脾實由誤下以陷其營衛故其數也初診先微重按乃數而浮反在數之上自是在表之邪現在只因邪氣內陷欲升不得升故大便鞕氣噫而除是之謂脾氣不治中焦有所得也是

今脉反浮今字宜玩言病之由來雖久只據現今今脉較前反浮數脉較前改微改微者從前只是先微今則診到底雖前之不微處亦改而爲微表盛裡不盛也縱使裡證較前倍增只是營衛所陷之邪留而未尖擾動及

之謂邪氣獨留表陽不能出也心中則飢邪熱不殺穀潮熱發渴皆坐是相沿以脉反浮爲在表之浮而數改微非在府之數也若欲得解必是脉當遲緩脈當遲緩必是發其汗失之于前者仍用之于後只以浮字爲主不因緊與數而變其度數是謂前後如法所以然者數爲誤下之數非本原之數故不作府治而只救及誤下之浮爲在表脉也諸證皆去病者則飢乃胃氣得回之飢非邪熱不殺穀之飢矣惟脉于遲緩後仍不時見數此則陷

府氣耳病雖在府卻非府邪仍以汗法披出表邪中焦之脾氣不治者自治矣經所謂病及其本得標之病治及其本得標之方也

二十一

入之邪已着滯在經絡間必生惡瘡推之流注痛痺等皆傷寒失表故可見表證挾有陰邪便宜先溫後表前條是其法也若挾陽邪自是先表後攻此條是其法也浮沉遲數又須分看者以此尚其遵此例而廣及之乎○其數何云改微益數脈原即緊脈始之勢盛則爲緊邪外擊而主寒下後勢微則爲數陽向內而主熱故數之未去仍是緊之未去胃氣實熱之數脈能消穀引食邪氣獨留之數脈雖飢而不殺穀

師曰病人脈微而濇者此爲醫所病也大發其汗又

數大下之其人亡血病當惡寒後乃發熱無休止時夏月盛熱欲着複衣冬月盛寒欲裸其身所以然者陽微則惡寒陰弱則發熱此醫發其汗使陽氣微又大下之令陰氣弱五月之時陽氣在表胃中虛冷以陽氣內微不能勝冷故欲着複衣十一月之時陽氣在裏胃中煩熱以陰氣內弱不能勝熱故欲裸其身又陰脈遲濇故知亡血也

前法因誤下而在表上體認者以其爲陽邪而尚見表脈故也若經誤治而脈已入陰則雖見表證

無休止時兼寒熱證言謂喻冬喻夏無間斷也亡血是從前之證病當惡寒以下是現今之證非接連事觀末二何便知大汗大下是一層事亡血是一層事惡寒發熱是一層事寒熱從亡血得來亡

又當從遲爲在藏例定法矣有如微而濇之脉在證不應惡寒而復發熱也病人有此只因從前曾爲醫誤大發其汗而復大下之以致其人成了一個亡血之軀病根已爲在藏故一病而微濇之藏脉輒應之大寒大熱祗是陰陽二氣之逆厥病在陽氣內微陰氣內弱非表也欲着複衣欲裸其身是一時遞見之證夏月欲着複衣則發熱時裸其身不必言冬月欲倮其身則惡寒時着複衣不必言極言寒熱勢之劇盛如此盖微陽弱陰雖自勝

血從汗下得來。曰此為醫斑誤也。曰以陰脈遲濇。故知亡血也。皆是從脈上推原出來的。

復無休止時而生氣已絕於裏雖有時令祇增客氣於其內何救於表此證陰陽兩亡何以首尾皆曰亡血蓋并其有形者亡之矣末二句亦非釋辭以遲字換去微字見不但微脈凡陰脈如此類皆同遲為在藏側辨别蓋不必有裡無表而始曰在裡在藏凡表裏府藏只在脈上辨定或有不合處仍在脈上推求其故也○大凡未汗未下之浮沉遲數與已汗已下之浮沉遲數不同看則未汗未下之表裡府藏與已汗已下之表裏府藏亦不同

二十一

看須於脉證參差處一辨別之而定法在其中活法亦在其中要觀其脉證知犯何逆以法治之也

脉浮而大心下反鞕有熱屬藏者攻之不令發汗屬府者不令溲數溲數則大便鞕汗多則熱愈汗少則便難脉遲尚未可攻

合前條觀之可見沉卽是浮內之沉而數遲卽是沉內之數遲表裏府藏只從一個脉中遞翻下去便於診法有把拿矣然卻有一脉而介在浮沉疑似間可以從表可以從裏可以從府可以從藏者

脉浮而大心下反鞕有熱十字作一頭下面分三脚屬藏之鞕為熱結其熱為裡屬府之鞕為陽陷其熱為表若脉遲之鞕為陰逆其熱為格

彼此之間逆從虛實係焉則又不可不從外證以決猶豫也脉浮而大浮為太陽大為陽明而尚未離乎太陽是脉在表裏之間矣證則心下反鞕而有熱熱如煩熱躁渴之類非只發熱之熱下文汗多則熱愈亦是此熱是病亦在表裏之間矣意欲攻之恐裡陰未離乎表今一虛其裡而陽邪遂陷意欲汗之恐表陽已入於裡今一虛其表而陰液遂亡緩急之宜於何取決乎屬府屬藏從大便鞕不鞕分表裏非陰陽之府藏也屬藏攻之藏病從

觀不令溲數句知此之府屬膀胱言觀溲數則大便鞕句知此之藏屬廣腸言

急府脈從緩也屬府汗之府脈從急藏病從緩也蓋此證之下有似於大陷胸而非承氣證故曰攻之此證之汗有似於大青龍而非麻黃證故曰汗多則熱愈汗少則便難大陷胸所以去津液大青龍所以存津液故并不令溲數也脈法相同而一汗一下關係非小可不審之又審乎若復脈遲遲爲在藏以未離乎表之浮大合乎陰藏之遲恐實證夾虛陽證夾寒俱未可知敢攻之乎只此一個脈有在表在裏在府在藏之不同又安見其遞分

攻字兼汗下說觀此處云脈遲則前浮大脈中兼帶數可知

之易易也故定法雖是如此神明則存乎其人耳

脈浮而洪身汗如油喘而不休水漿不下形體不仁乍靜乍亂此爲命絕也

非其人而妄議及攻則大汗大下之法去病何難難在辨證辯證何難難在辨脈辨脈何難難於脈證參差兩在疑似之間辨之不確而實實虛虛之禍頃刻關于命矣故上條尚未可攻留作殿後語以接此條浮洪之脈洪即大脈湧則爲洪夫浮大之脈非命絕之脈一旦洪而得此陰陽離脫之象

其命之自絕乎，抑或有誤汗誤下以災之者，又未知何藏先受其災。若汗出髮潤，喘而不休者，此爲肺先絕也。陽反獨留，形體如烟薰，直視搖頭者，此爲心絕也。唇吻反青，四支漐習者，此爲肝絕也。環口黧黑，柔汗發黃者，此爲脾絕也。溲便遺失，㉖狂言目反直視者，此爲腎絕也。

藏云受災，明係虛虛之禍。大汗則成陽脫，肺心之藏先受之；大下則成陰脫，肝腎之藏先受之。脾主陰而統四藏，脫則無不脫者，必其人先有此藏之

虛而後受及於災視其所絕知犯何逆矣脉法可不辨乎

又未知何藏陰陽先絕若陽氣前絕陰氣後竭者其人死身色必青陰氣前絕陽氣後竭者其人死身色必赤腋下温心下熱也

陰陽二氣不離陽絕而陰未竭不死陰絕而陽未竭不死但有先後之殊耳誤汗誤下之災縱令生前之醫莫可追憶而或青或赤尚留身色于死後誰謂殺人而無證驗可遂逃其罪乎吾姑數舉之

二十六

浮大中藏有遲脉在內故曰無血曰寒經曰遲者營中寒營爲血血寒則發熱也其醫反下

以爲從事傷寒而不辨及脉法者一警惕也

寸口脉浮大而醫反下之此爲大逆浮則無血大則爲寒寒氣相搏則爲腸鳴醫乃不知而反飲冷水令汗大出水得寒氣冷必相搏其人即䭇

總此一浮大脉於脉遲尚未可攻之下忽接上死證三條而畧不敘起致死之由乃於此條突出一寸口脉浮大而醫反下之此爲大逆句作冒則仲景明示人以此句爲透上前三條連來作接下之虛勢波平風起藕斷絲牽文陣莫奇於此大逆無

之首以心下反鞕故其醫反飲冷水者以其有熱故

噦者食入不納有似於噎然

二十七

踰於死既往不必咎矣今更言其逆者浮未必無血大未必爲寒而醫反下之浮則無血矣大則爲寒矣有表無裏此爲在藏醫者於腸鳴之時應悟腸空寒擊從藏治急救其逆爲當乃因其虛躁反㉗飲以冷水悞之又悞宜乎寒加水搏而致噦也以此證之下浮大脉而致中寒且虛如此則知喘而不休等證之命絕者自是誤攻浮大兼進之脉之災矣表裏府藏之原頭可不辨乎

趺陽脉浮浮則爲虛虛浮相搏故令氣噦言胃氣虛

竭也脉滑則爲噦此爲醫咎責虛取實守空逼血脉
浮鼻中燥者必衄也
詾因飲冷水人遂歸咎于冷水而反令妄下者逃其誤不知此證即不飲冷水亦令致詾趺陽主胃下後大脉縱去減其寒浮脉現存益其虛水寒相搏因詾胃氣虛竭亦詾爲在藏故也甚者脉滑豈曰府邪不過正氣去而邪陰實故寒得濁而加噦此爲醫咎在虛虛故也虛虛之咎誤下不可誤汗亦不可誤下者責虛取實謂病宜責其虛反取

悞下之證已有餉職足驗而誤汗之證亦詳故出一衄證補出之陰格於下而陽從上升故鼓

其實也誤汗者守空逼血謂營之爲衛守者原空而更逼汗以竭其血也以致孤陽上越脈浮而鼓鼻燥衄血肺氣之所存者有幾下厥上竭之勢成矣合而觀之不過浮大一脈可攻者在此不可攻者亦在此可汗者在此不可汗者亦在此一誤而即成危可漫然曰浮爲在表而不從人之府藏處一辨歟浮則爲虛此等處字假借裡氣言謂浮有按無也

諸脈浮數當發熱而灑淅惡寒若有痛處飲食如常者畜積有膿也

脉數同傷寒之脉然發熱洒淅惡寒者傷寒之所有而若有痛處飲食如常者傷寒之所無故斷其從畜積有膿也。

至於數爲在府府則爲熱果其有熱而無寒或有寒而不見表脉誰不知數爲在府者而其或人處偏在數從浮見而發熱惡寒有似于寒傷營者若非于若有痛處飲食如常之證一兼參之何以辨其爲陽熱之邪逆於肉裏而畜積有膿也葢若有痛處非一身盡痛可知曰飲食如常邪不在裏可知非表非裏故數脉從浮脉而見不察之此而誤以辛溫發散助其陽熱否則誤以寒涼徹熱遏㉘住邪氣滋禍深矣是則數爲在府而不專㉙在府辨之

脉浮而遲表熱裡寒之診面熱赤者表熱也戰惕者裡寒也凡病得戰汗而解者陽勝也今以脉遲知爲陰勝故雖合汗脉之發熱

亦易辯更有如此類者

二十九

脉浮而遲面熱赤而戰惕者六七日當汗出而解反發熱者差遲遲爲無陽不能作汗其身必癢也

若夫遲爲在藏藏則爲陰果其有陰而無陽或有陽而不兼表脉誰不知遲爲在藏者而其惑人處偏在脉浮遲而面熱赤與戰惕微似于風傷衛者若非於六七日不解反發熱處一深求之何以悟出不解之故由表陽爲藏陰所持衛少內托而身癢不能作汗蓋面熱赤者陽氣怫鬱在表也戰惕

而遲脈無陽在裡，不能作汗也。在府而不盡在府在藏而不盡在藏，以數遲不從沉見而從浮見也。

者邪陰制勝於裡也。發熱者陰寒久而逼陽於外也。表實裏虛，中寒實甚，故表脈並藏脈而見。既宜辛熱助陽於其藏，又宜甘溫發散於其表，兩脈平治，方不致誤。是則遲爲在藏，而不盡在藏，辨之未易辨者，又類如此。

三十

寸口脈陰陽俱緊者，法當清邪中於上焦，濁邪中於下焦。清邪中上，名曰潔也；濁邪中下，名曰渾也。陰中於邪，必內慄也。表氣微虛，裏氣不守，故使邪中於陰也。陽中於邪，必發熱頭痛，項強頸攣，腰痛脛酸，所謂陽中霧露之氣。故曰清邪中上。濁邪中下。陰氣爲慄。足膝逆冷。便溺妄出。表氣微虛。裡氣微急。三焦相溷。內外不通。上焦怫鬱。藏氣相熏。口爛食齗也。中焦不治。胃氣上衝。脾氣不轉。胃中爲濁。營衛不通。血凝不流。若衛氣前通者。小便赤黃。與熱相搏。因熱作使。遊於經絡。出入藏府。熱氣所過。則爲癰膿。若陰氣前通者。陽氣厥微。陰無所使。客氣內入。嚏而出之。聲嗢咽塞。寒厥相逐。爲熱所壅。血凝自下。狀如豚肝。陰陽俱厥。脾氣孤弱。五液注下。下焦不闔。清便下重。令便數

寸口脉陰陽俱緊人皆謂兼尺部言是未互照及末條手足三部脉皆至字耳其人表氣微虚故寸口脉

難臍築湫痛命將難全

從前諸脉曰表曰裏曰府曰藏着在内外淺深處分至若裡陰之脉夾表而成則脉之表裡府藏又不在淺深處分而在上下部分矣緣夾陰之爲證府藏涸一虚實相兼不塞則脱不脱則塞以其中純夾陰毒辨得其脉且着不得手况其不辨者乎凡陰脉之能爲殘賊者莫甚於緊緊則爲寒具嚴凝肅厲之象若三部陰陽俱見何難以傷寒斷之今只寸口脉陰陽俱緊浮沉皆搏指而有力而他

部却不至此其於寒必先有所中故於中處得傷則中字是根源而傷字亦同中字看耳中於上者僅感外氣之清凉故曰清曰潔中於下者實由房淫之濕穢故曰濁曰渾於何徵之凡陰中於邪者其人內虛但見寒噤而慄便知表邪從虛而着矣究其由來表氣微虛不過形冷所致非若風寒外入之甚而精衰陽虛實是裏氣不守之故此邪中於陰之根源也邪中於陰與陽邪見證自是不同陽中於邪必發熱頭痛項強頸攣腰痛脛酸令皆

陰陽俱緊裡氣不守故三部脉不至於一起一結處雙照出中間自可悟及仲景文字之妙在寓及法也

以後條之微發熱手足温大發熱等字照看知此處無發熱頭痛等證矣

故使邪中于陰故使二字宜玩表氣微虛何由得中于陰則以裡氣不守之故使然耳

無此則陽中者所謂霧露之氣耳蓋裡氣不守不特風寒易入即暑受表氣清肅便能引邪入裡故曰清邪中上濁邪中下而所見證莫非陽去陰遊精氣下奪之象陰氣爲慄足膝逆冷便溺妄出證皆陰寒表氣微虛裡氣微急總上二證言見所感之初凡陰陽之見於外證者此僅示以端倪初不與人以甚覺也孰知毒流中焦濁邪不化邪氣鬱結而成壅瘀者殆不可言原夫裡氣不守之時真精下走枯陽上逆一切殘精濁氣都隨枯陽退縮

胃中一經表邪作滯而營衛之間皆復布有其氣所以疑者疑鬱者鬱此三焦相溷內外不通之所由來也三焦相溷者謂清邪中上之處亦夾住濁毒濁邪中下之處亦夾住邪表如油之入麵糊塗不分內外不通者裡不得大便表不得汗也是為閉證閉則毒氣留中上焦怫鬱口爛食齦固下焦藏氣相熏使脈中焦不治胃氣上衝而脾氣不轉亦下焦入胃為濁使脈故不特營衛中無形之氣遏而不通即腸胃中有形之血亦疑而不流周身

金匱要畧中所云陽毒陰毒者即此叚衛氣不前通即成陽毒陰氣不前通即成陰毒二毒得通即癰膿便血之證又冬傷于寒至春發爲温病

自藏府以及經絡何一非濁毒充塞之地即就其欝久得通者言之不可謂通也衛氣前通者先得汗也究非清氣所升之汗故濁仍不降而小便赤黃可驗不過衛氣與熱相搏因熱作使遊於經絡出入藏府而暫得通也所以熱氣所過之處即淫毒所過之處乃湊汗孔而爲癰膿如陰背瘍瘡結毒等類皆是也陰氣前通者先欲大便也究非濁氣所降之便陽氣厥微陰無所使二氣未經相交而升降故清仍不升而鼻嚏嗢塞可驗不過表寒

者亦即此證。冬不藏精當時無外感者，則爲春温當時中寒者乃成此證皆從腎水受傷上爲源頭也。

此種病机頗同陰陽易緣彼體中相火之毒，寒淫之氣乘我情慾衝射入經絡，表邪夾之，遂無出路，害更甚于易病。

與裡厥相逐爲熱所壅而所凝之血自下耳所以兩邪相逐之氣莫非淫毒相挾之氣而色如豚肝如藏毒結陰便血之類皆是二證雖有陰陽氣血之別然不成死證者以胃中陽氣自旺其始也陰欲脫而陽持之其久也陰欲寒而陽遁之雖欝之之深僅使毒氣連綿歲月耳所以然者緊爲陰爲寒而亦爲實也其或藏寒兼虛之輩腎氣素怯一或中此只有陰精下脫并無陽氣上持故不惟陰厥而陽亦厥謂表寒亦變爲裡寒有陰而無陽也

三焦總無火氣求其相溷而内外不通者不可得也火敗則土衰脾氣孤弱失去底截求其胃中爲濁者不可得也夫水穀入口其味有五津液各走其道而隄防之者土也土衰則五液注下兼以下焦不闔腎更不爲胃關可知由是腎旣失其閉藏肝亦失其疏泄後陰則淸便下重似痢不痢前陰則便數且難似淋不淋求其營衛不通血凝不流者不可得也是則腎已伐根僅在臍間築築朕動水已絕流凡臍下莖中及尾閭之湫道因枯涸而

牽絞作痛生氣之絕也已絕于表氣微虛裡氣微急之際矣㉛脫故也是則同一緊脈有胃氣者寒雖中而邪尚凝寸口之緊能爲下部操勝復無胃氣者寒纔中而陽已去下部脈不至遂爲寸口絕根株可見浮脈固從沉脈審府藏氣而寸部尤於尺部審府藏氣也經故曰尺中脈微此裡虛須表裏實津液自和便自汗出愈此則後條病六七日手足三部脈皆至之謂也同此一脈同此一證其中有危微剝復之别醫家遇此其可不辨之有素而

杜搢殺人之名乎

二十一

脉陰陽俱緊者口中氣出唇口乾燥踡臥足冷鼻中涕出舌上胎滑勿妄治也到七日以來其人微發熱手足溫者此爲欲解或到八日以上反大發熱者此爲難治設使惡寒者必欲嘔也腹內痛者必欲利也

此條之證一同於上條踡臥足冷則濁邪中下可知鼻涕舌胎則清邪中上可知所中頗與上同而證之輕重較異乃復戒以勿妄治何也原此證有二一則枯陽上逆寒以中而成塞營衛不通血凝

口中氣出唇口乾燥者，陰寒下盛，射孤陽于上也。

六到七日以來微發熱手足溫則從前之爲厥寒可知此之謂陰證所云裡氣不守是也。陰証不應發熱故以爲反

不流者是也。一則虛陽下泄，寒以中而成脫，陰陽俱厥，脾氣孤弱是也。治脫宜急，而治塞不能急條。中尚有口中氣出唇口乾燥一證，近於胃中爲濁之驗，而脫證則未全具，急治恐[32]無中於脫，而[33]反有妨於塞，故不妨緩以待之。到七日以來微發熱手足溫者，爲陽回陰去之象，脫固非脫，塞亦不塞，庶幾可調停於塞與脫之間，以助其欲解之機矣。到八日以上反大發熱者爲難治，分明營衛久則必通，而孤陰無能內守，裡氣隨表氣而外奪。惡寒者

云食自可者、爲欲解、可悟病後重在培穀氣、輕在祛病邪之旨。

陽奪於上故必欲嘔腹內痛者陽奪於下故必欲利並前此之不嘔不利者實陽邪固之陽邪去而脫形現、緊脉必因之而脫故也。

脉陰陽俱緊、至於吐利、其脉獨不解、緊去入安、此爲欲解、若脉遲、至六七日不欲食、此爲晩發、水停故也。爲未解、食自可者、爲欲解。

脉陰陽俱緊至於吐利前證是也倘吐利後緊脉獨不解則知陽邪雖去而陰寒之本氣仍從緊伏脫尚未脫也。此際可專意治其緊矣、緊去而吐利

不欲食指吐利止後言故曰晚發

隨止此爲入安知陰邪亦欲解也若脉遲至六七日不欲食此非尚有前邪只緣脾土未復續得停水治須補土以勝之使食自可而水之停不解而自解矣

病六七日手足三部脉皆至大煩而口噤不能言其人躁擾者必欲解也若脉和其人大煩目重瞼內際黄者此欲解也

手足三部脉皆至厥氣已從脉回矣大煩口噤躁擾者緣此證近于寒一邊爲實邪故于榮衛前通

此証在陽經，則作戰汗，今從燥煩解者，陰經無汗故也。

日重瞼内際，黄者一句讀。重字平聲。瞼從目不從月。

之時眞陽能逐盡經中之邪濁而作此戰勝之象也。欲解獨於此處加一必字，見脉至之煩躁與前條反大發熱者不同斷也。不同斷者，前條三部脉不至，而寸口之緊并解去也。若脉和者，緊去入安之謂。其人大煩，陰得入陽而自復矣。目重瞼内際黄者，緣此證近於脫，一邊爲虚邪，故陽氣得張于日，脾土得煖而形於色，足徵寒谷回春之象。而大煩非關陽越，可溫經散寒，以助其欲解之勢矣。條中凡云欲解，是病勢已可從此處解，不是竟解，只因塞脫二證叅詳未定難於着手必待虛實從欲解處分別出來方可相機利導前云勿妄治正是爲此例此數條者正見陰陽俱緊最是傷寒如經之脉而其中又有表證作符驗何至危疑若此可見表與裏實是互相根柢沉者浮之根尺者寸之根後人於寸口脉陰陽俱盛關尺只是細微便當防有陰證夾雜萬不可于表氣微虛裡氣微急時徒以二微字忽畧之也

脉浮而數浮爲風數爲虛風爲熱虛爲寒風虛相搏

浮爲熱之熱指外證而言
數爲虛之虛指病根而言

則灑淅惡寒也。

旣有陰證夾表之脉便有表證夾陰之脉謂於風寒後重感陰邪也此不當於尺寸辨尤當於浮沉辨也。緣夾陰之脉不必有藏陰之裡脉來朝但合三部看來總是表不根諸裏府不本諸藏便屬表實裏虛表熱裏寒而斷爲夾陰矣浮而數傷寒中多有此脉何以不曰在表在府也葢浮脉雖不失其爲風而數脉無力之甚則爲虛風爲陽邪雖不
㉟失其爲熱而虛因藏得。自不免爲寒其所以不見

較之出疾入遲名曰內虛外實之脉則此之浮數可名之曰有出無入矣

沉遲而反見浮數者只因表邪擁遏寒自不能安于藏故鼓而上升此風虛相搏之由也於何徵之風與寒搏則發熱而惡寒今只灑淅惡寒知所搏者非外寒而虛寒經所云無熱惡寒者發于陰也故于浮而數中辨出其爲表證夾陰之脉又不必遲爲在藏而後謂之陰脉也從此推之浮爲在表而有不僅責之表數爲在府而有不僅責之府者皆當以假令脉遲此爲在藏也一句訣法廣援而博例之於沉爲在裏句內矣千百年來誰解此乎

三十五

脉浮而滑。浮爲陽、滑爲實、陽實相搏、其脉數疾、衛氣失度、浮滑之脉、數疾、發熱汗出者、此爲不治、

此與下條所以結全篇之大旨、從前脉法、既以陰陽辨、復以表裏府藏辯、諄諄然反覆詳明者、豈好爲此曉舌哉、良以人身有正氣、有邪氣、邪氣盛則實、不辨而實其實、則不治、正氣奪則虛、不辨而虛其虛、則死、故于此條出一邪氣盛之脉法、以示例、下條出一正氣虛之脉法、以示例、所以雙結上文也、浮而滑、非不治之脉也、然浮則爲陽、滑則爲實、

陽實相搏而更助以數疾是曰重陽邪氣盛極矣衛氣失度之所由來也夫衛有常度從虛而建運晝則行陽二十五度夜則行陰二十五度今浮滑之脉數疾則風痰實火壅塞於纏次閒衛氣從何得署失陽度則不寤所以有風痰卒壅昏迷不省諸證失陰度則不寐所以有癲狂厥怒目不得瞑諸證若復發熱汗出則陽氣噴薄出而不入遂致魚口氣粗咽喉响鋸或爲登高怒罵卒然僵臥雖欲治之何從治之邪氣盛之禍如此使蚤從實處

此證雖見浮滑却非汗證故以發熱汗出爲難治示戒汗則助陽也雖亦有從前失汗得來的然此際則

不能汗矣

辨而治之於府之表則衛得循經何至卒病而輒有此余首條欲人知夫脉大浮數動滑此名陽也脉沉濇弱弦微此名陰也以此此亦見必如此之浮滑而沉有數疾之陽脉方是失汗失下之陽脉也

三十六

傷寒欬逆上氣其脉散者死謂其形損故也

傷寒欬逆上氣非死證也然實證以欬喘爲輕邪中表而不及裡中上而不及下虛證以欬喘爲重正自裡而損及表自下而損及上二者須于其脉辯之傷寒脉浮虛則浮而散漫無根傷寒脉數虛

寒則傷形虛家已不可任更從傷寒法治傷寒則脉散於內形損于外形氣不復保矣形損且能致死況傷寒之損營衛血氣者多端乎

則數而散亂無緒是謂兩傷正氣虛極矣所坐在形損故也夫形與氣相依既已成尪羸瘦弱之體自無復有充盈腴澤之氣稍遇傷寒而營衛纔侵氣血兩奪嚦紅潮熱諸虛百損之證遞見矣不死何待味者方歸咎于傷寒失表而不悟所由來使早從虛處辨而治之於藏之裡則精勝邪却何至傷寒而輒有此余首條欲人知夫陰病見陽脉者生陽病見陰脉者死以此凡脉無根俱曰散亦以見陽病見陰脉之死不必沉濇弱弦微爲陰脉之

經曰養神者必知形之肥瘠營衛血氣之盛衰血氣者人之神不可不謹養

見而大浮數動滑中無陰脉之見也經曰別於陽者知病之所由生別於陰者知死生之期實實虛虛皆能致死使非辨之於陰陽辨之於表裏藏府何從得其孰爲正而不虛其虛孰爲邪而不實其實此辨脉法之所以不容已也〇結處乃提出一傷寒字見全篇脉法俱要着在傷寒上體認傷寒欬逆上氣最爲常證脉散形損則死甚欲人將傷寒看得輕形氣看得重此仲景一片婆心全論鉄案看至此而叔和爲三日可汗三日可下作俑處

直是罪不容于死矣

世之習傷寒者謂仲景論中有三百九十七法法何多哉多則不成法矣仲景自言其法者二辨脉法平脉法外此並未嘗言法世人反舍此不言豈其去少就多良由不知法之為法耳法猶方圓中之規矩妍媸中之鏡子規矩誠設雖千萬之方圓總不離規矩之一鏡子誠懸雖千萬之妍媸總不逃鏡子之一以一統萬是之謂法欲於傷寒門討法誠莫如脉矣脉為方圓中之規矩妍媸中之鏡

子則此規矩鏡子可不製而有現成之規矩可不鑄而有現成之鏡子否乎仲景之二脉正是要人製規矩鑄鏡子耳而製規矩鑄鏡子先不可以無法是以要辨要平故此處之論脉論證與六經篇之論脉論證大是不同六經篇之脉證是已有現成之規矩現成之鏡子只須方圓處一比妍媸處一對耳自然而然不待造作此處之脉證正是造規矩而極力求其穩當鑄鏡子而極力求其光凈之時凡言證者非以脉辨之平之乃借彼來作繩

尺以整齊規矩作粉霜以拭磨鏡子務使規矩無一毫違度鏡子無一毫菑翳此時之法已成雖千萬之方圓千萬之妍媸總不出我範圍何三百九十七之有哉此仲景之自爲法者如此今人有志於傷寒且漫向六經中問方員較妍媸須是白家製規矩鑄鏡子要緊○六經內三陰惟少陰厥陰多假證如躁煩戴陽類是也然而其脉不假三陽中陽明間有假脉如熱深厥深而脉反沉之類是也然而口燥舌乾不得臥之證自在仲景惡其惑

人竟迸諸少陰厥陰列不與同中土少陰三承氣證厥陰一調胃證皆從而外之之詞也至若大陽脉證原自無假太陽之脉必浮太陽之證必發熱只因太陽一經與少陰腎爲表裡同司寒水所以表證原自根裏脉雖浮而浮中自分虛實實則主表虛則便關乎裡證雖發熱而發熱原分標本標則從邪本則便關乎正世人顧表不及裏顧邪不及正卒病一來開手便錯以致壞病種種莫不自太陽變成此非太陽之假人自不辨其標本不辨

其虛實耳仲景辨脉平脉二法只從太陽中深文刻覈從浮脉辨及標本辨及虛實此二毫備見使無遁情此處不錯陽明三陰自無錯處至若少陽一經豈無溷淆然少陽來路必由太陽不兼太陽之證不成少陽矣故辨在太陽自可統及少陽不煩多費詞說也

傷寒論後條辨卷之一終

校注

①人身以陽氣爲主……最防其奪：校本作『阴阳二字，有时可以互举，有时不容并轩。其可以互举者，无病之阴为纯阴，于阳则耦也。其不容并轩者，病至之阴为邪阴，于阳则贼也』。

②見病知源此處是其緒路：校本作『从此范围诸病，自无犯手处』。

③皆囊到陰陽兩字來：校本作『特约之为阳脉阴脉』。

④自難逃陰陽兩字去：校本作『可针之为阳病阴病』。

⑤紛訟：校本作『多岐』。多岐，用同『多歧』。

⑥脉不單見：校本此上有『盖』字，可从。

⑦沓：校本作『杂』。

⑧類其委：校本作『分其类』。

⑨名其源不二者何也曰陽也陰也：校本作『总其名』。

⑩來其體狀其：校本作『体状之』。

⑪肰：校本此下有『其』字。

⑫擁：通『壅』。下同。

⑬名：校本作『行』。

⑭使：校本作『便』。

⑮芤：校本作『体』。

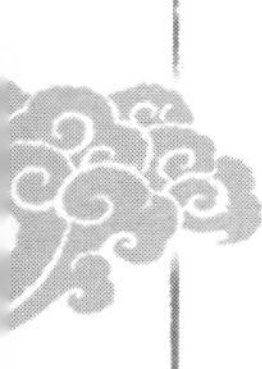

⑯按：校本作『数』。
⑰沉：校本作『其』。
⑱原：校本作『源』。
⑲而：校本作『则』。
⑳浮：校本此上有『为』字。
㉑則大：校本作『之』。
㉒共：校本作『则』。
㉓自：校本作『故』。
㉔備：同『备』。
㉕爲：校本作『脉』。
㉖遺失：用同『遗矢』。
㉗反：校本作『而』。
㉘遏：校本作『闭』。
㉙専：校本作『溥』。
㉚賤：疑为『贼』。
㉛矣：校本作『已』，当从。
㉜無：校本作『迫』，可从。
㉝反：校本作『复』，可从。
㉞者：校本作『而』。
㉟失：校本作『命』。

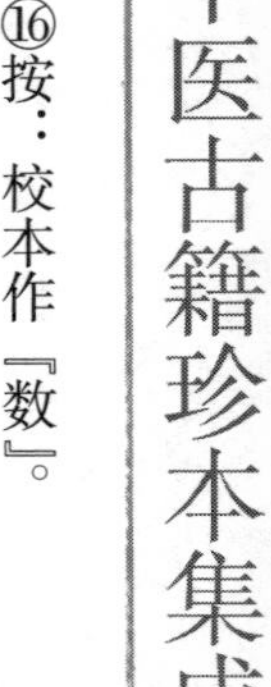

㊱繩：校本作『寸』。
㊲員：通『圆』。
㊳迸：当作『并』。

傷寒論後條辨卷之二　一名直解

新安程應旄郊倩條註　門人朱元度月思校

平脉法

前篇辨脉理此篇示診法示診法而云平何也平即平天下之平有絜矩之道焉辨之精自能平之當呼吸間有了軌度則於凡脉之來而藏氣而歲氣而形氣而陰陽二氣無不於斯得均齊方正之準又何太過不及之差如相乘脉殘賊脉之能逃我寸尺乎自此而可以守約自此而可以該博自

此而可以傷寒之脉準諸壞病亦可以諸壞病之脉準傷寒一以貫之傷寒雜病直作平等觀耳然則仲景之有傷寒論豈仲景之傷寒論直謂之爲仲景之陰陽論仲景之營衛論仲景之脾胃論仲景之三焦論水火論又胡不可無大無外不向傷寒門尋偏側法此平字之源頭也

問曰脉有三部陰陽相乘營衛血氣在人體躬呼吸出入上下於中因息遊布津液流通隨時動作效象形容春弦秋浮冬沉夏洪察色觀脉大小不同一時

之間變無經常尺寸參差或短或長上下乖錯或存或亡病輒改易進退低昂心迷意惑動失紀綱願爲具陳令得分明師曰子之所問道之根源脉有三部尺寸及關營衛流行不失衡銓腎沉心洪肺浮肝弦此自經常不失銖分出入升降漏刻周旋水下百刻一周循環當復寸口虛實見焉變化相乘陰陽相干風則浮虛寒則牢堅沉潛水畜支飲急弦動則爲痛數則熱煩設有不應知變所緣三部不同病各異端太過可怪不及亦然邪不空見中必有奸審察表裏

三焦別焉知其所舍消息診看料度府藏獨見若神爲子條記傳與賢人

此總敘平脉之根源借問荅示其法雖似脉法中一篇小敘然一部傷寒論定法之源頭皆根據於此脉有三部陰陽似有定位究竟陰陽之相乘者無定邪此皆本之營衛營統乎血衛統乎氣在人體躬即軀躬之陰陽也故邪之乘也必乘乎此營行脉中衛行脉外無不隨脉道呼吸而出入于上下中之三部凡脉之見於寸口趺陽少陰者無非

叒脉法中列出陰陽列出營衛列出血氣列出津液盖欲人於凡病之求須從體躬中認此爲根源凡四時之氣以此而符五藏之氣於此而驗此即料度府藏獨見君神之謂也

此也營衛因息以遊布津液因營衛以流通故凡血氣津液皆得依營衛之盛衰呈現於脉隨時動作効象形容自是不爽如春而木用事營衛發陳脉應以弦秋而金用事營衛容平脉應以浮冬而水用事營衛閉藏脉應以沉夏而火用事營衛蕃秀脉應以洪之類其間色脉可以兼參大小各不一樣從而廣之脉何難平肰此自其經常言之誰人不懂迫夫經者不經常者不常變生一時之間尺寸短長有參差上下存亡有乖錯病一至輒改

道之根源指
脉言分明以
六經爲支派
了。

傷寒論從新　卷二　三·五十六○二五

易其常進退低昂間皆心迷意惑處平日所恃爲紀綱者到此毫無把柄何得不從道上討根源也脉有三部不過尺寸及關使營衛流行其間者不失衡銓腎心肺肝沉洪浮弦者不失其沉洪浮弦此自經常銖分何失肰無病之經常不可以之治有病則無病經常之脉不可以之脉有病貴在得其虛實得其變化之相乘陰陽之相干方謂之道道於根源上有法也脉之出入升降不徒然出入升降實應刻漏而循環五藏六府爲終始故水下

百刻循環一周從平旦復會於寸口此脈之大要會也榮衛惵卑脈見于寸口即爲虛營衛高章脈見於寸口即爲寔凡變化相乘陰陽相干無不變現於寸口風則寸口脈浮虛寒則寸口脈牢堅寸口脈沉潛爲水畜假令變爲支飲則寸口脈亦變急弦矣寸口見動脈則痛寸口見數脈則熱煩應無不應只據寸口設有不應病上失其經常矣仍從脈上知病變之緣必三部脈協於寸口有不同至病邪生出異端如寸口脈浮則爲風趺陽見一濇脈便得下利少陰見一滑數

經曰：治病之道，氣內爲寶，循求其理，求之不得，過在表裏。守數據治，無失俞理。天門聖人之治病也，必知天地陰陽，四時經紀，五藏六府，雌雄表裏，審於部分，知病本始，八正九候，診必副矣。

脉，便得尿膿類推其所變，未嘗復緣於風也。三部太過於寸口可怪，三部不及於寸口亦然。三部上夾見一邪，府藏中必伏有一奸，此處不當爲病惑，仍從脉上審察表裏，別及三焦，寸口外所以復有趺陽少陰之診也。蓋病固有舍，經曰：五藏六府，邪之舍也。從舍上消息診看之，見偏察隱顯，偏察微不料度病而料度其府藏，是則舍支派而取根源，何不獨見若神之有。凡吾之著論，俱是從藏府上定法，使人審表裏，察三焦也。分六經所以著之，使病從此爲勘驗耳。何①

前條所謂料度府藏獨見若神者何莫非呼吸間事故曰脉之頭

息而在心彼心粗氣浮者烏足與語呼吸呼吸間無脉法而求之指下千絲萬縷何從得頭緒來平人氣象論黃帝問曰平人何如岐伯曰人一呼脉再動一吸脉亦再動呼吸定息名曰平人平人者不病也常以不病調病人醫不病故爲病人平息以調之爲法

初持脉來疾去遲此出疾入遲名曰内虚外實也初持脉來遲去疾此出遲入疾名曰内實外虚也

呼吸爲脉之頭於何見之凡脉有去有來有出有

疾字兼諸陽脉言遲字兼諸陰脉言來字出字貼在外去字入字貼在内辨脉篇内假令脉遲此爲在藏與此條同法内外字當表裡字看虚實字當府藏字看

入遲則爲虚疾則爲實不須呼吸亦稍得之而一息之間有出入疾遲則一脉之中兼表裏虚實非澄潛呼吸之間何能細細區別名之曰此爲内虚外實此爲内實外虚也醫家治病非難而名病爲難誠能推此例而表裏虚實一一秋毫無爽此豈呼吸間事而亦何莫非呼吸間事醫家宜自討顛腦矣○初持脉三字宜玩名字從此字得來此者指劃在心名者區別在口脉纔到手便能此便能名當下領會不着遲疑煞有心鬧手斂意呼吸鍊

到此方是眞呼吸○指下但使內外虛實不差便已思過其半其餘外證多是望問間事仲景但要人名病不必人名證稍費精神於揣摩呼吸便不眞故此後先從望問上說起

四一

問曰上工望而知之中工問而知之下工脉而知之願聞其說師曰病家人請云病人苦發熱身體疼病人自臥師到診其脉沉而遲者知其差也何以知之表有病者脉當浮大今脉反沉遲故知其愈也假令病人云腹內卒痛病人自坐師到脉之浮而大者知

經曰。凡診。必先問其所始病。與今之所方病。而後各切循其脉。視其浮沉。以上下逆從循之。

其差也。何以知之。裏有病者。脉當沉而細。今脉浮大。故知愈也。

脉而知之。固呼吸事而呼吸。間有未逮處。則法在望問。故承此條以示例。病家人請云。及病人云。皆師未到時之病得之於問。述者病人自臥自坐。是師已到時之態得之於望。者此時胸中已有一表裏和不和之成見矣。故一脉而知之。知其差。知之於已差。非斷其差也。

師曰。病家人來請云。病人發熱煩極。明日師到。病人

向壁臥此熱已去也設令脉不和處言已愈

陽熱證多外向陰寒證多内向發熱煩極而向壁臥陽已得陰而解今日之望殊於昨日之問聞脉縱不和而必和可以斷矣

四二

設令向壁臥聞師到不驚起而盻視若三言三止脉之嚥唾者此詐病也設令脉自和處言汝病太重當須服吐下藥針灸數十百處

病非婦稺詐者殊少仲景亦不欲人售其欺其爲醫謀者至矣

四

師持脉病人欠者無病也脉之呻者病也言遲者風也搖頭言者裏痛也行遲者表强也坐而伏者短氣也坐而下一脚者腰痛也裏實護腹如懷卵物者心痛也

此更就望法而引伸之欠者先引氣入而後呵之謂陰陽和故欠呻者吟而聲若歎之謂有所苦故呻言遲者語言澁蹇之謂風邪拘其舌絡故言遲搖頭言者痛深則艱於出聲故必待頭左右引而後能言行遲者步履不隨之謂風邪束其筋絡故

行遲行遲曰表強則言遲爲裏強可知坐而伏者內實氣短恐其動則增促也坐而下一脚者坐久則痛鬱下一脚以求伸也裏實護腹如懷卵物者心痛則傴手捧其下如有所懷而防墜也

師曰伏氣之病以意候之今月之內欲有伏氣假令舊有伏氣當須脉之若脉微弱者當喉中痛似傷非喉痺也病人云實咽中痛雖爾今復欲下利

此於望問外更示人以意候之法特出伏氣一證例之今月之內欲有伏氣謂此月正當發伏氣伏氣之

經曰喉主天氣。咽主地氣。故厥陰有喉痺。少陰無喉痺。厥陰屬上焦之火欝。少陰屬下焦之寒衝。

喉痛祗是假熱。下利乃屬直寒。以眞破假。要在脉上討根據。

月假令舊有伏氣當須脉之謂此時之病輒防舊有伏氣診脉便當留意於此伏氣一病多得之於冬萬類至冬而潛藏畏冷故也人身之氣亦如之冬不藏精之人精去陽虛腎氣無陽以安遂逆上而伏處胃中胃暖而腎寒故也得寒而伏者必得暖而伸所以此病發於春夏交者多若從前腎陰受虧者發則爲溫病祗少陰經氣自縮者發則爲伏氣一爲陽邪一爲陰邪從藏府而分寒熱分淸濁也病本得之於寒故脉微弱病屬少陰故咽痛

當喉中痛似傷。已意及之矣。恐其人猶疑爲痺痛。故以下判決其惑。其云雖爾者。亦意候之辭也。意候在脉。不在病上。

而復下利。腎司二便。而其脉夾咽故也。更有小便清白可驗。然必以意候之何也。以喉痺一證。挾時行之氣。亦多發於春夏交。彼則隨感隨發。此從伏氣而來。同證而表裏寒熱有不同。故意之而仍脉之。喉痺屬實熱。痛必喉傷。伏氣屬虛寒。痛而無傷。故曰似病。涉疑似。輒不可不敬慎如此。非今人醫者意也之謂。

與問曰。人病恐怖者。其脉何狀。師曰。脉行如循絲纍纍然。其面白脫色也。

此下更示人察色合脉之法恐則氣下神被奪矣故脉細而且不定面色白而且脫也

人不飲其脉何狀師曰脉自濇唇口乾燥也

不飲如婦人鬬氣二三日湯水不沾唇類肺失遊溢之精氣故脉濇而唇口乾燥

人愧者其脉何類師曰脉浮而面色乍白乍赤

愧則心虛負歉肺氣亦蕩而不定故脉浮而面色乍白乍赤以上三條非病也有所負於中輒復形之色與脉以此推及於病情而有餘不足之間

無不可仰外以徵内矣。

問曰。脉有災怪。何謂也。師曰。假令人病。脉得太陽與形證相應。因爲作湯。比還送湯如食頃。病人乃大吐。下利腹中痛。師曰。我前來不見此證。今乃變異。是名災怪。問曰何緣作此吐利。答曰。或有舊時服藥。今乃發作。故爲災怪耳。

望問固醫家之事。亦須病家毫無隱諱方能盡醫家之長。因復出此條。爲病家服藥瞞醫之戒。災因自作而反怪及醫。故曰災怪。然更有怪災病不可不知得仲景法處仲景方病家大怪以示諸醫益搖腦吐舌而大怪乃從其不怪者治之輕者劇重者死而災及其身終不解其病謂何病此病近日竟成疫沿門漸染仲景卻未言及想仲景時祗有災怪病尚無怪災病耳一噱

平

問曰經說脈有三菽六菽重者何謂也師曰脈人以指按之如三菽之重者肺氣也如六菽之重者心氣也如九菽之重者脾氣也如十二菽之重者肝氣也按之至骨者腎氣也假令下利寸口關上尺中悉不

經曰察其府藏以知死生之期必先知經脉然後知病脉

見脉然尺中時一小見脉再舉頭者腎氣也若見損脉來至爲難治

此條以下方撇去望問功夫一意脉而知之之事脉本於陰陽從五行生而五行合乎五藏五藏氣之所朝各有層署五藏氣之所次各有方位其間體象則肖乎形禀受則依乎胃休旺則從乎時勝復則存乎制陰陽離合之間生死係焉是則各藏氣之脉所宜首攷也攷之則自腎始天一之所生故也就腎藏而列及各藏之層署之方位其餘若

三菽六菽等是在病人膚肉上覺得診家指下之輕重也

體象則不可假借而胃氣之脉制勝之脉從令之脉可彼此互考而得之故舉一藏而五藏之氣存焉浮中沉五藏氣所朝之層署舉按尋診家指下之權衡三菽六菽從舉字內分輕重以別心肺之氣十二菽按至骨從按字內分輕重以別肝腎之氣九菽從舉之下按之上得輕重之勻以別脾氣所云菽者特約畧言之非有其形也以後言肝脉心脉肺脉皆照此以定舉按舉按輕重之間可以得五藏氣有餘不足矣又須從各藏之部位定之

藏脉非沉指及藏訓有此藏之病方去合此藏之脉有餘不足從病脉相互處断其吉凶故指一下利証以例腎其餘藏似括在假令二字内矣此部之病又只從此部脉断故先有三部悉不見脉之示以他部皆無關于腎也。

藏有五而寸口關上尺中部只三故但定腎脉於尺中可以不言北方而以後若東若南若西自可照方而定左右部位又可以不言寸口關上矣凡五藏各有本脉之形如肝脉微弦濡弱而長等是也腎脉沉濡而滑獨不言之葢已繪其形於尺中時一小見脉再舉頭者腎氣也句内上文云按之至骨者腎氣也照此腎氣内當有按之至骨字是爲沉時一小見四字是爲濡舉頭二字是爲滑再者云一呼再至也合一吸爲四至而不言四者中

尚有太息之餘在内此一字實該微弦濡弱而長等脉乃見於腎藏脉中以作互文眞是奇筆凡藏脉關係在於印合本藏之證以定吉凶故特於腎藏中拈下利一證以例其餘緣下利屬腎家病雖上中二部悉不見脉不過因腎虛下陷不足擬心肝肺之絕與未絕單從尺部北方取腎氣於尋之一字可耳得本藏脉則吉得損脉則凶一息二至爲損脾之遲脉也土來剋水是爲鬼矣求腎氣於尺部其法如此則以之求他藏之脉凡其所有者

不妨側而無之其所無者不妨側而有之也照下文則此條宜有腎者水也名少陰句何爲缺之葢腎有兩左水右火而少陰之氣全藉手少陽爲溫育故不欲以北方專屬之腎言外明是倚重三焦意

五二　問曰東方肝脈其形何似師曰肝者木也名厥陰其脈微弦濡弱而長是肝脈也肝病自得濡弱者愈也假令得純弦脈者死何以知之以其脈如弦直此是肝藏傷故知死也

肝病自得濡弱之自字正指本部言也與前條尺中時一小見之尺中字互發以爲例微弦二字單屬之肝若濡弱字則諸臟脉內俱要兼此特從肝部例及之

曰東方則候在左關可知曰肝脉則按從十二菽可知他皆倣此微弦二字連讀弦不甚弦也濡弱爲胃脉有冲和之象春升之氣以土爲本弦而濡故不可汗弦而弱故不可下肝主開泄疎逼一經汗下便傷胃氣可見肝病輒宜實定胃氣弦直曰肝藏傷以其伐土適自絕去發生之源耳

南方心脉其形何似師曰心者火也名少陰其脉洪大而長是心脉也心病是得洪大者愈也假令脉來微去大故名反病在裏也脉來頭小本大故名覆病

上下頭本字。世人從寸尺上分看。是未照到其形何似之脉形字耳。

在表也。上微頭小者。則汗出。下微本大者。則爲關格不通。不得尿。頭無汗者可治。有汗者死。

來去頭本上下字。俱在診家一箇指頭上。來去以脉勢言。頭本以脉體言。上下以指法言。診南方心脉只在左寸六菽上。定其有餘不足。豈容浮沉寸尺移動。來微去大微字非微小之微。乃衰微之微。言着指於六菽上。脉形雖大而來勢不如去勢之盛。蓋大而不洪也。第二句來字第三四句微字俱從此句來微字剔出。來雖不微而頭小本大其體尖而短大不能過於本位蓋大而不長也第三句頭小第四句本大字又從此句頭小本大字剔出頭小即該本大上句不言本本大可知下句不言頭頭小可知上微頭小者言所謂來微之勢若從上邊頭小處微將去雖是不洪不長而大猶有根若從下邊本大處微將去則大并無根有陰無陽心火滅盡矣緣心脉純陽火炎盛上洪大長三字有一不具便屬陰邪所干火體失旺病在裏者陰反消其陽於內也病在表者陰覆占其陽於外也

緩遲二字與濡弱二字互

汗出者陰盛於上無陽以禦衛也關格不通不得尿者陰盛於下無陽以化氣也頭汗出則陽從上脫孤陰獨盛其與趺陽脉伏而濇之關格脉雖有異而有陰無陽其理則同難治宜矣

五三 西方肺脉其形何似師曰肺者金也名太陰其脉毛浮也肺病自得此脉若得緩遲者皆愈若得數者則劇何以知之數者南方火火尅西方金法當癰腫爲難治也

本藏脉外總以生我者爲吉尅我者爲凶故又於

發。俱指胃脉言。失去緩遲。故水來乘土。而不復制火。水火交攻。土金兩敗矣。

五四

此條指出例之濡弱爲土脉。土則生金。數爲火脉。火則剋金。金傷不能通調水道。爲喘爲脹。痓而兼腫。是水火相射也。故難治。痓腫一作癰腫指肺癰肺脹言

問曰。二月得毛浮脉。何以處言至秋當死。師曰。二月之時。脉當濡弱。反得毛浮者。故知至秋死。二月肝用事。肝屬木。脉應濡弱。反得毛浮者。是肺脉也。肺屬金。金來剋木。故知至秋死。他皆倣此。

剋我者死。前已見之。但彼屬藏氣。而未及月令。故復出此條。足之濡弱字。兼有微弦而長四字在內

三・廿二〇五七

數條雖據脉言脉然欲醫家於脉上毋傷藏氣毋伐天和之意其在言外。

金來剋木雖該寸關尺言而肝部尤爲關係、脉氣禀於陰陽陰陽按乎四季脉氣之生旺休囚於已不覺而時令早已兆之故其制剋合符於藏氣者如此醫者不明於順逆避從以爲補奪則以之代藏氣歲氣之司生者有不足而以之代藏氣歲氣之司殺者有餘矣

十五 師曰。脉肥人責浮。瘦人責沉。肥人當沉。今反浮。瘦人當浮。今反沉。故責之

五藏之脉各以菽數之輕重別浮沉合則吉違則

內經曰。候法。必先度其形之肥瘠。以調其氣之虛實。故着此一條於藏氣令氣之後。誠欲合人形於陰陽四時虛實之應也。

凶固不待言矣。而人膚肉有厚薄。又須斟酌於輕重間以合指法之舉按。若不觀形與質以合脉度則以不當見之浮沉。反認爲合於藏氣歲令之浮沉者有之。故又出此條例之責者治也。懲也。病未見而脉已見。便可從此懲而治之。使得如經肥瘦其一端耳。而病之當懲治者。不止一端也。

師曰。寸脉下不至關爲陽絕。尺脉上不至關爲陰絕。此皆不治。決死也。若計其餘命生死之期。期以月節尅之也。

藏有五其生剋制化之理於腎肝心肺已不啻詳及之矣而獨畧於脾說者謂其寄旺於四季四季之中各有土故不妨畧之然有說焉脾爲四藏之母畧之所以尊之尊之所以責重之何以明其然也脾主中州位乎兩關雖以東方之肝部亦兼而統轄之退厥陰於下集而不令其互爲牽制其故何也陰陽出入以關爲界而藏氣循環實終而復始自下而上則陰升爲陽自上而下則陽降爲陰陰陽互換而亦互根其所以爲之換而爲之根者

脾藏者常注胃土之精也。土者。生萬物而法天地。故上下至頭兒。

關之職也。關則必有津梁。陽欲降不能自降。陰欲升不能自升。得津梁爲之迎送。而升者升。降者降矣。此之謂互換。關則必設防隘。陽欲降何者不降。陰欲升何者不升。有防隘爲之閉別。而陽可降。陽之淸者不許降。陰可升。陰之濁者不許升也。此之謂互根。唯其互換。所以互根。今則寸脉下不至關。是心肺之陽爲之阻絕於上矣。尺脉上不至關。是肝腎之陰爲之阻絕於下矣。陰陽方欲互換以爲根。而關河隔斷。欲渡無梁。是則斷絕之形。實由於關而陰陽乃致阻絕世未有關河不斷而能阻人以往來者以關之不治而成寸尺之皆不治則斷絕於始阻絕於中者必死絕於未縱有一藏之游氣爲餘命不過野馬塵埃耳一逢月節之剋而旺氣被奪無能爲矣夫天地之設關所以達南北東西之路而爲之要衝要衝爲南北東西而設則凡南北東西之精華皆得輸之於關而納之外府府以所納之精華稟令於關主而復散之四方所謂和調於五藏洒陳於六府者皆是物也苟輸納能

不失職關何由絕納而不輸責之心肝肺腎輸而不納責之脾之外府外府者胃也凡人之生皆受氣於穀萬物資生之本也而凡穀之入必先至於胃萬物歸土之義也但使四藏之中各有胃脉而關河絡繹何至陰陽之絕脾爲四藏主又何必詳及之而始見其尊且重哉○上下俱不至關則陰陽各不能以其所有易其所無不免飽死脾胃既不能有其所無自當無其所有不免飢死不言脾只言關兼責胃可知

師曰。脉病人不病。名曰行尸。以無王氣。卒眩仆不識人者。短命則死。人病脉不病。名曰内虚。以無穀神。雖困無苦。

脉之爲脉何物也。資始於先天之元氣。資生於後天之穀神。一則曰命之本。二則曰氣之神。三則曰形之道經。曰天和者是矣。故脉不可須臾病也。然合上文觀之。藏氣之乖違。能令脉病。歲令之乘制。能令脉病。形氣之不合。能令脉病。陰陽二氣之不接。能令脉病。脉之受病多端。若此而人不覺悟者。

雖曰脉病、脉必是人不病時有以致之、故有卒然之死、

以其人未病耳孰知脉病人不病名曰行尸所以良工治病於未形者爲此行尸急救其脉恐不遑於臥尸急救其人也若尋常醫家病家能於王氣未乘之先震䖮②而如焚如溺者有幾卒眩仆不識人而死無非短命使然使早得良工察脉未必不十救二三益脉病之惡惡在不與人以打點遂有行尸之號耳若人病脉不病以無穀神而致内虚則亦不必預能救脉之醫始知養胃充穀以救其人矣故蹶困無苦下段不過借來以形容世人但

知醫人不知醫脉殊不知人可不醫無害脉若不醫必死脉不病亦不必爲平和但無脉病之脉耳病除傷寒屬虚者多諸虚皆本於胃故以内無穀神該之

問曰脉有相乘有縱有横有逆有順何謂也師曰水行乘火金行乘木名曰縱火行乘水木行乘金名曰横水行乘金火行乘木名曰逆金行乘水木行乘火名曰順也

脉之有紀從陰陽始始之有經從五行生惟五行

能生所以五行能死從前所列藏氣歲氣形氣陰陽二氣皆能令人成行尸者無非生氣先去而死氣乃乘生氣去在死氣未乘之先無論縱橫逆氣爲死氣即順氣亦成死氣况順氣一而逆氣三即無病之軀亦且正不敵邪雖殘賊我者少而乘我者正多縱有些微殘賊祗成病氣唯從病氣中傷及正氣則殘賊未除而縱横遂逆心肝肺腎盡化殘賊之流而生氣亦成死氣矣所以有相乘之脉有殘賊之脉相乘爲正氣虚之脉隨其所虚而傳

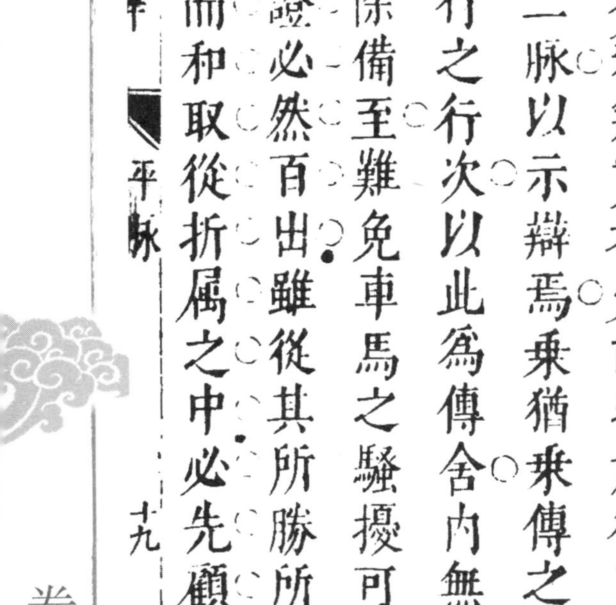

及之之謂殘賊爲邪氣實之脉恃彼之强而虐及我之謂二脉不辨往往自開一可乘之隙以招殘賊之來所以傷寒以正氣虛爲重以邪氣實爲輕正氣虛者多邪氣實者少故特於行尸條後揭出相乘殘賊二脉以示辨爲乘猶乘傳之乘行猶行在之行五行之行次以此爲傳舍内無室家作居停可知掃除備至難免車馬之騷擾可知傷寒稍一夾虛變證必然百出雖從其所勝所不勝以分縱横逆順而和取從折屬之中必先顧及主翁斯

以胃無穀氣而下是推原鬱冒不仁之故不欲人悮認作尸厥而用及牛黄丸類以殺人也

五九

一定之法也。

寸口諸微亡陽。諸濡亡血。諸弱發熱。諸緊爲寒。諸乘寒者則爲厥。鬱冒不仁。以胃無穀氣。脾塞不通。口急不能言。戰而慄也。

被乘之脉必無實脉。邪乘之證必無虛證。明眼人不當以脉爲證惑也。諸字指諸脉而言。即下文五藏六府相乘者是也。諸微亡陽四句是受乘之本。諸乘寒者以下是乘及之證。諸乘寒者謂所乘之脉又屬寒。脉如沉遲濇細之類。寒又夾寒。所以其

證厥而中雖是鬱冒不仁口急不能言戰而慄而胃無穀氣脾塞不能通是其根源則因虛致寒因寒致厥可從脉辯也

六十 問曰濡弱何以反適十一頭師曰五藏六府相乘故令十一

乘寒致厥特舉一證以為例如此之證不多見恐人誤認乘邪為偶然之事故設問答以明之見虛則必乘凡五藏六府所見之脉之證紛紜錯莫非此耳濡弱字承上文諸濡亡血諸弱發熱言而

濡弱者，小無力之名。

六二

諸微亡陽包在其中適猶言便也頭猶言最也虛脉莫甚於微與濡弱在諸脉中便於十一之來乘者筭濡弱爲第一語氣須如此說凡乘府者不必乘藏乘藏者不必乘府而脉一濡弱則五藏六府皆得相乘合計之故令十一

問曰何以知乘府何以知乘藏師曰諸陽浮數爲乘府諸陰遲濇爲乘藏也

諸陽浮數爲乘府云云者濡弱而見諸陽之脉如浮數類則知所乘者爲府邪濡弱而見諸陰之脉

脉而乘邪亦間有有餘者。若無濡弱脉見。則諸陽浮數。又爲乘府矣。即在辯胃不仁中。可以分脘與中之異。

如遲澀類則知所乘者爲藏邪府爲陽爲熱藏爲陰爲寒。乘邪之來。每多内真寒而外假熱之證補此一條正見濡弱之脉無論寒爲虛寒。即熱亦爲虛熱虛虛之禍。正緣不辯熱爲虛熱耳。經曰脉至而從按之不鼓諸陽皆然正謂其濡弱而無力也

六二 問曰。脉有殘賊。何謂也。師曰。脉有弦緊浮滑沉澀。此六脉名曰殘賊。能爲諸脉作病也。

平脉篇中至此條方是言病邪殘賊乃暴虐之名脉中有此當屬實邪然亦有辯殘則明傷作病於

玄

傷寒論後條辨　卷二　三ク之五〇于十

暴屬實者多賊則暗襲作病於漸屬虛者半弦緊

浮滑沉濇六者不論何部脉中兼見此脉輒防邪

至凡傷寒瘧痢之類種種皆是在虛人尤爲可慮

問曰翕奄沉名曰滑何謂也師曰沉爲純陰翕而正

陽陰陽和合故令脉滑關尺自平陽明脉微沉食飲

自可少陰脉微滑滑者緊之浮名也此爲陰實其人

必股内汗出陰下濕也

弦緊浮滑沉濇何以見其能爲殘能爲賊也因於

六脉中單舉一滑脉以例夫脉之能爲殘者狀翕

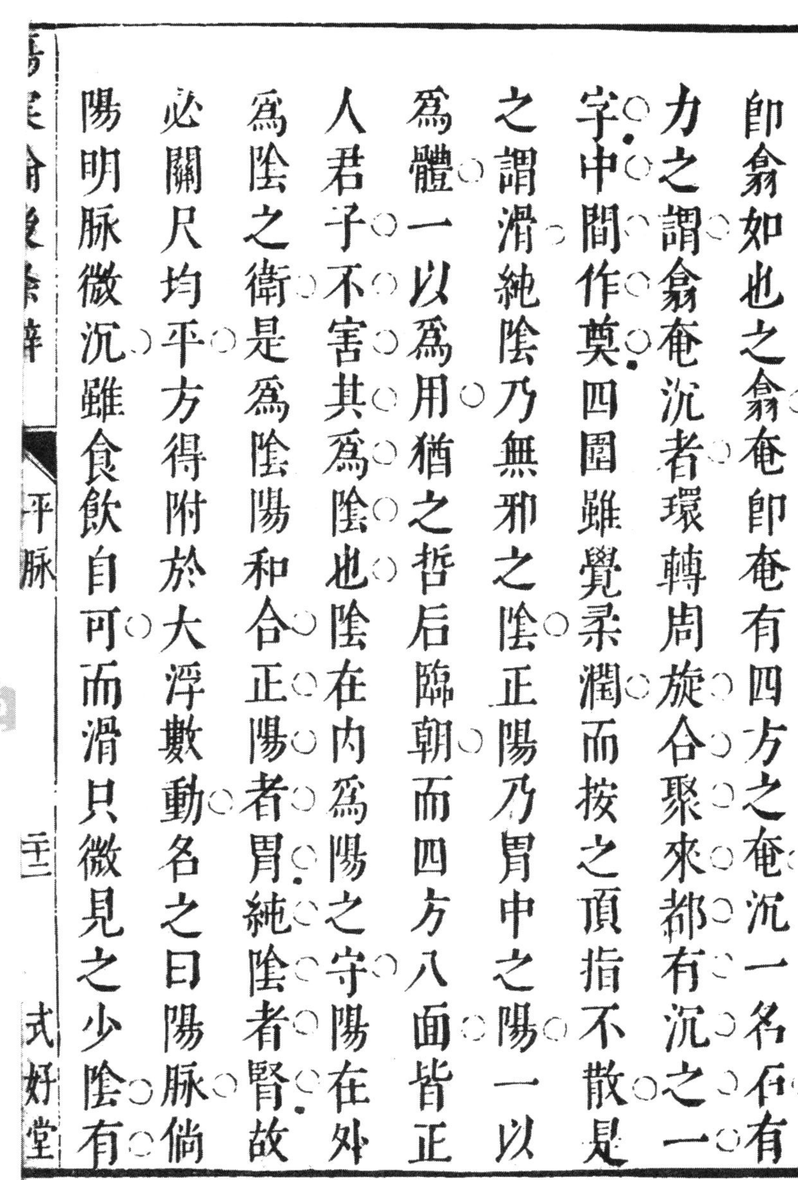

卽翕如也之翕奄卽奄奄有四方之奄沉一名石有力之謂翕奄沉者環轉周旋合聚來都有沉之一字中間作奠四圍雖覺柔潤而按之頂指不散是之謂滑純陰乃無邪之陰正陽乃胃中之陽一以爲體一以爲用猶之哲后臨朝而四方八面皆正人君子不害其爲陰也陰在内爲陽之守陽在外爲陰之衛是爲陰陽和合正陽者胃純陰者腎故必關尺均平方得附於大浮數動名之曰陽脉倘陽明脉微沉雖食飲自可而滑只微見之少陰有

陰是陰字。作裏字看。浮緊爲表實。沉滑爲裡實。實者。邪氣也。二脉皆陰邪鬱住陽氣所變現。但表裡上下部不同耳。

此處滯陽明脉。上見弦緊浮滑沉濇六脉之見。皆從胃陽不足處成耳。

體無用。便足反唐爲周。與緊脉陰邪浮外者同斷矣。陰在外鬱陽於内。而不使用事。純陰變爲邪陰。此爲陰實。實在下則殘下。其證爲股内汗。陰下濕。則實在上必殘上。其證爲濕痰鬱熱。壅滯不宣。可知責其故。實由陽明脉微沉。正陽失令故也。從而升之。使陽明不過。則在上者。子稟父宣。在下者。婦承夫化。而三部得和合如初。此亦治殘之一法。則舉一滑脉。而弦緊浮沉濇之爲殘者。可類推矣。

問曰。曾爲人所難。緊脉從何而來。師曰。假令亡汗。若

三故令皆推原字眼見緊脉關於正傷者多不可把來緊作寒傷營看○緊反入裡則見數象亡汗悞作陰虛吐悞作胃火欬家悞作肺熱下利

吐以肺裏寒故令脉緊也假令欬者坐飲冷水故令脉緊也假令下利以胃中虛冷故令脉緊也

更於六脉中單舉一緊脉以例夫脉之能爲賊者狀夫滑以陰實而遂受浮緊之名則緊之爲正陽害者殊深故不特浮緊之爲傷寒沉緊之爲中寒殘我多端只就條中一問三答例之乘機竊伏賊狀如此則凡養生君子且慢祛邪只宜防正以飲食起居之間莫不有賊賊不關外感也只舉一緊脉而凡弦浮滑沉濇之爲賊者可類推矣○或曰

濇血者悞作陽邪以此脉殺人者多矣辨之辨之

緊則爲寒稱曰乘脉今復列之殘賊何義曰虛則爲人乘實則乘人凡脉皆然不獨緊也

寸口衛氣盛名曰高營氣盛名曰章高章相搏名曰綱衛氣弱名曰惵營氣弱名曰卑惵卑相搏名曰損衛氣和名曰緩營氣和名曰遲緩遲相搏名曰沉

脉狀多端既不可以連類而盡而翻換變易又不可以執一而求若不得一簡約之法以該括之終不免童習而白首紛如仲景因於傷寒壞病中單取寸口及趺陽之脉譜之爲察猶奕譜中之布成

經曰，診脈之始，五決為紀，欲知其始，先建其母。

殘局者然從前起手之差應着之差總無可救只審局中强弱之空隙以求救着稍放一着閒便無救着所以殘局之勢不難人下子正難人布筭也然局勢雖有更翻而從强弱為布筭者究不離黑白二子之間須知此處之滿盤黑白子即從前所布四角之黑白二母子是也唯先有母子所以縱横錯綜終局不紊勝負只從黑白間一覽而決仲景亦是此意故於未布案之前先列綱損二脈以為脈母雖辯脈中首名浮大數動滑之陽沉濇弱

弦微之陰俱不在此二脈之列而總不出此二脈之列便人於寮中所得之本脈稍有模糊一顧及高章惵卑之母而清濁了然邪正了然有餘不足之間永無實實虛虛之患矣緣浮大數動滑沉濇弱弦微之脈祗名之曰陽曰陰耳而名未必實之因復加之以形容如藹藹若車蓋之為浮纍纍如循長竿之為沉是也然藹藹若車蓋固為浮瞥瞥如羹上肥亦浮也纍纍如循長竿固為沉而縈縈若蜘蛛絲亦沉也其間有辯乎無辯乎則莫若於

體勢態狀悶擬之署以一定不易之名使諸脉至此纔能混我以名而總不能掩我以體勢態狀法莫簡於此亦莫捷於此力來堅硬而頂指曰高現頭現脚而向前曰章惵對章言縮頭縮脚而退後曰惵卑對高言隨指無力而低下曰卑高則必章卑則必惵故上下互對言之人縱不識脉而高卑之形進退之勢未有不識者故以高而章者名曰綱有攬權當令之意苟邪氣有餘則未有不綱者以惵而卑者名曰損有見凌披削之意苟正氣不

沈爲陰脉而主裡氣從遲緩胃脉中見出脉有偏于陰而不失爲純陰者此類是也俗人謂之六陰脉

足則未有不損者只此二脉分強弱則不必辨及諸脉之名與體脉勢高章雖陰脉可進之爲綱脉態卑惵雖陽脉可抑之爲損若於二者之態狀均無所擬只屬尋常之脉雖遲與緩只可名之曰沉以此取脉所以遲與緩有時名之曰強必於遲緩中有高章之氣勢也浮與大有時名之曰虛必於浮大中有惵卑之體態也推仲景之意亦只是教人於有力無力間討分曉節菴云診法不論浮沉遲數但見指下有力則爲實爲熱無力則爲虛爲

卒

寒此言雖得一二然有力中亦有寒而寒者不可不知此法雖是該及諸部然尤以寸口爲準緣寸口者胃氣所變現營衛俱徵兆於此也以後凡言脉遲而緩脉滑而緊之類俱貫有綱損二脉在内

寸口脉緩而遲緩則陽氣長其色鮮其顔光其聲商毛髮長遲則陰氣盛骨髓生血滿肌肉緊薄鮮硬陰陽相抱營衛俱行剛柔相得名曰强也

凡寸口云緩而遲弱而遲之類上一字從浮下一字從沉此條緩而遲即上條名曰沉之脉何以易

名曰强，則緩遲中浮沉俱不弱可知，與前條沉至而浮不至之緩遲又不同。

其名曰强。亦如譜奕者欲譜互爲勝負之局，必先譜一和局，以定盤此局，不同於上條從何處看出？妙在二脉不相搏而相抱舉之，而緩中有遲，陽氣從陰中長上來，按之而遲中有緩，陰氣從陽中盛下去。營不失其爲營，衛不失其爲衛，所以自無損脉之不及，亦無綱脉之太過，是謂陰陽相抱，營衛俱行，剛柔相得也。强者，徤也，得天行之體以自强不息也。營衛爲一身之主，營衛强則氣血兩充，而運行於周身者，無不充可知，是爲脉中之君子，較之上條之沉脉只是遲緩按之俱有力而浮沉轉換處不能渾然便謂之相搏而非相抱然二脉俱在好一邊看此條特一結完沉字之案見以下壞局中非綱即損只在有餘不足之間分邪正不容以閑着作救着也或曰上條惵卑之爲損統歸之正氣不足宜矣至若高章二脉明曰衛氣盛營氣盛令統歸之邪氣有餘豈營衛可强而不可盛乎曰營衛甚欲其盛若不相搏則高章爲王脉而非病脉病在高章相搏遂成其邪即卑惵之脉平人

見此者殊多若不相搏祗爲弱脉而亦非病脉爲損之列祗如此條强脉一有相搏遂有持實擊强之害餘可類推矣凡別本脉及病脉處俱如此體貼

趺陽脉滑而緊滑者胃氣實緊者脾氣强持實擊强痛還自傷以手把刃坐作瘡也

自此以下言寸口輒連趺陽而間及少陰非各爲部署也奕家有正局有變局或有二變三變者蓋一局之勢不足以盡之而必推變以窮其法亦以

見應着之變換局中更當審局不可拘定條中凡言寸口是正局只從營衛爲布置一身之經絡俱統於此故也顧中集者營衛所從出有餘不足唯趺陽能增能減而亦能劑故以之作寸口之變局猶恐勢有未盡則從少陰討之三集者元氣之別使與營衛俱行陰行陽者也局至此不容遺局矣蓋寸口之强之弱皆稟趺陽爲母氣今寸口强矣而趺陽更滑而緊滑者胃氣實痰液素充可知緊者脾氣强寒邪鬱結可知强客犯主而適逢主氣

中焦獨見有餘則成填塞阻住升降道路故耑加以邪乘必見痛證故脉滑而緊緊主痛故也

六八

此虛實二字指脉象言浮之不足按之有餘非斷其主病之虛寔

之盛則寒邪反爲痰液膠固不散伏梁心痛種種雖曰寒結實吾身之主氣成之兩邪相搏是謂持實擊强而有以手把刃坐自創傷之喻也較之上條寸口之與趺陽遂以强與綱截然分兩局矣

寸口脉浮而大浮爲虛大爲實在尺爲關在寸爲格關則不得小便格則吐逆

浮爲虛憔卑之浮也大爲實高章之大也正虛不能運化邪實不肯運化故在陰部則邪實在陰無陽以化遂不得小便而爲關在陽部則邪實在陽

作寸在尺只此個脉象推殘上下之而斷其阻絕

六九

合之上條彼只陰陽部從脉加以趺陽伏濇則浮大之在尺者并病及上在寸者亦病及下以升降之源絕在中焦故關格兩成殆

無陰以運遂吐逆而爲格以我之損承彼之綱則實者愈實而虛者愈虛矣

趺陽脉伏而濇伏則吐逆水穀不化濇則食不得入名曰關格

然或關或格雖屬陰陽水火不交而上下部祇成偏勝之局苟中焦升降之職未經革除關尚可開格尚可撤今趺陽復伏而濇慄甲如此則胃中之陽已亡脾中之陰亦槁中州之氣索然矣吐逆水穀不化是無火也食不得入是無水也水火兩亡

亦寸不至關為陽絕。尺不至關為陰絕之脈。

七十

大抵氣強者血必弱。血弱而風燥之，營氣不從。逆于肉裡則蟲生。蟲生于風也。治此者全在養營和血。切忌辣風重增其燥。

則上焦之陽為死陽。下焦之陰為死陰。格而且關不特不得小便。而且無小便之得矣。

脈浮而大。浮為風虛。大為氣強。風氣相搏。必成癮疹。身體為痒。痒者名泄風。久久為痂癩。

此於浮大脈中另布一局。祇云脈者。該三部言與上條分表裏者。以此風虛則浮。尚帶損而表邪原淺。氣強則大。獨攪綱而營衛熱盛。以虛風而搏強氣。宜乎衛得凝濁。而其氣不淸。癮疹特其淺者耳若更汗出當風則風熱挾濕蒸而生蟲遂身痒增

血寒發熱痛人最多此證一用寒凉遲脉遂變緊濇世人復誤認緊濇爲濇數

爲泄風然猶分肉間病久則風入脉搏及熱營歷風成矣夫風虛之證人時有之搏及氣强邪遂成實其不爲上條之病者以無趺陽之伏濇脉也

七　寸口脉弱而遲弱者衛氣微遲者營中寒營爲血血寒則發熱衛爲氣氣微者心内饑饑而虛滿不能食也

營中寒本於衛氣微來諸微亡陽故也裡寒陰感故拒陽於外而發熱所謂諸弱發熱者以此氣微非邪故心内饑無陽化穀故䐜脹而不能食益唯

弱之與遲莫非慄甲之狀故不唯氣虛而且中寒不必以實熱之滿於此疑狐矣

以淸陰退熱一法發人于䐜脹洞泄不止以死者多矣

七三

趺陽脉大而緊者當卽下利爲難治

營衛虛寒如此必無尚盛之趺陽可知醫者不察往往以發熱作陰虛虛滿作䐜脹誤治胃陽消盡者有之大而緊必非高章之大而爲慄甲不能容之大盡逐其陽於外胃誰與載而不下利誠犯手之局矣

病屬血寒誤人處在發熱病屬虛滿誤人處在不能食大緊之趺陽尚從營衛病中虛之得來下利爲難治者陽脫故也

七三

寸口脉弱而緩弱者陽氣不足緩者胃氣有餘噫而

胃氣有餘，猶云胃中多滯氣，指邪氣言，非胃之本氣有餘也。

七四

吞酸食卒不下，氣塡於膈上也。

食入於陰，長養於陽。陽氣不足，則無從剋化，而食宿於胃。是以陽氣之不足，成其胃氣之有餘也。傳送之官失理，則水精不下布，而濁氣上壅，故噫而吞酸，食卒不下，氣塡於膈上也。向使陽氣不慊，卑而成弱，胃氣豈容高章而成緩綱損之脉，兩持所以清不升，濁不降也。較前條虛滿不能食者殊。

趺陽脉緊而浮，浮爲氣，緊爲寒。浮爲腹滿，緊爲絞痛。浮緊相搏，腸鳴而轉，轉卽氣動，膈氣乃下，少陰脉不

胃氣有餘而陽氣不足則上焦閉閉則氣還還則下焦脹一升一降只在腹內擺動升者升不出頭降者降不出頭

出其陰腫大而虛也。前此僅脾滯病虛而未至於寒若趺陽脉緊而浮緊在浮之上氣欲高章而不得高章知爲寒邪所布伸不得伸故腹滿而絞痛直待腸鳴氣轉動而下利所塡之膈氣乃得從上焦轉到中焦使早從中焦預治當不留邪駐此若更少陰脉不至則沉潛水畜之診穀氣雖下於胃水氣自漬於膀胱其陰腫大而虛仍係土寒不能制水非疝瘕病也上下樞紐宰自中焦使中焦反卑惵之狀爲高章亦

其陰腫大而亂陰寒併犯及三焦也

自易易合此不圖既以身為壑而更壑及於隣耸去三焦之火誰為蒸腐水穀是則寒脹之勢已成并驗於陰之腫大而虛處矣

七五

寸口脉微而濇微者衛氣不行濇者營氣不足營衛不能相將三焦無所仰身體痹不仁營氣不足則煩疼口難言衛氣虛者則惡寒數欠三焦不歸其部上焦不歸者噫而酢吞中焦不歸者不能消穀引食下焦不歸者則遺溲

三焦為真陽發生之祖雖

營衛三焦本同一氣營衛固本三焦三焦亦資營

屬相火而權從君授營衛不能相將則君火失令陽氣不下交三焦誰仰火不安其位則離部此部既空周身上中下之部俱無所歸而求其納矣此等證人亦知補命門之火要必從上焦營衛處採取真陽使之下授方有源頭

衛盛衰共之令營衛之脉微濇則慄甲之狀各自羞避之不遑豈能相扶而行營衛不能相將而行則三焦無所仰賴亦不能遊行於上下間矣凡三焦不到之處營衛亦不能達雖有氣血祇成死氣血所以身體痺不仁也煩痛口難言者痺氣着營而心受之也惡寒數欠者痺氣着衛而肺受之也三焦不歸其部者無營衛為之置郵凡所當到之處不能到也所以當受納者不受納當腐熟者不腐熟當約制者不約制三焦有令不能行而酢吞

命門無火之人最忌寒中

脉沉數者有胃氣也浮數者無胃氣脉浮緊者有胃氣也沉緊者無胃氣

諸證遞見矣此時方恨無一高章之脉勢爲之綱
尚何邪氣之可逐哉

七六 趺陽脉沉而數沉爲實數消穀緊者病難治

然此脉局猶有翻換處以微濇之脉因氣脉不流
通而成惵卑態陽未嘗亡也如趺陽脉沉而數沉
在數上沉必高而數必章可知此爲實熱實熱在
趺陽自能消穀中焦得其腐熟則上焦自不至酢
吞下焦自不至遺溲是三焦不能蒞之處猶得藉
此胃中之陽代署其職縱使寸口衛微營濇祇自

成其身體痺不仁耳尚無關於府藏也實數雖是邪氣然正氣久虛之人有時得賴邪氣秉綱爲之錮其鎬鑰此時不宜去邪只宜養正養正以和邪邪久反肯讓舍此秘法也使不數而緊火勢損而滅矣周身承氷冷之局誰復爲之綱而炎以陽燧難治必矣可見人身三焦重於營衛而胃陽尤重於三焦以腎水得胃陽鎮伏三焦之氣始得上升而循中焦入上焦以發生營衛也穀神爲寶三復斯言

七七

虛家最忌濇脈根傷故也根屬營發虛家之汗而傷及營者往往成此脈而見此證

寸口脉微而濇微者衛氣衰濇者營氣不足衛氣衰面色黃營氣不足面色青營爲根衛爲葉營衛俱微則根葉枯稿而寒慄欬逆唾腥吐涎沫也營衛兩虛則心肺不得不各竊母氣以爲養面色有黃有青則肺金母氣反爲心火母氣所剋所以金失土養而受火刑寒慄欬逆唾腥吐涎沫而癆瘵之證成矣緣此證衛脉之微實由營脉之濇成之血液枯滯而水不濟火肺傷則衛傷故也法屬陰虛故曰營爲根衛爲葉此證無一綱脉爲邪則

浮芤爲奪血之診合之上條知液亡於上血亡於中矣大都此爲醫所病也大

知外證之陰陽乘我原淺而正氣一虛正無奈自身之水火木金互爲殘蝕而損之又損也

趺陽脉浮而芤浮者衛氣虛芤者營氣傷其身體瘦肌肉甲錯浮芤相搏宗氣衰微四屬斷絕

水火木金互乘之勢已具倘得環中之趺陽不解其綱猶有變理之機今趺陽脉浮而芤則浮已無根芤成中脫固知衛氣之虛莫虛於此營氣之傷莫傷於此根基中墮一身誰主因知衛虛而乏資生之氣營傷而成枯槁之形矣故不特肌消肉槁

發其汗。又數大下之。其人亡血。病曰營氣傷。營衛在此處。并貼到趺陽上言者。以趺陽之病根。已從營衛處傷及矣。蓋衛以營爲根。而衛營之統于宗氣者。又以趺陽胃爲根也。

而成索澤抑且呼吸莫續而見宗氣衰微夫宗氣者營衛之精氣積於胸中而名氣海者是也氣海以其所積者主呼吸而布之經隧是爲藏氣之所禀宗氣衰微知無所積何有所布是以四屬斷絕而損骨損筋損肉損皮毛之無不損也可見脾胃爲一身之主土氣解綱百損備至必見陰虛之來不關脾胃

寸口脉微而緩微者衛氣疎疎則其膚空緩者胃氣實實則穀消而水化也穀入於胃脉道乃行水入於

營者水穀之精氣也和調于五藏灑陳于六府乃能入於脉也入脉則盛者不盛疎者不疎此爲平人今之營盛膚疎者什是營衛之行濇不能衛脉上下以貫五藏絡六府也

經而血乃成營盛則其膚必疎三焦絕經名曰血崩衛疎膚空陽氣衰之故也胃氣實無陽化氣致積瘀凝胃而成燥熱故也瘀而兼燥所以穀入胃而徒消去水入胃而徒化去不復遊溢精氣上輸下溪使水精之四布五經之並行也夫穀入於胃脉道乃行水入於經而血乃成恒人之常也今則穀消而水化則消化之水穀不能入胃而充其膚之疎者當自挾瘀而積成營之盛營盛則膚愈疎灌溉不到故也營以不行脉不入經之水穀而盛則

嘗見失血之後脉多微緊弱濇不悟此為三焦絕經之診不知益火之原反奪

所盛者死陰之屬不但其衛愈疎而三焦亦成阻絕盛血無經可歸必當妄溢而為吐衄類洶湧湃洴而來是謂之奔既奔之後恐營之盛者未必盛而衛之疎者則益疎脉中慄卑之狀當不堪觀矣

八十

趺陽脉微而緊緊則為寒微則為虛微緊相搏則為短氣少陰脉弱而濇弱者微煩濇者厥逆

前局之營盛實由衛疎而陽氣衰少所致寒能溢血故也顧上焦之陽本於中焦若趺陽脉微而緊則寒虛在脾脾胃一虛肺氣先絕矣衛氣虛微而

卅水以逐火。未讀仲景書。誰不甘入井而受石焉。以諸微離曰亡陽。而諸弱則有發熱證如比條之微煩是也。故雖有濇者厥逆之陰寒。不復領畧及根原矣。

短氣較之營盛之空我膚者當有主客本標之分不可不憂也再加少陰弱濇必致零星之火盡成外越而孤陰獨盛微煩厥逆更從何處挽回其陽較之寸口之脉局雖無所翻前猶陰盛今竟寒虛無陽之局釀之於始誰肯於營盛之時打點提出高章之綱一驅盡後來惵卑之種種乎

趺陽脉不出脾不上下身冷膚鞕

前案俱從寸口布起接入趺陽此於結局二案獨開金繩覺悟此一條突出趺陽脉不出一語趺陽

何物也而可令其脉不出哉脾不上下脾未嘗死也但使其伏而不動便無以温分肉而柔肌膚雖未尸而已成厥矣厥成於趺陽脉不出顧趺陽脉不出之故亦嘗諦本文來路一思及之否乎

全二

少陰脉不至腎氣微少精血奔氣促逼上入胸膈宗氣反聚血結心下陽氣退下熱歸陰股與陰相動令身不仁此爲尸厥當刺期門巨闕

趺陽主中焦少陰主下焦生氣之原在此少陰何物也而更可使其脉不至哉腎氣虛而少精血其

腎少精故奔心上血故至心下宗氣聚故結

此等厥說由未厥之先不知填精壯腎納火歸元也故知二焦爲人身之主氣此中有火不可不實之于平時其術病則方云見養正黑錫等丹也

所由來非一日矣氣以無所納而上奔下焦有形之陰爲上焦無形之陽所阻遂聚而結於心下但所奔之陰原挾腎陽共上陰結而陽遂孤雖退下不得歸元徒走入少陰支絡與陰相動上既血脉結聚不得流通下則陽歸陰股不得主持呼吸斷絕卒然以死使脾得上下則土能制水豈容陰氣上奔至此哉然其死也猶得耳鳴鼻張兩股至陰俱温則仍賴宗氣未散尚留其陰之力故祗成尸厥證耳滿局空空卽欲搜尋一惵卑之輩稍爲祗

候畜不可得刺期門巨闕通其陰以行宗氣使畢惵葦得一露面再請主翁可也此等險局少陰脉不至則有此然則少陰脉不至之故自宜急省矣

○一解此二條乃承寸口脉再定一局趺陽脉不出是併其微緊者而無之矣身冷膚硬陽氣隨奔而不有也至於少陰脉不至是弱濇者并亦引去二脉皆因血之暴崩而脫遂成尸厥之形其實乃血厥也厥因膚空膚冷而致而營盛之根源究竟未除所以宗氣得促逼之奔氣反聚而結心下

陽熱退入陰股則周身不得陽熱可知所以尸厥究其病因總是營盛膚空故刺期門巨闕隨其實而瀉之通結血以行宗氣則脉道行而血入經此死局中仙着也

寸口脉微尺脉緊其人虛損多汗知陰常在絕不見陽也

虛損所該固廣獨着一多汗證則內熱煩蒸種種虛陽之現包含在內可知在人未有不認爲陰虛者仲景獨曰陰常在絕不見陽者於何知之知之

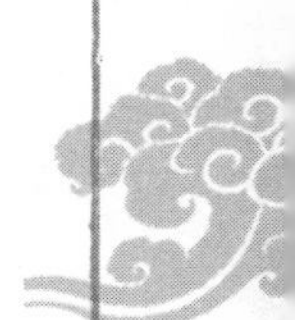

於寸微尺緊耳頗微即諸微亡陽之微緊即諸緊爲寒之緊二諸字内却該有弦數動滑諸般脉在内非只單見微單見緊與人以易曉也只因諸脉中非惵即卑斷無高章二脉在内所以弦數動滑之來盡可抹去而只名之曰微曰緊耳微緊固知陰常在矣陽從何處絕不見來只看局中三部没了何物及參上條趺陽脉不出少陰脉不至爲何失去寸口則知仲景棒喝不已遂從三部呈爻余讀論至此每作數日祗懼誰謂仲景非大菩薩仲

經曰藏府之要害不可不察肝生於左肺生於右心部於表腎治於裡脾爲之使胃爲之市鬲肓之上中有父母七節之傍中有小心從之有福逆之有咎父母即心營脈衛小心即少陰之三焦而市則趺陽也

景非大聖賢哉寸口爲脉之大會五藏六府之所終始寸口不見而一身之脉盡皆停止遂現尸形趺陽乃正陽爲五行之母營衛禀焉不見趺陽諸虛百損盡現衆及於此欲勿祗懼寧勿祗懼哉或曰子以此二條爲仲景設象呈教似矣然少陰與三焦合爲一氣人身之眞水眞火繫焉凡上焦營衛之氣中焦脾胃之氣皆根荄於此仲景既爲設象呈教何爲獨吝此一爻余曰仲景之書爲扶陽而著少陰屬水藏只怕陰盛生寒斷無陽盛生熱

地氣上爲雲天氣下爲雨一升一降運之在中下焦無陽氣不蒸騰中焦無陽氣不轉運上焦無陽氣不宣布有降無升而所積于身中者一皆陰氣爲之由正此之謂死氣矣

之理凡傷寒陽熱之證統屬陽明於少陰無涉也少陰三承氣證實陽明熱深厥深證仲景入之少陰以其脉沉發厥逆之不與同中土耳少陰得趺陽鎮伏而後肯交合三焦三焦之氣升則爲神元陽透腦至髓海爲神光是即營衛發生之祖少陰之氣升則爲鬼奔豚犯闕奪絳宮爲死氣實因趺陽失令之由爲神爲鬼祗在趺陽勝負間故仲景只於上中二爻寶定陽氣衛營盛其下自有溫泉趺陽厚其上必無陰氣三陽開泰仲景性命之圭

旨在此幸讀者勿以傷寒論徒作醫編襲視之○經曰太陽病三日已發汗若吐若下若溫針仍不解者此爲壞病桂枝不中與也觀其脉證知犯何逆隨證治之及觀太陽篇中所載壞證殊多莫不有頭有尾如曰太陽病發汗汗出不解其人仍發熱心下悸頭眩身瞤動振振欲擗地者眞武湯主之仍發熱心下悸頭眩身瞤動振振欲擗地者壞病之證也太陽病發汗汗出不解者推其致壞之由頭也眞武湯主之者定其治壞之法尾也今皆

抹去頭尾單單懸列如彼如此之證令人從何執摸不知論中之證不過三日後之壞病知犯何逆尚是易事故亦不難以法治之至於遷延日久壞之又壞變證多端種種不一詰其轉壞之由已難安頭則只據目前之脉便是其頭頭現何難尾現除不可治外尾法諒不出一百一十二方之内有不在内者仲景自應補出如尸厥證之刺期門亘闕是也其餘案圖可以索驥人其索之於牝牡驪黄之中也可即索之於牝牡驪黄之外也可此則

仲景躍如之指引而不發者也或又問傷寒爲七日之病此自何經受之容其壞之又壞遷延不死致此之劇曰陽明無壞病誤治祗從本經爲變現救之只在本經不救亦在本經無壞病也三陰不容壞病一誤治而死隨之祗爭須刻救本病且無法何憂其壞凡壞病都是太陽而少陽則間有之然太陽不錯何從壞及少陽太陽一錯不復留此壞於少陽所以壞病之證可專責之太陽然太陽之壞必非傷寒之太陽傷寒之太陽誤治不過轉

屬他經何至變爲虛寒虛損盡行失却本來面目吾固知壞病非關太陽病之壞乃壞病之自爲壞也既已屬之太陽又何以爲其自壞蓋太陽未見證之先其人素虛素寒此即壞病之根但不治祗屬本氣非關病氣何由得壞唯太陽稍一見證人祗據證而責太陽於其外不解據脉而顧虛寒於其中一誤攻太陽而虛寒之本氣乃成虛寒之病氣矣始猶有太陽爲之遮遮掩掩久則出頭露面不復有太陽而祗有壞病矣吾故曰壞病非關太

陽病之壞乃壞病之自爲壞也究其由來壞病原無此病不過爲太陽所騙而誘之成壞耳但太陽能騙我以證不能騙我以脉脉無不真證無不假但從真處防閑而假局面無從布設矣先儒有言傷寒之證轉熱即佳太陽之脉和裏爲要蓋熱從裏轉祗屬陽明熱從外轉便多壞病藏府合一之原急從辯脉平脉中討鐘鼓也

傷寒論後條辨卷之二終

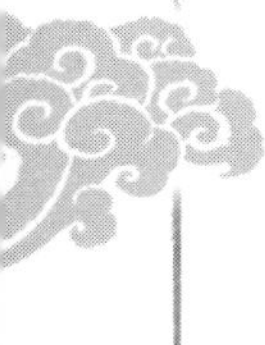

校注

①何：底本此后缺一整页，校本为：『尝逐病定法，更何尝于病上剔出伤寒定法？后人不于脉上求法，而于病上泥吾法，已失根源，倘并不于病上求法，而以『伤寒』二字乱吾法，此则与于不肖之甚者，吾故条记之，传与贤人。吾固有言曰，若能寻余所集，思过半矣。盖吾所条者，未必吾之所集，而吾之集者，不必尽于所条。吾安知后世不有窃吾说以惑世诬民者？故传而有不传者，在使吾一部《伤寒论》，不至失传于《金匮》，反失传于褊国中，则庶几拭目于贤人耳。条中明明说三部，则后面言趺阳少阴，俱指关尺，不令人舍手取足审矣。然则仲景何以不言关尺，止言趺阳少阴？盖两寸主乎上焦，营卫之所司，不能偏于重轻，故言寸口。两关主乎中焦，脾胃之所司，左统于右，故言趺阳。两尺主乎下焦，肾之所司，右统于左，故言少阴。三九师曰：呼吸者，脉之头也。此示人诊法吃紧处。呼吸就诊家言，脉有根源，从何处作工夫起，能于呼吸间，凝神定气，穷思极虑，即根源中之根源矣。此则诊不在指而在息，不在』。

②虢：校本作『号』。

③稿：通『槁』。下同。

傷寒論後條辨卷之三

新安程應旄郊倩條註　門人馮無咎補之挍

辨痓濕暍脉證篇

傷寒所致太陽病痓濕暍三種，宜應別論，以為與傷寒相似，故此見之。

上傷寒字指傷寒論一書，下傷寒字指寒傷營一病。仲景設論，全是防似緣傷寒，祇太陽中一病，而六經實無病不該，經同病異處，世人多因此模糊，設論專從此釐剔，故病在六經皆得召致之，援彼

余嘗謂傷寒論乃千古來第一部奇書總非人世間所有其間千岩競秀萬壑爭奇處處是蓬萊閬苑無

勘此真似互形不啻爲傷寒家懸下一照膽鏡以此法爲傷寒而設故名之傷寒論非謂入吾論者即傷寒非傷寒輒不入吾論也故首痓濕暍提清線路以例其法謂傷寒論中所致太陽病多矣太陽脉無不浮痓濕暍三種俱在浮外不必傷寒即以太陽言之宜應别論矣爲其不似也顧别之仍見之則以其似傷寒故傷寒發熱惡寒三者亦發熱惡寒知似者之非真則知别者之防似别者辨也辨則皆似不辨則皆真即三種懸個標榜此後

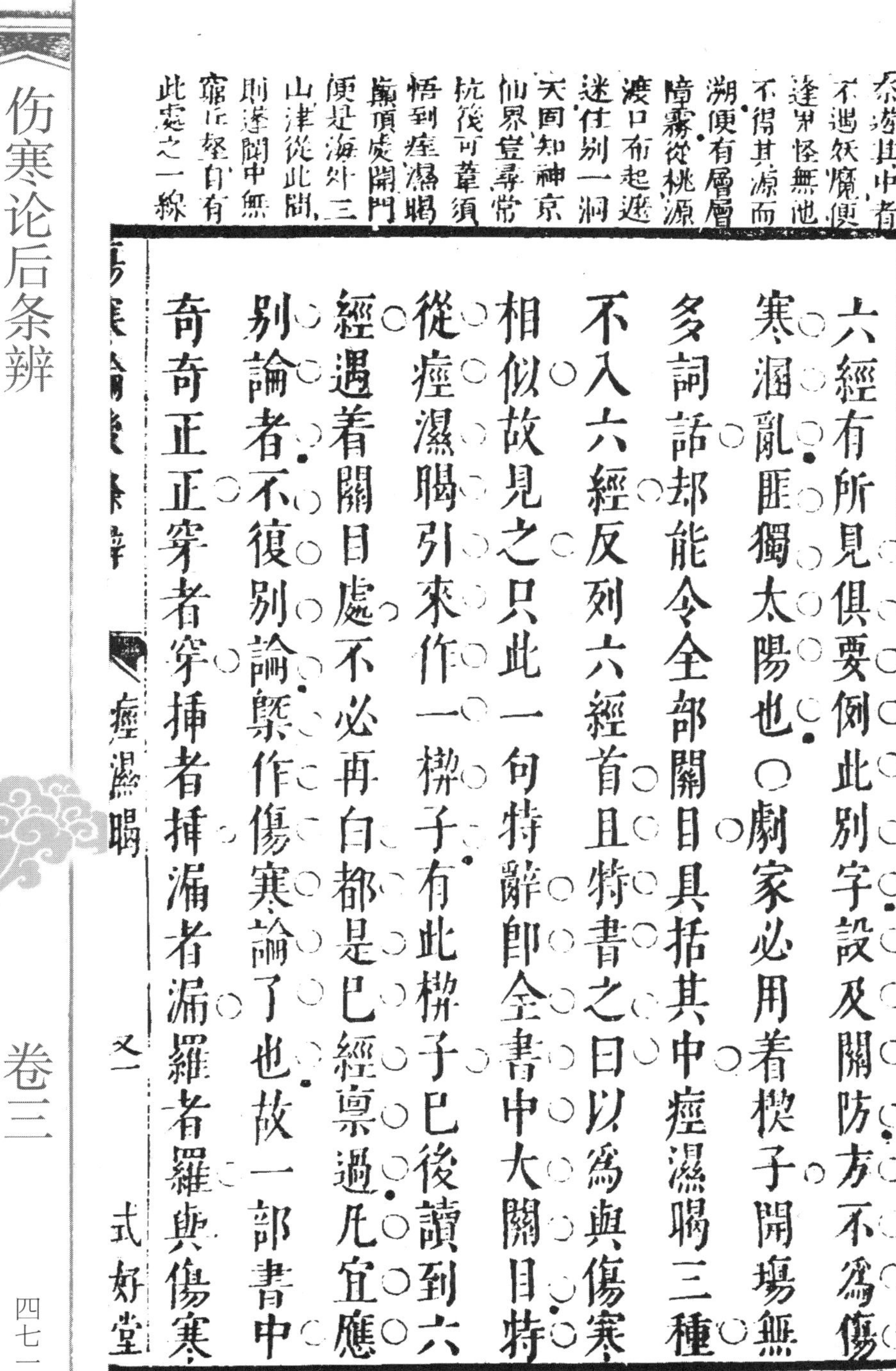

奈游其中者，不遇妖魔，便逢鬼怪，無他，不得其源而溯，便有層層障霧。從桃源渡口布起遮迷，任別一洞天，固知神京仙界，豈尋常抗筏可葦，須悟到痓濕暍巔頂處，開門便是海外三山，津從此闢，則遂闢中無窮丘壑，自有此處之一線

六經有所見，俱要例此別字設及關防，方不爲傷寒溷亂，匪獨太陽也。劇家必用着楔子開場，無多詞話，却能令全部關目具括其中。痓濕暍三種不入六經，反列六經首，且特書之曰以爲與傷寒相似，故見之。只此一句，特辭即全書中大關目，特從痓濕暍引來作一楔子。有此楔子，已後讀到六經遇着關目處，不必再白，都是已經禀過，凡宜應別論者，不復別論，槩作傷寒論了也。故一部書中奇奇正正，穿者穿，揷者揷，漏者漏，羅者羅，與傷寒

天迎出來爲我遊復作漁父也源頭此處不亭自是撇却痓濕暍、而從陰陽大論之春夏秋冬上問漁父矣凡論中之洞天福地要地被妖魔鬼怪占滿不道此漁父是一個妖魔鬼怪頭耳、

若關係若不關係俱從此筆內預補造化天無工矣觀所條實金匱中文較彼總不出一方葢不欲人從此此處認眞議及治法把一絕妙楔子誤作齣中之雜板令照樣排場也世人看此三種與金匱畧無異同豈有仲景書肯于活人頭上套上一死骷髏頭乎須知通身氣脉俱從此處引動則千百年來之骷髏頭自是眼光如電口沫成珠處處現有此座佛頭青隱身說法奈何不帶眼睛隨口附和曰此痓也濕也暍也則我這副活口眼眞是

骷髏頭上一副死口眼耳

六五 病身熱足寒頭項強急惡寒時頭熱面赤目脉赤獨頭面搖卒口禁背反張者痓病也

凡病有名有證名指受病之源證指外見之證痓病在筋筋固不可以名病而致筋成痓之病又種種多端或寒濕爲拘或火熱爲爍或亡血失津而不得滋養皆能病筋而成痓是痓之來路不能指定一病名之自不得不於證上定名耳身熱足寒頸項強急惡寒時頭熱面赤目脉赤由下虛而上

盛中枯而外熾也然此太陽中同有之證模糊疑似之間不足定其爲何病須於其獨處觀之獨者何頭面搖卒口噤背反張是也身熱足寒等證因筋旣拘急則一身之經絡盡爲筋束筋統于肝故無浮脉而經絡統于太陽太陽受鬱總不得宣暢故有此身熱足寒頸項强急惡寒時頭熱面赤目脉赤皆屬表內惟頸項强急則亦屬筋病其餘皆太陽經分之證至於頭面搖者頭以下之筋被束則頸以上之筋失統遂縱緩而搖動也口噤者舌

絡之筋被掣縮而不得舒也背反張者人一身之筋皆督脈統之督脈通于背筋强而不得伸則督脈所過之處皆攣急而不得直也有此三證顯出筋病則痓與非痓可一望而決矣傷寒不能混也

八五　太陽病發熱脈沉而細者名曰痓

夫痓病之證有同有獨同以其獨者名之矣乃其脈在太陽更有獨而無同以頭面搖口噤背反張之證合之沉而細之脈則雖有太陽發熱等證而不致爲傷寒所溷乃可定其名曰痓矣

太陽病發熱無汗反惡寒者名曰剛痓 太陽病發①熱汗出不惡寒者名曰柔痓

旣得其證與脉之所獨則不妨轉于同處分別而定其證之或偏于陰或偏于陽也如得太陽寒傷營證而發熱無汗反惡寒究竟非寒傷營病也筋受寒而現太陽之寒證但可名之曰剛痓耳如得太陽風傷衛證而發熱汗出不惡寒究竟非風傷衛病也筋受熱而現太陽之風證但可名之曰柔痓耳剛柔別而寒熱虛實分不特痓與非痓有區

別而痓之為痓又有區別矣不別烏從置喙也

又八六 太陽病發汗太多因致痓

證似風寒之外邪在人不免疑痓為表病不復究其所由來虛從實治為害匪淺以太陽病發汗太多因致痓之一端推之則知此病得之亡津亡血而因虛致寒因虛致燥者不少蓋陽氣者柔則養筋發汗太多則亡其陽而損其經脈之血液故也後人于桂枝栝蔞湯麻黃葛根湯小續命湯外有附术散桂心白术散附子防風散八味白术散等

方皆得仲景意而廣推之者也

八七 太陽病，關節疼痛而煩，脉沉而細者，此名濕痹。濕痹之候，其人小便不利，大便反快，但當利其小便。

以太陽宜應别論之濕病言之，關節疼痛而煩，所謂與傷寒相似者此也。脉則同痓證之沉而細，所謂傷寒致太陽宜應别論者此也。蓋濕屬陰邪，其性凝滯而沉着，所以見出此證此脉，經絡雖屬太陽，却與風寒表入之邪各别，只可名之曰濕痹耳。痹之爲言着也，濕流關節，着而不行也。至於沉細之脉加以大便反快不無微似三陰却有小便不利一證以辯之所以利其小便遂爲濕痺之專治葢閉身陽氣總被陰濕所遏一利其小便使濕邪有所去而陽氣自得疏通固與風寒表治逈别也

又八七 濕家之爲病一身盡疼發熱身色如似熏黃

至於體氣素以濕爲事者是爲濕家雖有一身盡疼發熱之證而身色如似熏黃可别熏黃雖亦是陰晦作滯然終不爲傷寒相似者紊及也

八八 濕家其人但頭汗出背强欲得被覆向火若下之早

則噦胸滿小便不利舌上如胎者以丹田有熱胸中有寒渴欲得水而不能飲則口燥煩也

頭汗出爲傷寒陽欝之證今則背强欲得被覆向火陰寒勝而濕蒸非陽欝也縱使大便不利自是寒祕若下之早則胸中之陽盡陷誰復爲之化氣者所以不特胸滿而胸之上清氣不得升則爲噦胸之下濁氣不得降則爲小便不利此證舌上不應有胎然而有如胎者則以陽熱被下盡陷入丹田之下隻而胸中以上唯有寒濁之氣欝蒸而結

又八　八

成非熱胎也雖渴欲得水似熱而不能飲可辯則只是口燥煩而實非胸中燥煩可知證同病別也

濕家下之額上汗出微喘小便利者死若下利不止者亦死

前證因下早致逆陰上陽下已成錯亂此際不堪再逆矣若誤認舌胎燥渴等證爲實熱而更下之則額上汗出微喘爲陽離而小便利與下利不止爲陰脫陰陽離脫安得不死此非死于濕而死于醫也死于醫之傷寒也曷謂傷寒證具可不別乎

八九 問曰風濕相搏一身盡疼痛法當汗出而解值天陰雨不止醫云此可發汗汗之病不愈者何也答曰發其汗汗大出者但風氣去濕氣在是故不愈也若治風濕者發其汗但微微似欲汗出者風濕俱去也

濕家不唯不可誤下即汗亦不可誤汗惟風濕相搏一證一身盡疼痛雖是微挾表邪然其脉不浮終是汗難大汗治風兼治濕但使微微似欲汗出者是其法較之傷寒汗法亦從病辨及分數也

又八九 病者一身盡疼發熱日晡所劇者此名風濕此病傷

於汗出當風或久傷取冷所致也

濕與風濕之別不只一身盡疼兼有發熱日晡所劇之證別之以其微挾陽邪怫鬱在表此名之風濕耳推其由來濕則素有之濕風非外中之風實是濕汗之時偶爾當風或久傷于濕濕中取冷所致故雖名風濕而風藥不可以獨加也

九十 濕家病身上疼痛發熱面黄而喘頭痛鼻塞而煩其脉大自能飲食腹中和無病病在頭中寒濕故鼻塞內藥鼻中則愈

前證總以脉沉而細別之於傷寒然亦有脉似傷寒究竟屬濕者又不可不辯身上疼痛發熱雖有似於傷寒而面黄而喘頭痛鼻塞而煩則盡屬上焦之證雖脉大不類沉細乃自能飲食則知腹中不但無寒病且無濕病病在頭中寒濕所以鼻塞知濕邪於頭較之傷於濕者下先受之之證自異内藥鼻中則愈此又治濕之另一法故雖脉大亦從太陽中別及之也

太陽中熱者暍是也其人汗出惡寒身熱而渴也

以太陽宜應別論之暍證論之暍病與溫病同氣而中熱與中寒殊途此證較之傷寒則多一汗渴較之溫病只多一惡寒太陽何別此而不別彼葢寒與溫同得太陽之浮脉而暍病則不浮也○知此處之脉別者宜別則知彼處之證別者亦有別知此處之以證似故見則知彼處亦以脉似故見別此所以例全論也例全論者不欲人於別處別正欲人於混處別也別處別人人會別如仲景所已別之痓濕暍是也混處別方是真別如仲景所

未別之六經是也今人不解從混處別偏會傚仲景痓濕暍例分門類出證來岐而又岐愈別愈混矣當世所以多頭痛醫頭之醫誰復知從脉之一字上別及表裏府藏以爲真別者

太陽中暍者發熱惡寒身重而疼痛其脉弦細芤遲小便已灑灑然毛聳手足逆冷小有勞身卽熱口開前板齒燥若發汗則惡寒甚加溫針則發熱甚數下之則淋甚

安見暍病與傷寒相似發熱惡寒身重而疼痛是

也安見暍病在太陽宜應別論其脉弦細芤遲是也脉既不同病源自異寒則傷形責其實熱則傷氣責其虛所以小便已灑灑然毛聳手足逆冷小有勞身即熱口開前板齒燥也諸證不惟熱甚傷陰抑且邪陽盛而正陽虛火盛剋金元氣不足以其火盛故不可溫以其陰陽兩虛故不可汗亦不可下益氣生津不求驅暍而求禦暍另有法在也

柔 太陽中暍者身熱疼重而脉微弱此以夏月傷冷水水行皮中所致也

可見中暍之病大都陽氣在表而胃中虛冷所以身熱疼重而脉微弱夏月飲冷水裏陰鬱住表陽水氣不得宣洩而行於皮中多有此證此則開鬱宣陽又爲暍證中增一義也○按三證見於太陽篇者頗有其證矣此獨曰宜應別論何哉三種之前爲脉法篇三種之後爲太陽篇脉法中以陰病見陽脉者生陽病見陰脉者死二語爲提綱三種皆陽病見陰脉恐人疑其矛盾故借三種別出之以承上篇非三種外皆傷寒太陽所應有而不必

别也太阳篇中寒风温湿无所不具此三种以脉异于太阳见别非因证异于伤寒见别故复并六经而首及之以起下篇使人知太阳中脉与证互似者且多俱不能别出而实未经别出不可不于六经中更防异气而标本虚实之间尤不可不辨其脉与证也条中须如此参解则知此处之痓湿暍与金匮要畧中之痓湿暍文虽同而旨趣不同不可诗云亦云子曰亦曰也

世之言伤寒者竞归重于六经若不从脉法中辩

之則六經莫非蟊莠故仲景例此三種於脉法後六經前正見脉法爲六經辯別之大要會若只以經辯經如三種者之經何嘗非太陽若只以證辯證如三種者之證何嘗非傷寒彼此異同各名其病者要在脉上討分曉其不欲以六經之混法混及三種者正欲以三種之別法別及六經也但要別處得其所以異何妨治處從其所以同故三治總不出一方見同是六經中病則亦同在六經中治勿謂治傷寒是一法治雜病又是一法也世人

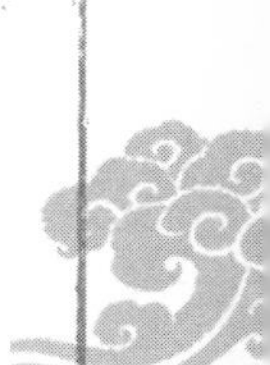

不知辯法遂從而二之且謂仲景治傷寒有法治雜證有方讀此可以解惑○太陽病自是衆家的病今人都收來歸之傷寒今人都收來歸之傷寒者以仲景都收來歸之傷寒論故也不知傷寒只一病而論中之病無所不該從渋雜中行釐剔法故設六經以便人去辯名雖六經寔不外表裏府藏四字人身有表裏府藏莫非受邪之具則六經自成駐邪之區其分六經以太少正厥者正以表裏府藏中之陰陽其受氣有淺深剛脆之不同耳

世人既以太陽一經盡併入傷寒則他經未免說
不去遂以傳之一字輪②及之似乎舍傷寒則太陽
可以無病舍傷寒由太陽傳去則六經可以無病
矣豈人身之表裏府藏在他病則能拒唯傷寒則
能容乎千古瞶夢祗是內經一篇熱病論之六經
橫豎於胸中以熱病論等之傷寒論既以內經誣
仲景而以傷寒論認作傷寒書更以仲景誣仲景
有此賍証有此口供千古而下遂坐仲景於覆盆
底矣仲景想已逆料及此其列痙濕暍於六經前

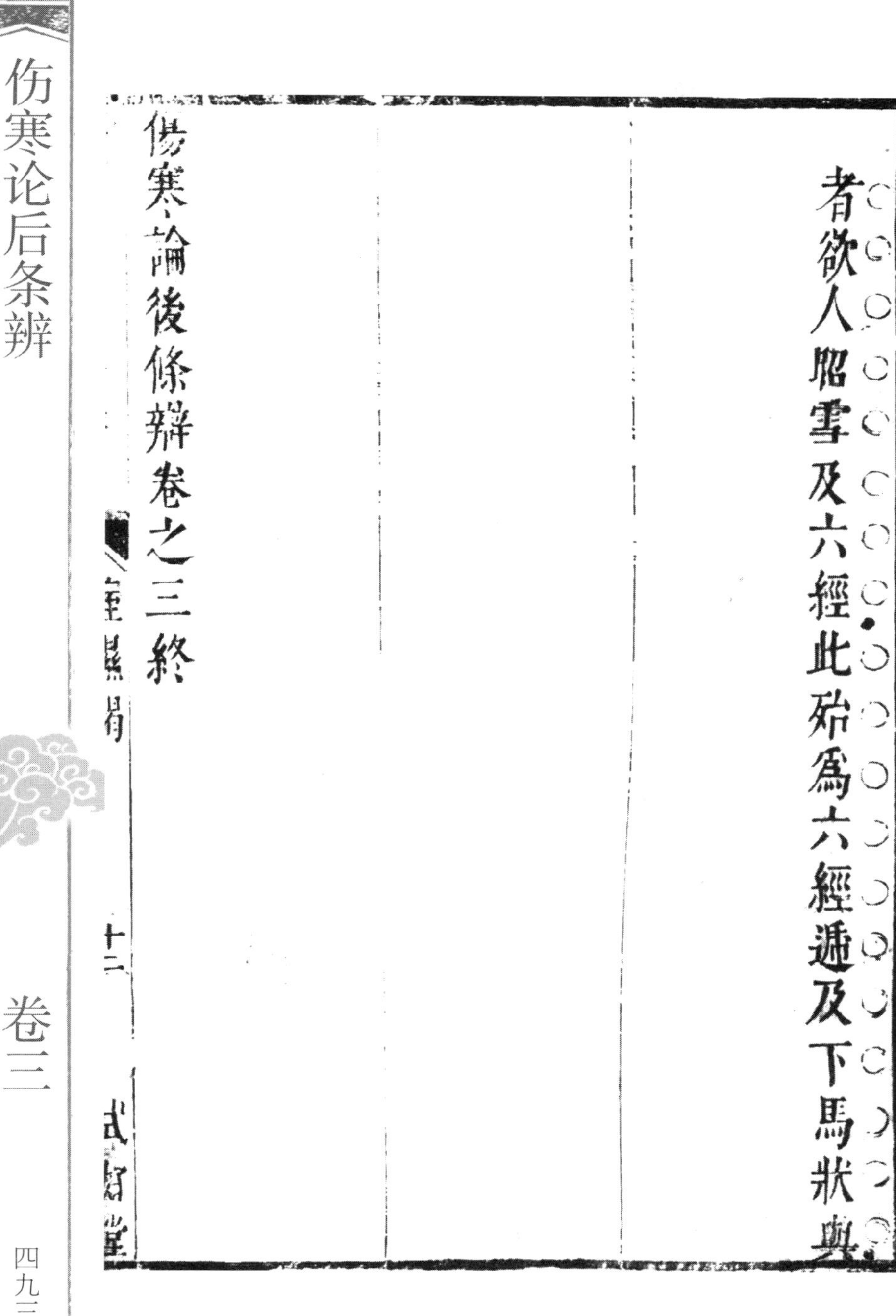

者欲人照雪及六經此殆爲六經通及下馬狀與

傷寒論後條辨卷之三終

傷寒論後條辨　卷三

四十五〇十九

校注

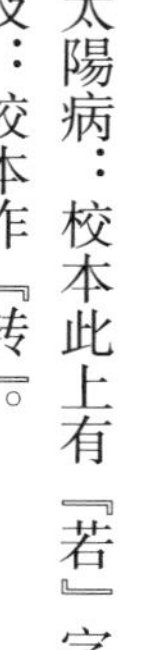
①太陽病：校本此上有『若』字。
②及：校本作『转』。

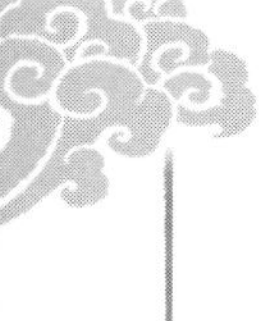

傷寒論後條辨射集目錄

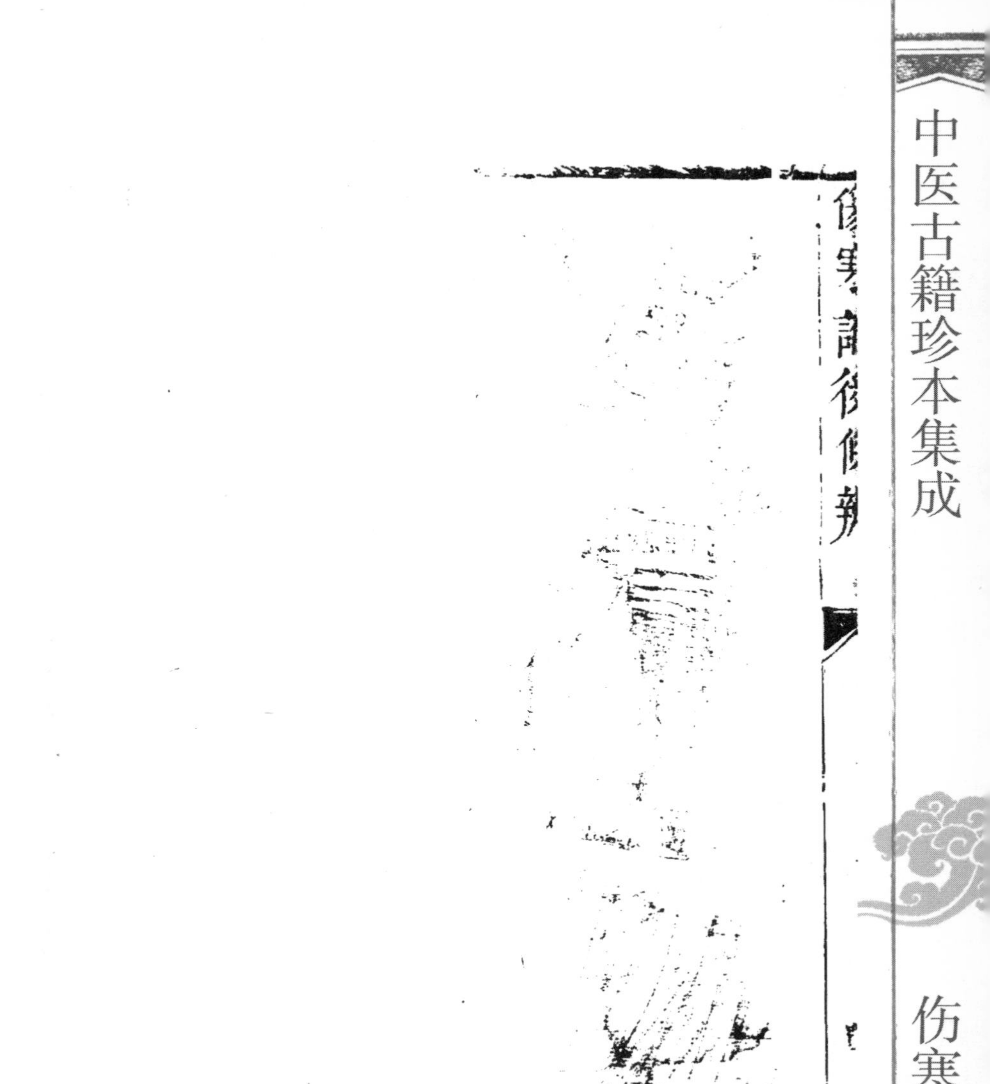

傷寒論後條辯卷之四　一名直解

新安程應旄郊倩條註　門人孫　鶴門于挍

辯太陽病脉證篇第一

太陽爲諸陽主氣氣者何營也衛也諸陽者何下焦腎陽中焦胃陽上焦膻中之陽協膽府升發之陽也諸陽得布濩於身中而各歸其部無有擾亂者全藉衛外之陽爲之捍禦此之謂表表兼營衛者經云心營肺衛通行陽氣是也故統六經而言則府藏爲根營衛爲葉就太陽一經而言則又營

太陽經寔邪。只有傷寒傷寒外之太陽。都是夾虛須從表之一字上審及裡之府藏氣方不致悞。

爲根。衛爲葉何以言之營氣精專統血而行於脉中其體秘固而屬陰邪犯之也難。凡其犯之也。則必爲實邪。則必見殘賊之脉衛氣慓疾統氣而行於脉外其用疏泄而屬陽邪犯之也易凡其犯之也。則皆爲虛邪。則皆見相乘之脉。卒病之在太陽寔邪百不一二見而所見者虛邪往往皆是世人被傷寒二字蔽塞在胸不復從陰陽表裏間辯及虛實所以在太陽一經。便有披枝傷根之害。仲景因揭出中風一病以辯傷寒之訛凡表虛受邪皆衛爲陽者衛外而爲固也。營爲陰者藏精而起急也。衛外而得中風。不固其實則汗出惡風脈緩者。雖名中風實太陽表虛病也。藏精而得傷寒是營藏及邪矣、則惡寒體痛。嘔逆。脈陰陽俱緊者。名曰傷寒實太陽表實病也。後面種

中風使然其與冬令寒風似是而非冬時冷冽之風統隸之傷寒卽如風溫風濕之類咸屬客氣加臨論中所云邪風是也不必別出此風因衛虛而中凡大塊之噫氣無日不有生物之以息相吹無刻不然表氣誠壯祇自成其噫氣與息於我無涉表氣一虛而衛外之陽不足則出入起居之間噫氣與息動皆成風着於腠理鬱而不宣此卽爲中然則傷寒之與中風似乎感受同因實則實虛各別傷寒唯冬月有之中風則不盡在冬月也時時

種救誤之法。皆是救太陽之虚救其虚者。緣其始誤認作太陽之寒也。

六經揭條。不但從證脉上認病。要人兼審及病情。故太陽曰惡寒。陽明曰惡熱。少陽曰喜嘔。太陰曰食不下。少陰曰但欲寐。厥陰曰

有之唯俱從太陽見證疑似之間易致混淆在表稍誤。諸陽遂擾亂於中。此則壞病之由也然風與寒病雖各別而受自太陽之標統屬寒。因寒則不傳有轉屬者内鬱而成熱。屬彼因也。至於經云傷寒則爲熱病者單指熱病而言在傷寒。另是一種其云則爲熱病者猶云傷寒。不爲寒病。即爲熱病也。熱則傳矣故經言熱病者傷寒之類也未嘗言傷寒者熱病之類也虚實既明。寒。溫更辯。傷寒自無壞病矣壞病多得之於虚六經循環逆從互應

不欲食凡此皆病情也

六經之設是從人身畫下彊界暫定病之所在無容假冒無容越逃故一經有一經之主脉一經有一經之主證稍有假冒以經核

所當於太陽一經提六經之綱而總其要領使營衛和諧陰陽自協治傷寒之法無出於此故約畧條及之以爲大端云

九二

太陽之爲病脉浮頭項强痛而惡寒

傷寒者卒病之總名氣交之病也邪自彼乘氣從我現在我者有表中裏之形層在彼者遂有初中末之候次受屬不常本標易失欲使邪無遁情無如署我經氣經則猶言界也經界既正則彼此輒可分疆經則猶言常也經常既定則從更輒可窮

之可以據此驗彼若有越逃以經畫之可以從彼執此即以太陽一經而論脉浮頭項强痛而惡寒自是太陽之為病固無與他經事何以陽明亦有太陽少陽亦有太陽三陰中亦有太陽無非與此條之脉與證有符合處耳又有太陽

變六經署而表裏分陰陽劃矣太陽在六經為綱牧皮膚而主表凡外邪之來必先犯之捍禦在我縱有盛邪終不能越我疆而侵彼界故凡云太陽病便知為皮膚受邪病在腠理營衛間而未涉乎府藏也病固莫可形似而脉與證則有以驗之脉浮者太陽主表浮為陽為表故也頭項强痛者太陽經脉行頭項邪客則觸動其經脉故也惡寒者太陽為邪所襲鬱而不宣故也治傷寒之法全在認病病在太陽不得模糊以陽明病在陽明不得

病究不能作太陽病處治者，亦無非與此條之脉與證有參差處耳。名曰六經，寔是爲表裡府藏四字，各與之設一個地方界限，有地方界限可以行保甲，此仲景之六經也。因地方界限以之作驛遞，此衆人之六經也。

模糊，以太陽凡在六經皆然。此處一差，方治皆謬，不得表裏陰陽之所屬也。故認病乃可識經，而認病之下手工夫，則全在辯脉辯證上。凡六經之有揭條，皆教人吃緊認病處。觀上句俱着之爲二字，正見諸病自在揣摩億①度中，不有下句，何從詳確出來？太陽之見證莫確於頭痛惡寒，故首揭之，使後人一遇卒病，不問何氣之交，而但兼此脉此證，便可作太陽病處治，亦必兼此脉此證，方可作太陽病處治。雖病已多日，不問其過經已未，而尚見脉浮頭項強痛而惡寒是太陽受病其經氣中自見出此脉與證也必視其所加者爲何脉何證方可定其乘此經者爲何邪而病及我太陽非謂脉浮頭項強痛而惡寒便是傷寒也

此脉此證仍可作太陽病處治虛實寒溫之來雖不一其病務使經署分明則統轄在我不難從經氣淺而淺之深而深之亦不難從經氣淺而深之深而淺之矣〇人身之有衛氣所以溫分肉而充皮膚肥腠理而司開闔者也衛氣若壯邪何由入邪之入也由衛外之陽不足也故靈樞曰虛邪不能獨傷人必因身形之虛而後客之識得此意方知仲景太陽諸處治無非扶其陽以宣通營衛〇太陽雖皮膚受病邪却在腠理營衛金匱云腠者

六經揭條俱着之爲二字者以諸經之病各有其性情各有其体狀此処得其肖似以後病到其声音笑貌已有了個行樂圖在我傳神阿堵中耳。又九二

是三焦通會元眞之處爲血氣所注理者是皮膚藏府之文理也又經云營出於中焦衛出於下焦由是言之太陽雖屬表而表裏陰陽實互相根柢未可以皮膚受邪僅在淺分而不照料及六經之氣也如論中所云尺遲不可發汗病人有寒復發汗胃中冷必吐蚘等戒論其病何嘗非太陽病哉

病有發熱惡寒者發於陽也無熱惡寒者發於陰也發於陽者七日愈發於陰者六日愈以陽數七陰數六也

[illegible]歸陰陽之義。曰發曰愈。徹及病之始終言。七日六日。陽數陰數字。見陰陽之徵兆。無有不合符者。其間病有差訛。只是看得差訛。陰陽自是不差訛的。不是認真在七日愈六日愈兩愈字上立說

仲景所言者②廣而特借傷寒以例之也傷寒部署分明則據證即可識病誠爲第一義矣顧六經環列其間有證異而病實同亦有證同而病實異者毫釐千里未探窮夫病之來路則據證可區別乎病者。正恐據證可混淆乎病也奈何不知經雖有六陰陽定之矣陰陽之理雖深寒熱見之矣試舉前條惡寒之一證例之前條雖未言發熱而惡寒內便包有發熱證豈但太陽即推之陽明少陽雖惡寒或有微甚而發熱必相兼而見凡

萬病參差。雖於識認。只認定陰陽二字。便有根源。根源在發字上。無發熱無熱。俱指六七日之始發言。乃起因之萌芽也。到得後來。寒熱便有模糊。俱作枝葉上看去。不以枝葉爲萌芽。方得陰陽眞種子。

此皆惡寒屬表而爲陽證者。若陰證在裏。亦有惡寒者。惡寒雖同。發熱無熱則異。在發熱惡寒者。陽神被鬱之病。寒在表而裏無寒。是從三陽經爲來路也。在無熱惡寒者。陰邪獨治之病。寒入裏而表無熱。是從三陰藏爲來路也。同一證而所發之源自異。則凡病之來。莫不有根有蒂。所貴於見證處察及根蒂。辯證無差。方能處治合法。陰陽二病雖不同。七與六獲愈。不難有定日也。陽數陰數。或以水火之成數言。或以生殺之進退言。仲景之意總

不曰受於陰受於陽而曰發於陰發於陽看在人身藏府上言各氣之陰陽算不得準已成氣交從何經脈變見出來的方是此處之陰陽方可言發

七與六不過奇偶二字解特舉之爲例以配定陰陽

不重此見得陰陽有一定之理合於一定之數於其所發與所愈者觀之則凡發之後愈之前變動不居莫非陰陽進退消長於其間一或失宜而乖其所治豈唯當愈者不能如日愈而輕病變重重病變危往往是也若少陰厥陰條中所列七日死六日死之病何莫非即此處七日愈六日愈之病哉則凡所以辯表裏察寒熱之法正不可不於臨病時精研及發字處也〇條中揭出陰陽正見病之關係處自非我能先陰陽而不違何能使彼合

耳。日子上宜活看，重在陰數陽數之數字上。

九三

病到不愈時候，傳变多端。陰陽同無改易，而寒熱則難泥定矣。故陽病有厥深熱深，陰病有長熱裡寒等證，因覆倒以此條，使人知

陰陽而奉若他家講此處巳是勅勅如律令亦不必了又何苦於六七字上杜撰出一番觀梅數來

病人身大熱，反欲得近衣者，熱在皮膚，寒在骨髓也；身大寒，反不欲近衣者，寒在皮膚，熱在骨髓也。

以寒熱辯陰陽表裏，誠莫逃矣。然有眞熱即有假熱，有眞寒即有假寒，不察乎人之苦欲，無以測眞寒眞熱之所在而定本標也。病人身大熱，反欲得近衣者，沉陰內錮而陽外浮，此曰表熱裏寒；身大寒，反不欲近衣者，陽邪內菀而陰外凝，此曰表寒

當仍須察更○上條發字。就起因言此條在字據現在言。不言表裡。言皮膚骨髓者。極其淺深分言之也。

裏熱寒熱之在皮膚者屬標屬假寒熱之在骨髓者屬本屬真本真不可得而見而標假易惑我以形故直從欲不欲處斷之蓋陰陽順逆之理在天地徵之於氣者在人身即協之於情情則無假合之前條彼爲從外以審內法此則從內以審外法也（）欲得近衣與惡寒不同一則借外以禦內寒得禦減一則體有着而成忤不在衣之厚薄上

又九三

太陽病發熱汗出惡風脉緩者名爲中風

經將首明既可從寒熱辯陰陽更可從標本察寒

曰太陽病。是從太陽病中。列出其爲傷寒。非是有傷寒方列出其爲太陽病也。

寒必兼風。風寒合。乃爲傷寒。寒若無風。是爲中寒。大風不必兼寒。身之表氣。鬱

熱。凡表裏虛實總不外此。則以之認天下病無難事矣。何必着成見於傷寒哉。故自此可於太陽中。辯其孰爲傷寒。孰爲同於傷寒。孰爲異乎傷寒之病矣。如脈浮頭項強痛而惡寒。則知太陽受病矣病在表而不在裏矣。然表有營與衛之分。營行脈中。衛行脈外。風寒入之而各有所隸。遂有表虛表實之不同。總不難於兼脈兼證間得之。以傷寒亦發熱而汗却不出。茲可以發熱汗自出者。別其證爲中風之證。以傷寒亦惡風而脈却緊。茲可以惡

虛外之客氣輙着外氣着何氣也經曰風以動之動即爲風驗之草無刻不動則知人身之毫毛亦無刻不動矣我不能御此動即爲彼所着此之謂中

風脉緩者別其脉爲中風之脉緣風則傷衛以衛陽虛而皮毛失護故發熱汗出惡風也受風性之游颺而衛氣失其慓悍故脉緩也證與脉兼得其實矣然後乃得正其名曰此其病在太陽自是中風之病而於傷寒毫無與也〇仲景於首條揭出太陽之爲病明是剗去傷寒之號矣而列證復先之以中風不但論中之正統不許傷寒僭居即太陽之正統亦不許傷寒僭居也

太陽病或已發熱或未發熱必惡寒體痛嘔逆脉陰

寒未即熱者謂太陽證具而未熱耳此自其始發時言緣傷寒為病中深匙不欲其以之誣及他病故于太陽病中詳及無證而下一必字欲其䟽明證確不得以已發熱一項寬及他太陽更不得

陽俱緊者名曰傷寒

風傷衛之證與脉已經剔明矣更須剔出寒傷營之本脉與證方不令混入風傷衛之病也太陽受病雖同而寒屬陰邪則發熱較遲於中風然已未之間必惡寒唯寒則惡寒自不同中風之僅惡風而稍兼惡寒也其體則痛陰寒擊於經隧而血氣凝泣自不同中風之無内擊也其嘔則逆寒束於皮毛氣無從越而壅上自不同中風之乾嘔僅鼻鳴而氣不甚逆也即此畧畧叙之已不待辯及有

以未發熱一項逃入太陽外之三陰也

大抵邪阻于外者裡氣不利而多逆所以中風有乾嘔證傷寒有嘔逆證

汗無汗處而其證已不同於中風之證矣至若寒傷營之脉則陰陽俱緊以寒主勁急而且爲實邪故緊而浮沉俱有力也此其脉則大不同於陽浮而陰弱之緩脉矣證與脉兼得其實矣然後乃得正其名曰此其病在太陽纔是傷寒之病而非中風所能混耳非中風能混則推之暑濕溫熱俱不得以其似是者混名之曰傷寒矣〇風寒不必同氣然亦有交互之時特中在衛分雖寒亦從陽化而并爲風并爲風祗屬虛邪衛主疎泄故也傷在

經曰氣有定舍因處爲名衛所處之舍爲虛地營所處之舍爲實地故也猶之冀居求風穴居求診不然兩歧矣

邪固無方經則有定有了六經只從經氣所呈現處着何脉證便知邪在何經

營分雖風亦從陰化而并爲寒并爲寒便屬實邪營主秘固故也風寒虛實從營衛之所受而分不必風自風寒自寒也猶之邪在太陽則從寒水化氣入陽明則從燥土化氣轉屬不常總因經氣爲主客○以後取證莫不并以太陽病者猶形家之用羅針先取子午爲定盤東西南北但視加盤輒可定向所以太陽病一準則兼證可以廣及而凡在風寒暑濕之中及不在風寒暑濕之中者皆不難病至而名之矣病至能名方不致爲傷寒二字

而得其病此仲景分經之意蓋不欲人胡乱稱之曰傷寒也

文九四

所惑不然太陽之有傷寒其病止有此條何至後來救逆多般無非爲此條而設只因定盤星先錯不辨傷寒僅太陽中之一病反以太陽爲傷寒中之一經耳

傷寒一日太陽受之脉若靜者爲不傳頗欲吐若躁煩脉數急者爲傳也

傷寒二三日陽明少陽證不見者爲不傳也

中風傷寒之辨別祇據太陽經始得之證言耳其間反覆變遷未可以太陽一經之脉證槩彼六經

後人遂援素問中傳經之說而且按日定之則誤莫大焉夫素問之言傳經者為熱病言也非為傷寒言也傷寒無定經之傳而亦無定日何以言之無病之人經以順傳為恒始厥陰而終太陽日過一經無愆期也傷寒一日太陽受之經為邪阻而遂逆順傳者恒而易逆傳者變而難脉浮緩者安於緩脉浮緊者安於緊總無躁動之脉相乘此之謂靜靜則不傳又以證論經逆則氣亦逆故頗欲吐中風則有乾嘔傷寒則有嘔逆是也總之寒邪

異是一日太陽受之便作躁煩陽盛可知論所云太陽病發熱而渴不惡寒者近是傷寒之一日無此證也脉則不緩緊而數急熱劇可知經所云有病溫者汗出形復熱而脉躁疾者近是傷寒之一日無此脉也有此脉與證者必其入太陽之寒水素從火化故經氣纔受邪而逆勢遂從火令之迅速而莫阻此爲傳也況經不傳則已傳則遍及無中止也不傳則已傳必刻期無差日也不傳則已

傳必依次無凌越也所以二日即見陽明熱證三日即見少陽熱證推之三陰若嗌乾若口燥舌乾若煩滿囊縮日見其經之熱此之謂傳經也若傷寒則或從太陽而解或從陽明而解不必遍周或數餘日仍在太陽或數餘日方過陽明不必刻期或從太陽而陽明或從太陽而少陽不必挨經且寒熱各隨經氣而變見不必有熱無寒此之謂轉屬非傳經也轉屬非由誤汗誤下而成即由日久邪深而變總之寒溫異氣故傳不傳殊途也得此

一云一日二日并日字當是日字之悞尤爲得解

說以治傷寒自知根經以辯證據證以驗經無復死定始太陽而終厥陰今日太陽明日卽陽明之譌且誤也○傷寒之有六經無非從淺深而定部署以皮膚爲太陽所轄故署之太陽肌肉爲陽明所轄故署之陽明筋脉爲少陽所轄故署之少陽云耳所以華佗曰傷寒一日在皮二日在膚三日在肌四日在胸五日在腹六日入胃只就軀殼間約畧及淺深而并不署太陽陽明等名然則仲景之分太陽陽明等亦是畫限之意用以轄病也觀

其標篇祗云太陽陽明等太陽陽明字下並無經字何復言傳太抵人身無病之氣恒由裏而達表有病之氣恒由表而達裏由裏達表者吾身之正氣也是爲順傳由表達裏者客外之邪氣也是爲逆傳凡病邪之來自是表輕裡重表淺裏深邪久不罷只有裏向之虞謂此經之病不去彼經之病又因此經之病而起輕病變重淺病轉深切須着意關防使邪得外解爲佳豈是太陽必傳陽明陽明必傳少陽一定不移之謂乎且傳經之傳字乃

二條之旨是
言傷寒無傳

從受字得來熱病一日太陽受之受此熱也既已受之雖太陽寒水之經亦復奉令而變寒爲熱下文所謂發熱而渴不惡寒是也太陽已受之二日遂將此熱傳遞到陽明陽明受之而禀令焉遂爲熱病之陽明不復見出傷寒胃實之陽明矣三日又將此熱傳遞到少陽少陽受之而禀令焉遂爲熱病之少陽不復見出傷寒寒熱往來之少陽矣四五日以此熱次第傳遞到三陰三陰受之而禀令焉亦復變爲熱病之三陰無復傷寒寒證之三

經之說。恐人狐疑。因指出熱病之傳者以對勘之。見其證。其脉。其日期。總總與傷寒不同。後人見合不着經意。遂有巡經越度諸紛紛之附會。認是內經一篇熱病論文字。移作一篇傷寒論文字。爲叔和牢牢嘔定耳。

陰矣緣所受之熱雖屬太陽傳來顧所禀者非太陽之令而熱病之令也不過視其經道之遠近而勑書到日一同太陽欽此欽遵耳所以然者此熱成其氣候秉令已久凡三陽三陰皆其管轄之地界病氣未傳之先熱勢已成吾身之一統故傳無不受若傷寒太陽一日受之秪可行其界內之令不能行之界外苟欲傳之陽明陽明方且招降納爾太陽之寒歸我陽明之熱豈肯受令苟欲傳之少陽少陽方且起半旅之師角爾于半壁外拒則

成邪耳非關受也若云傳之三陰則陽去入陰豈唯不受而深淵幽壑之下坐令全軍皆沒成其亡陽亡陽者寒深之故也豈有傳經爲熱之理或曰傳經無熱三陰經何以有熱證曰此陰經自具之陽神從鬱伏而現非受表陽而現也至若三陰之有承氣證則由三經陰液素少畜有燥氣一遇陽明輒歸之而成胃實祇可名爲三陰之陽明豈是本經無熱受及表間陽邪而爲熱乎唯是六經循環五藏六府之氣自是交通陰邪或病及陽陽邪

又九五

或病及陰則視其人經中之本氣爲之經所云陰不足者陽往從之陽不足者陰往乘之之謂也又不可謂病此者不累及彼須認定六經中之主脉主證而旁通四達自無往不得仲景之法若云傳經則礙仲景之法者莫此爲最幸勿認賊作祖也

太陽病發熱而渴不惡寒者爲溫病若發汗已身灼熱者名曰風溫風溫爲病脉陰陽俱浮自汗出身重多眠睡息必鼾語言難出若被下者小便不利直視失溲若被火者微發黃色劇則如驚癇時瘛瘲若火

發熱而渴不惡寒非太陽證而曰太陽病者巨陽爲諸陽主氣熱病論所云傷寒一日太陽受之頭項痛腰脊强者是也以其不惡寒故爲太陽之温病而非傷寒

熏之一逆尚引日再逆促命期

傳經不傳經從寒熱而分是爲異氣則欲明傷寒者宜兼明夫異氣之病蓋風寒暑溼病雖異而不失其爲同以邪皆自表而入故皆見太陽惡寒證縱傷寒亦有熱渴而不惡寒者然必俟寒邪變熱轉屬得之乃今於太陽初得之一日便發熱而渴便不惡寒是則邪乍外交氣早內變其外交者太陽特其發端而內變者熱畜固非一朝一夕矣蓋自冬不藏精而傷於寒時腎陰已虧一交春陽發

動卽未發之於病而周身經絡已莫非陽盛陰虛之氣所布濩則所云至春發爲溫病者葢自其胚胎受之病字只當氣字看今則借釁於太陽病而發熱而渴不惡寒之證遂從內轉耳猶之趙檢點革周爲宋以爲陳橋兵變而不知黃袍加身之日久矣陳橋其發覺處耳業已革周爲宋則宋之爲宋此日不傳宣而遍及天下不止溫之所以爲溫者如此溫病雖異於傷寒然熱雖甚不死以其病卽傷寒中轉之病而溫病以之爲初傳熱在於經

冬時傷腎則寒水被虧是溫病源頭誤治溫病而辛溫發散是風溫源頭風溫即溫病之變證非溫病外又有風溫也溫病外之風溫乃從時令得之其證自從惡寒始

隧之間又非傷寒入裡胃家實者比治法只宜求之太陽署之裏陽明署之表如所云心中懊憹舌上胎者梔子豉湯主之渴欲飲水口乾舌燥者白虎加人參湯主之脉浮發熱渴欲飲水小便不利者猪苓湯主之之類若不汗出而煩燥者大青龍湯可借用如萎蕤湯亦是也溫病之源頭祇是陰虛而津液少汗下溫針莫非亡陰奪津液之治故俱屬大忌未發汗祇是溫發汗已身灼熱則溫病爲風藥所壞遂名風溫以內蘊之熱得辛溫而益

助其炎熾也陰陽俱浮者自裏達表數急脉中更增其洪盛也自汗出者火勢熏蒸而透出肌表也傷寒煩熱汗出則解溫病得之誤汗熱悶轉增身重多眠睡息必鼾語言難出者熱盛於經則傷氣故氣滯神昏而絡脉壅也被下者陰虛重泄其陰小便不利直視失溲者水虧營竭而腎氣不藏也被火者火盛重壯其火微發黃色者兩陽熏灼致脾陰不守而土氣外見也劇則如驚癇時瘈瘲者陽氣根於陰靜則神藏躁則消亡亡則精不能養

若火熏之，即形体如烟熏之謂，心欲絶也。

神柔不能養筋也。若火熏之者，對微發黃色言，黃而加黑，津血爲火熱熯枯也。凡此皆溫病中之壞病變證如此，視夫發熱而渴不惡寒之初證，吉凶順逆，何啻天淵。一逆者，若汗若下若火也；再逆者，汗而或下，下而或火也。溫乃陽盛陰虛之病，一逆已令陰竭，況再逆乎。甚矣，溫熱病不同於風寒治也。此證初治，可用辛涼治標，一經汗下後，芩連梔膏祗增其熱。王冰云：寒之不寒，責其無水，須大劑六味地黃湯重加生地、麥冬，救腎水爲主。若乾嘔

初證熱雖甚不死至于促命期者營衛不行五藏不通之故也營衛不行五藏不通者一逆再逆陽光亢極陰液竭流之故也

煩逆者加山查貝母折其衝勢金水兩虧者宜地二冬加人參爲固本湯滋水之上源若見斑衄等證此爲上竭宜四物湯倍生地赤芍加山查丹皮復營分之虧以生陰氣煎法俱用童便或加金汁和服葢病根得之冬不藏精故滋陰可以退火而凉血卽能清熱余以此活人多矣因附識於此大抵冬傷於精發爲溫病者尚曰陽盛使然若陽氣併虛者發不能發此則骨蒸勞熱等病之源頭也不可不知

三陰無頭痛。何以七日行經盡而方愈。是即熱病論中至七日太陽病衰頭痛少愈之旨也。熱病必傳經。故刺之。使不作再經。所云各通其藏脉。病日衰已矣之謂也。

太陽病。頭痛。至七日以上自愈者。以行其經盡故也。若欲作再經者。鍼足陽明。使經不傳則愈。

溫病不可誤治者。以其經氣本熱故也。故以日計經。總皆爲熱。是則經中之熱自傳。非太陽之病氣傳也。所以行到三陰。熱自熱而頭痛仍頭痛。與其妄治。不如守之。不至成上條風溫等諸壞病。至七日以上自愈者。經盡則熱亦盡。陰氣當來復也。若欲作再經者。熱不罷。故頭痛仍頭痛也。刺陽明以殺其熱。無經可傳。而逆者順矣。故自愈。治熱病

莫宜於刺故內經有刺熱篇法最詳悉仲景例此葢不欲人之妄爲汗下溫也

文九六

太陽病三日已發汗若吐若下若溫針仍不解者此爲壞病桂枝不中與也觀其脉證知犯何逆隨證治之

觀其脉證知犯何逆隨證治之括盡一部傷寒論必欲辨脉辨證若正是殺人臨病能觀脉觀證耳辨是

知溫病之不可妄治益知傷寒之不可妄治矣緣汗吐下溫治雖有一定之法而表裏寒熱病固有不定之邪以有定者治無定則在太陽病之三日發汗若吐若下若溫鍼仍不解者知病非本來之

定法時，觀其用法時。坏病不知領畧者，以有傳經之說也。傳經之後人者，以脉證不必觀，治不必隨也。故仲景首要人闘去，而以桂枝不中与太陽示戒，他經可例矣。

病而已，壞於法之不對矣。如汗後亡陽動經渴躁譫語，下後虛煩結胸痞氣，吐後內煩腹脹滿，溫鍼後吐衄驚狂之類，紛紜錯出者，俱是既爲前治所壞，後人便不得執成法以救逆，所以前證雖屬桂枝，壞則桂枝亦不中與也。觀其脉證，知犯何逆，隨證治之，葢欲反逆爲順，非從望聞問切上，探出前後根因，無從隨證用法，非頭痛醫頭之謂隨證也。

本發汗而復下之，此爲逆也，若先發汗，治不爲逆。本先下之而復汗之，此爲逆也，若先下之，治不爲逆。

又九七

究竟治逆之法非能於法外議法也祇此表裏之間汗下酌其所宜而不失先後之序則凡彼之所爲逆治者卽我用之以治逆者矣醫固貴於酌宜合法而又不當過於懲羹吹虀也如此○世多依違兩可之醫胸無斷決託言曰慎觀仲景之標篇俱着辯字不辯而慎何必汗下始殺人能辯而斷何必汗下不救人也

凡病若發汗若吐若下若亡血亡津液陰陽自和者必自愈

陰陽自和後方有愈字。此正着在病中言。亡血亡津液後之病勢。較前必劇。病氣盛者。元氣衰也。陰陽爲元氣祖。世以傷寒殺人者。知有病氣。不知有元氣耳。

至於凡病若發汗若吐若下已至於亡血亡津液則陰陽虧負自爾乖忤失和此何暇更覩其何逆急急治病哉直當求諸生成化育之本。以滋培其元氣使陰陽自和則亦不必治病而病自愈蓋人身資乎津血而津血統諸陰陽欲和陰陽其亦求諸上焦之衛營。中焦之脾胃。下焦之眞水火乎

欲自解者。必當先煩。乃有汗而解。何以知之。脉浮。故知汗出解也。

可見治傷寒有法凡未解之先。爲正治。爲救誤。在

何以知之四字欲人詳及病之徵兆也兆在病勢未肰之先解不解俱要見徵知著方獲工夫

審脉驗證間誠不可稍有疎虞矣即於其欲解時正自難忽畧也彼欲自解而竟解者固然矣亦有自解而不遽解者必須汗出而汗不遽汗也必當先煩當其煩時汗不汗未可知也全憑乎脉如診得脉浮即是邪還於表之兆切勿妄治其煩使汗却而當解者反不解也可見病之欲解脉即應之況其初發於陰發於陽者間或不同而自一日以至六七日爲傳爲變者又復不一其間脉隨證而轉遷不定者當更何似其可不憑脉合證認證求

治而泛然曰傷寒其七日愈六日愈哉

太陽病欲解時從巳至未上

巳午雖秉陽王而必藉令未土土者陰陽之冲氣也緣病之發也非虛發必陰陽之乖氣有乘吾之經氣者而病之解也不徒解必陰陽之冲氣有王吾之經氣者時畧且然辰與季可知矣所以辛甘酸苦之治實宰生化制尅之機不有參贊燮理之能何以使人身之無慾陽無伏陰哉此傷寒論之所以作也欲代天地之生成故不得不于傷寒門

破去一切終始順舊之家技也

傷寒論後條辨卷之四終

卷四

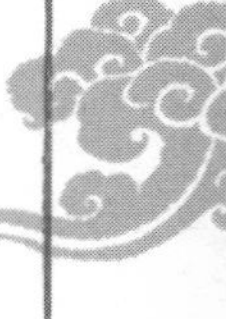

校注

①億度：用同『臆度』。

②廣：底本此上残损，校本作『「病」字作一句读，所该者』。

③□：底本此处残损，校本作『多滞，故经气阻而壅逆不传。若传经之证与脉则』。

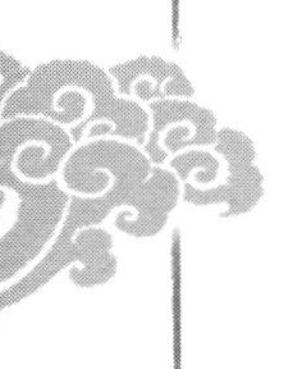

傷寒論後條辯卷之五　一名直解

新安程應旄郊倩條註　　弟程　昺中實挍

辯太陽病脉證篇第二

論爲傷寒而著則太陽一經自應取重於麻黄湯乃反冠以桂枝湯而加減備至者以云救也傷寒自昔相沿而中風之說別自仲景在傷寒門中有中風亦猶中風門中有類中風也類中風者明其非中風也非中風而人往往以中風名之以其有中風之證故也非中風而見中風之證祇是假中

風則仲景之名中風者亦明其非傷寒也非傷寒而人莫不以傷寒名之以其有傷寒之證故也非傷寒而見傷寒之證則亦祇是假傷寒世人以假作眞凡遇卒病之來統名之曰傷寒旣名之曰傷寒則未滿之三日只有可發汗之一說而麻黃湯其所必主矣縱不敢主麻黃而十神芎蘇等類何莫非其流亞也南轅北轍正緣傷寒眞者少假者多耳仲景專從假處破之則別嫌疑正猶豫昭德塞違兢兢乎唯桂枝是賴營弱衛强以之衛氣不

和以之衛不與營和諧以之推其意只是輯寧在我而傍及於牧禦以視麻黃湯之職專驅伐者有安中攘外之别故特於宜禁間大示詳畧其間五苓散一方則爲佐桂枝以和衛分之裏而設既設五苓散佐桂枝以和衛分之裏自不得不倒一桃核抵當方佐麻黃以攻營分之裏壁壘井然旌旗互樹正防人虛實之或紊耳究竟太陽病中桂枝證多麻黃證少五苓散證多桃核抵當證少其餘若吐若下若温更從桂枝解肌一法連類而傅及①

之以互考異同以反勘眞僞而凡所以彌縫其缺失匡救其不逮者誤汗輕等諸誤下豈太陽傷寒之不可汗哉眞傷寒太陽可汗假傷寒太陽不可汗也故雖類證設防著方定則網羅莫外須從[2]辯脉平脉二法中打開實虛[3]鑠鑰方得傷寒變證所由而一切汗吐溫下之法乃可從桂枝解肌外議治議救耳

九九

太陽中風陽浮而陰弱陽浮者熱自發陰弱者汗自出嗇嗇惡寒淅淅惡風翕翕發熱鼻鳴乾嘔者桂枝

湯主之。

治傷寒之法首宜正名者所以爲出治之地也旣已正其名曰太陽中風矣則必出其方以治中風之病而病之來路不精詳猶恐方治不對也故復歷歷叙其脉與證焉陽浮而陰弱釋緩字之體狀也陰陽以浮沉言非以尺寸言觀傷寒條只曰脉陰陽俱緊併不着浮字可見唯陽浮同於傷寒故發熱同於傷寒唯陰弱異於傷寒故汗自出異於傷寒虛實之辯在此熱自表發故浮以候之汗自

凡六經見證。只是要人認定揭條之主脉主證。使表裏府藏四字。不得溷淆耳。其餘經絡環運病此即可動彼何容過泥。即如此條之鼻鳴乾嘔。與膀胱經何涉。若從經絡而論豈是太陽傳肺胃爲併病乎。

裏出故沉以候之得其同與異之源頭而歷歷諸證自可不爽嗇嗇惡寒者肌被寒侵怯而斂也淅淅惡風者肌因風灑疎難禦也翕翕發熱者肌得熱會合欲揚也嗇嗇淅淅翕翕字俱從皮毛上形容較之傷寒之見證自有浮沉淺深之別鼻鳴者肺主皮毛皮毛失護肺氣張也乾嘔者諸陽受氣於胸中陽不能布因而逆也脉既浮虛證多疎泄風鼓④衛虛陽不内固於此巳的則一意贊衛和營無容宣伐乃可主之以桂枝湯而無所易也

桂枝本爲解肌若其人脉浮緊發熱汗不出者不可與也常須識此勿令誤也

桂枝之於中風誠爲主方矣而桂枝所以治中風之故不明其本用之不無有誤者緣邪之初中人也淺在肌分而肌之一字營衛均主特衛主氣行於肌之經脉外營主血行於肌之經脉中二者夾肌分而行同謂之曰表要從表處分出陰陽表裏來則衛又爲陽爲表營又爲陰爲裏矣故邪中於肌之表分衛陽不固是曰中風法當解之以其脉

仲景一部傷寒論非是爲病家設專是爲醫家設故於立方定法處務申之以戒條一百一十三方皆已裁酌停當要在辨脉辨證上平素有工夫臨時用去方不歸咎于方波此異同之間有宜即有忌毫釐容

浮緩發熱汗自出皆爲虛邪衛主疏泄得風而更散故也邪傷於肌之裏分營陰受閉是曰傷寒法當發之以其脉浮緊發熱汗不出皆爲實邪營主收斂得寒而更凝故也唯其均屬於表故脉浮則同唯其一虛一實故緩緊汗出不出自異今因風傷衛氣肌腠遂虛脉必浮緩證必自汗出故主以桂枝湯取桂枝生薑之辛熱以贊助表陽而禦邪取甘草大棗芍藥之甘緩酸收從衛斂營而防裏陰之失守乃補衛之劑爲太陽表虛而設其云解

不得誤。常須識此。要人着眼在常字上。

肌者猶云救肌也救其肌而風圍自解若脉浮緊發熱汗不出者寒且中肌之血脉而傷營矣方將從肌之裏一層驅而逐出之豈容在肌之表一層固而護衛之故雖與中風同屬太陽病同有浮脉同有頭項强痛惡寒證桂枝不可與也識卽嘿而識之之識有念茲在茲意葢可與不可與在毫釐疑似之間誤多失之於倉卒須常時將營衛之來去路兩兩相形兩兩互勘陰陽不倍虛實了明方不臨時令誤耳不以桂枝誤脉浮緊汗不出之傷

寒。自不至以麻黄誤脉浮緩汗自出之中風矣。緣營衛爲太陽虛實攸分，同經異病，關係最重，故仲景特借桂枝方中彼此遥映，以作戒嚴。

一百

凡服桂枝湯吐者，其後必吐膿血也。

其所以不可或誤者何也？桂枝用之於中風則爲解肌，用之於傷寒則爲閉邪，邪無出路，反得挾辛熱之助，怫鬱其營中之血，淫溢上升，吐而繼以膿血，所必然也。夫桂枝本爲解肌，未嘗令人吐膿血也，而今吐膿血者，則非桂枝之誤，而用桂枝者之

寒傷營，營者營之所主者血也。觀傷寒脉浮緊不發汗因致衄者之用麻黄，與頭痛者必衄之用桂枝在仍須發汗後，則知此處用桂枝

而致吐膿血之因由矣。〔百一〕

誤也。

酒客病不可與桂枝湯，得湯則嘔，以酒客不喜甘故也。〔條中有一嘔字，當亦是吐膿血之根。〕

不特此也，前證之誤以未識脉之緩與緊汗之出與不出耳。至若酒客病則亦有脉浮汗自出似桂枝證者，不知此濕熱薰蒸使然，肌不任虛，誤與桂枝湯，雖辛熱未經，⑦怫鬱其營血，而甘能助濕，得湯而嘔，此必然也。夫桂枝本爲解肌，未嘗令人嘔也，而今嘔者，此非桂枝之誤，而用桂枝者之誤也。

發汗後見此者由未汗之先其人已是中虛而寒故誤不堪再誤

發汗後水藥不得入口爲逆若更發汗必吐下不止

不特此也發汗後水藥不得入口已逆在汗矣乃其人亦復脈浮自汗出似桂枝證不知此陽浮於表中寒內拒使然虛不止肌誤與桂枝湯更發其汗則實其表者中愈虛溫其表者中愈寒胃中無陽吐下不止所必然也夫桂枝本爲解肌未嘗令人吐下不止也而今吐下不止者此非桂枝之誤而用桂枝者之誤也以此推之藥有所宜即有所禁不明其所禁而欲用其所宜雖桂枝有不能恣

意者況他藥乎

百三　九十二條重認病，又九三條重辨證，九十九條重定治，此條重援例，敘述頗同，並非于太陽屋下架屋。

太陽病，頭痛，發熱，汗出，惡風者，桂枝湯主之。

以桂枝湯之多所禁如此，後人得無有畏葸焉而不敢主其方者乎？不知不足畏也。桂枝自有桂枝之證，縱太陽病之頭痛發熱有雷同，而合以汗出惡風，則無雷同矣，何所畏乎桂枝湯而不主之也。

百四　脉苟浮弱，則外證不必有汗，亦可主桂枝爲汗法矣。

太陽病，外證未解，脉浮弱者，當以汗解，宜桂枝湯。

況桂枝自有桂枝之脉，脉象於中者，證乃應於外。縱太陽病未解之外證有模糊，而合以浮弱之脉

百五　脉浮緊而尺中一遲使不可發汗曰營氣不足血少故也則知此處營弱之用桂枝爲益營之劑而非汗劑矣益營而却不助邪故放邪風者亦止之則以其宣衛故也

則無模糊矣何所畏乎桂枝湯之不宜也

太陽病發熱汗出者此爲營弱衛强故使汗出欲救邪風者桂枝湯主之

究從前所以用桂枝之故以桂枝湯爲營衛之總司也以其爲營衛之總司故不特虛風可解即邪風亦可救邪風者四時不正之風也邪風則不必脉盡浮緩然太陽病之發熱汗出證自存也夫汗者營所主固之者衛今衛受風邪則營爲衛所併而營弱矣正氣奪則虛故云弱也衛受風邪肌表

邪風證亦令人身体重骨節疼痛但汗出異于傷寒耳

百六

不能固密此亦衛之弱處何以爲强邪氣盛則實故云强也營虛而衛受邪故使津液失其所主與所護徒隨邪風外行而溢之爲汗然則營之弱固弱衛之强亦弱也凡皆邪風爲之也欲救邪風者不必另治風但用甘酸固護其營衛而大助之以辛風邪得所禦而自去矣桂枝湯所以主之者此也

病人藏無他病時發熱自汗出而不愈者此爲衛氣不和也先於其時發汗則愈桂枝湯主之

凡藏病亦有發熱汗自出連綿不愈者骨蒸潮熱類是也

知桂枝湯之功在於和營衛而不專治風則人病不止於太陽中風而凡有涉於營衛之病皆得準太陽中風之一法爲之繩墨矣如病人藏無他病屬之裏分者只發熱自汗出時作時止纏綿日久而不休此較之太陽中風證之發無止時不同矣既無風邪則衛不必强營不必弱只是衛氣不和致閉固之令有乖病既在衛自當治衛雖藥同於中風服法稍不同先其時發汗使功專於固衛則汗自斂熱自退而病愈此不必爲太陽中風而桂

營氣不足血少故也輒不可用麻黃則知和營養衛無如桂枝矣營衛爲太陽

枝湯可主者一也桂枝爲解肌而有時云發汗者何也助衛氣升騰虛回而正氣得宣之汗與麻黃湯逐邪氣使外洩之汗不同

百七

病常自汗出者此爲營氣和營氣和者外不諧以衛氣不共營氣和諧故耳以營行脈中衛行脈外復發其汗營衛和則愈宜桂枝湯

又使有一病而汗出爲常不復時作時止也却不同太陽中風證之有發熱此不必疑其病在營而用營分之藥如令人滋陰斂汗等類病原在衛以

大關鍵，肰主營者心，主衛者肺，即人身氣血之陰陽也，而營氣又資于衛氣，後面救逆多端，皆因誤在治病氣而不照料及營衛。

百八

下之爲逆四字輕看，猶云下之尚未逆也，至若已成壞病，則自有

衛氣不共營氣和諧故耳以營行脉中衛行脉外二者相依衛病則營亦病故汗當自出耳病既營衛相兼治亦營衛相兼先發其汗以和衛矣復發其汗以和營由淺達深營衛兩和而病愈此不必其爲太陽中風而桂枝湯亦宜者又一也

太陽病外證未解者不可下也下之爲逆欲解外者桂枝湯主之

不寧此也本桂枝證爲醫誤治桂枝證不罷者仍須主桂枝也以證而論太陽病外證未經全解雖

知犯何逆隨証治之之條桂枝不中與也

有可下之證不可下也下之誠爲逆矣若下後外證未解者仍當解外有是證用是藥不以既下而桂枝湯不可主者其一也

百九

太陽病先發汗不解而復下之脉浮者不愈浮爲在外而反下之故令不愈今脉浮故知在外當須解外則愈桂枝湯主之

又以脉而論先汗後下似不爲逆然愈不愈必辯之於脉其愈者必其脉不浮而離表者也若脉浮者知尚有表則前此之下自是誤下必令不愈從

今脈浮故知在外。悟古人畧證詳脈之法。

前之誤不必計較。只據目前。目前之證不必計較。只據其脈。今之脈浮。知尚在外。雖日久當須解外則愈。有是脈用是藥。不以既下而桂枝湯不可主者。又其一也。

百十

傷寒。發汗已解。半日許復煩。脈浮數者。可更發汗。宜桂枝湯。

經曰脈浮數者可發汗。宜麻黃湯。今脈浮數而用桂枝。因知汗吐下後之脈浮

不寧此也。桂枝爲風傷衛之藥。而用之得宜。雖寒傷營中。可以主之。如傷寒服麻黃湯發汗已。經熱退身凉而解矣。半日許復煩。脈見浮數。終是寒邪

眞未經汗出下之脉法主斷不同

退而復集與自汗脉浮緩之中風無涉然汗後見此則陽虛便防陰弱葢煩因心擾數屬陰虛此際寧堪再任麻黄攻前發汗之法爲解肌則雖主桂枝不爲犯傷寒之禁也

百十一

傷寒大下後復發汗心下痞惡寒者表未解也不可攻痞當先解表表解乃可攻痞解表宜桂枝湯攻痞宜大黄黄連瀉心湯

不寧此也證當表裏兼見之時不能不用桂枝湯又不止單用桂枝湯仍不難審先後着而主之如

曰不可。曰當先。曰乃可。固知方是呆方。而呆方中着着有圓机活法

百下二

傷寒屬表病大下以虛其裏裏虛則所陷之陽邪既爲裏陰所搏結而成心下痞矣又發汗以虛其表表虛則陽氣不充而仍惡寒以其表未解則宜解表以其裏有痞則宜攻痞二者不可並施則先後之間必有定法宜先解表而主桂枝湯使表實而陽向外宜乃用大黃黃連瀉心湯攻痞斯痞瀉而陽無内陷此用桂枝湯於兼攻之治所宜先而不可不先之一法也

傷寒。醫下之。續得下利清穀不止。身疼痛者。急當救

裏後身疼痛清便自調者急當救表救裏宜四逆湯救表宜桂枝湯

又如傷寒屬表病爲醫誤下裏氣太虛故其人本不利續得下利清穀不止此陽從内脫與挾熱利者不同也兼身疼痛者此表寒未去復爲裏陰所搏也以其裏虛則宜救裏以其表虛則宜救表二者不可兼施則先後緩急之間必有定法急先救裏而用四逆湯復陽以收陰雖身疼痛所當救者亦且後之陽既復而清便自調矣則前所未及救

身疼痛者傷寒之在經下利清穀者為醫誤下之續證緩急之宜只是先醫藥後醫病病只傷人于外藥輒傷人于裡清便自調者藥邪去而裡氣和乃從外邪治病

之表亦非緩圖也急救其表而用桂枝湯壯陽以和營衛誠恐表陽不壯不但身疼痛不止并裏所新復之陽頃刻間重為陰寒所襲故救之宜急此用桂枝湯於兼溫之治所宜後而後之又不容緩之一法也自此而上遡之桂枝湯之主中風也但使無犯其所禁而其所宜遂爾縱橫曲折用之無不如意如諸條所主云云者況乎諸條之外或原主本方或主本方加減種種不一其法仍當於本經誤汗誤下誤燒針及陽明少陽三陰經中備而

叩已上三條言之皆云傷寒而救法俱用桂枝謂桂枝非太陽之主方而何

攻之可也洵乎桂枝湯爲太陽之總司營衛之統領而又不止爲太陽之總司營衛之統領已也仲景以之冠一百一十三方豈苟焉哉○又按二條桂枝主治有先後者究其義總以扶陽爲主前條陽虛在表故見惡寒證雖裏有可攻之勢姑作緩圖只以扶表陽爲先使巳陷之陽從表而實乃攻其痞痞去而陽不受傷此陽虛只在表一邊故曰解曰不可曰當先曰乃可見病勢雖不甚急而一定之次序自應如此後條陽從內脫致所陷之表

無限圓機活法總是胸有定見

陽益無所倚而陰邪得從內搏故兩勢俱孤危且急矣急則宜救非若上條解字之勢尚緩也但表陽爲裏之衛裏陽爲表之主溫裏則陽回兼可托表溫表則陽出遂爲寒中桂枝湯能救表陽不能救裏陽故先四逆而後桂枝玩本文既曰後身疼痛矣仍曰急當救表見前之後此者不得已而後之也今雖清便自調而身疼痛一證仍在急救之列如救焚救溺之狀後先奔走之不遑也陽之不可不扶不使稍有偏失如此或同太陽篇中又有

桂枝人參湯一證亦屬表裏不解茲何不循其例雙溫而救之曰彼乃表陽受陷須防裏陽欲脫之治此條裏陽已脫單鞭救主之時雖有衛陽等當救勢不能不舍之併力於此矣就此推之凡病有可攻之處而表陽現虛先當救表表裏之陽兩虛先當救裏表陽陷入而裏陽在欲脫未脫之際救表中卽當照顧及裏陽所不足處着着扶之得此義而三百九十七法處處入範圍矣

百十三 太陽病頭痛發熱身疼腰痛骨節疼痛惡風無汗而

邪閉而搏及甚則多痛證雖曰氣血凝濇亦是陽氣受傷而陰寒勝。

喘者。麻黄湯主之。

桂枝爲中風而主。自不可以之誤治傷寒。則苟正其名曰傷寒矣。自當出其方以治傷寒之病。而病之脉前篇已揭出。可無糢糊至於證之同異處。不加詳述。猶恐方治不對也。故復歷歷叙其證焉。頭痛發熱。太陽病皆然。而身疼腰痛骨節疼痛。則寒傷營室陰血凝澁使然。風傷衛無是也。惡風。太陽病皆然。而無汗而喘。則腠理閉密。陽被壅遏使然。風傷衛無是也。得其所同。以別其所異。寒閉營實

仲景之書都是言不盡意微辭妙義要人言外求之如此條之何以知之及下條之所以然者字皆是要

陽氣失宣於此巳的則一意逐邪發表無容斂肌乃可主之以麻黃湯而無更議也

百十四

脉浮緊者法當身疼痛宜以汗解之假令尺中遲者不可發汗何以知之然以營氣不足血少故也

麻黃之治傷寒誠爲主方矣然往往脉與證俱屬傷寒而用麻黃湯未能得其所宜輒復犯其所禁者何也以未諳麻黃湯治寒傷營之故與其所以然耳寒傷營謂之陰盛乘陽營被邪遏不得宣洩表裏俱實之病也故君麻黃入營以泄閉臣桂枝

溫衛以散寒佐杏仁以破壅使甘草以和中蓋瀉營以伐汗雖爲太陽表實而設顧營之所主者血也較之於衛則又屬裏血與裏俱從尺脉候之若其人脉雖浮緊證雖身疼痛而尺中一遲便知寒邪自盛營血自虛當發汗而不可發汗矣蓋汗乃血之液而營主之麻黃之發汗只因營血壅閉從其有餘若奪之今營氣不足而血少豈堪再奪乎知麻黃湯爲瀉營之劑則如此證之脉浮緊身疼痛麻黃湯不唯非所宜且爲犯所禁矣

人深思而得其故不可隨文宣說一番便謂能讀吾論也

經曰營爲根尺脉遲則營不足奉生之氣少也故血少則身疼愈與不盡在寒邪之去不去

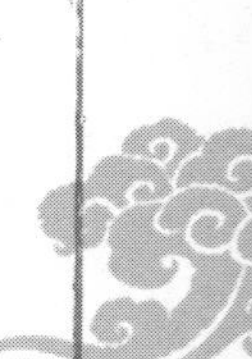

津液下奪則機關不利故身重津液下奪則不能上奉故心悸所恃表氣未虛津液不至全亡只是要和之善陰生於陽陰液耗者

百十五

脉浮數者法當汗出而愈若下之身重心悸者不可發汗當自汗出乃解所以然者尺中脉微此裏虛須表裏實津液自和便自汗出愈

又如脉浮數者雖與浮緊之脉稍異然經曰諸脉浮數當發熱而灑淅惡寒言邪氣在表也法當汗出而解無疑矣若下之而身重心悸者不唯損其胃氣虛其津液而營血虧乏可知其人尺中之脉必微夫寸主表尺主裏營主血而對之衛則亦爲裏今脉雖浮數而尺中則微是爲表實裏虛麻黃

陽氣必不可重虧也表裡實則津液自和不過養正而邪自除之意

湯之伐營爲表裏俱實者設豈可更用之以虛其裏乎須用和表實裏之法治之使表裏兩實則津液自和而邪無所容不須發汗而自汗出愈矣可見驗脉之法全憑尺寸相應尺脉不但主乎營血衛氣亦出於下焦而始行於中焦凡驗表裏虛實汗下法於此庶爲得其所宜不至犯其所禁也已

百十六

病人有寒復發汗胃中冷必吐蚘

尺脉微遲即不可發汗以微遲爲陰脉尺中無陽營血必冷可知則溯而上之中焦之陽主於胃欲

汗生於穀精，胃中陽氣所釀也。有寒復發汗，知胃陽不復有於內矣。

發上焦之汗者，可不顧慮胃中之陽乎？病人有寒，乃陽少陰多，胃氣素然也。縱得傷寒，其胃中之脉，不遲即微，雖有可汗證，先救其裏，後救其表，自有定法也。誤加，則裏氣從表而越，孤陰獨聚胃中，胃冷蚘不能安，直從口出，是爲藏寒之證。即有烏梅丸安之之法，所喪良多矣。何不於未發汗前，防微杜漸乎？

百十七

病人脉數，數爲熱，當消穀引食，而反吐者，此以發汗，令陽氣微，膈氣虚，脉乃數也。數爲客熱，不能消穀，以

膈氣虛而脉數者陽氣不下流也胃中無陽何復有胃氣

胃中虛冷故吐也

誤汗不特虛中下二焦之陽且能虛上焦之陽上焦之陽在膈諸陽從此受氣者也見數脉而反吐者數爲熱脉亦爲虛脉膈虛陽客於上不能下溫故令胃中虛冷熱爲客熱寒爲眞寒究其根因祇由發汗令陽氣微來陽氣之珍重何如而可誤汗乎

百十八　咽喉乾燥者不可發汗

夫以當發汗之證而脉與病稍有微碍麻黃輒爲

所禁況證候彰彰在禁汗之列者不一而足咽喉乾燥者燥氣乘金液衰衛乏可知更發汗以奪其液其傳爲索澤爲膈消凡遇可汗之證必當顧慮夫上焦之津液有如此者

百十九 淋家不可發汗發汗則便血

淋家熱畜膀胱腎水必乏更發汗以竭其津水府告匱徒逼血從小便出耳凡遇可汗之證必當顧慮夫下焦之津液有如此者

百廿 瘡家雖身疼痛不可發汗汗出則痓

瘡家風濕襲肌肌表必虛雖有身疼痛之證乃營氣不從搏及肌脉也更發其汗則營氣被奪經脉失養必至成痓凡遇可汗之證便當顧及週身之津液有如此者

衄家不可發汗汗出必額上陷脉緊急目直視不能眴不得眠

衄家爲血凌清道陽經受傷也清陽之氣素傷更發其汗是爲重虛額上者諸陽所聚陽去則額上陷矣諸脉皆屬於目目得血而能視筋脉無血以

亡血而更發汗身內只剩一空殼子陽于何有寒自內生故慄而振

百二二

百二三

養則牽引其目以致脉緊急目上瞪而不能合眼矣衛氣夜行於陰則眠今衛無營主僅能行於陽而不能行於陰則不得眠矣凡遇可汗之證便不可不顧慮夫陽經之營血有如此者

亡血家不可發汗發汗則寒慄而振

亡血家爲陰虛陰虛陽已無依更發汗以奪其液陽從外脫則寒慄而振是爲陰陽兩竭凡遇可汗之證便不可不顧慮夫陰經之營血有如此者

汗家重發汗必恍惚心亂小便已陰疼與禹餘粮丸

忡愰心亂，便有亡陽見鬼之象。

陽氣盛則從營中釀出津液來，是汗液少者由營傷，營傷者由陽乏。此諸不可發汗之緣，須與穀精之汗不同。又百廿三

心主血，汗者心之液，平素多汗之家，心虛血少，可知重發其汗，遂至心失所主，神恍惚而多忡憧之象，此之謂亂。小腸與心爲表裏，心液虛而小腸之水亦竭，自致小便已陰疼，與禹餘粮丸，其爲養心血和津液，不急急於利小便可意及也。凡遇可汗之證，不可不顧慮夫表氣之疏密，營室之衰旺，有如此者。

脉浮者，病在表，可發汗，宜麻黃湯。脉浮而數者，可發汗，宜麻黃湯。

王肯堂曰但見惡寒即爲在表

以麻黃湯爲寒傷營之主劑而所禁多端乃爾將令後人安所措手乎曰亦於脉與證之間互參酌之不必泥定緊之一字始爲合法也脉浮無緊似不在發汗之列然視其證一一寒傷營之表病則不妨畧脉而詳證無汗可發汗宜麻黃湯若脉浮數者雖與浮緊稍異然邪勢擁遏在表可知則不必寒傷營之表病具備自不妨畧證而詳脉無汗可發汗亦宜麻黃湯就此二者之脉與證互參之其有脉則浮緊證具傷寒二者俱符又何麻黃湯

百二四

服桂枝後而汗出。究竟汗未嘗出也。故用石膏止桂枝之汗。用麻黃湯出未出之汗。去其桂枝。而辛涼之功兩勝。肅清在肺矣。

之必在禁列哉

發汗後。不可更行桂枝湯。若汗出而喘。無大熱者。可與麻黃杏仁甘草石膏湯主之。

不特此也酌用麻黃湯之所宜則不必無汗方主之即有汗亦可以加減主之也如發汗後不可更行桂枝湯及下後不可更行桂枝湯可例見之以其人原見寒喘之證用桂枝湯發汗汗雖出而喘仍不除其汗出而喘也雖無大熱之在表亦無大熱之在裏則知喘屬麻黃湯之本證而汗乃肺金

爲辛熱所傷逼蒸成汗非風傷衛之自汗也其脉必浮數可知不可更行桂枝湯仍可與麻黄湯以解表去桂枝之熱而加石羔之凉此亦脉浮數者可發汗之一徵也

百二五

下後不可更行桂枝湯若汗出而喘無大熱者可與麻黄杏仁甘草石膏湯

不特此也前證不唯服桂枝湯發汗而發汗後且下之矣下後汗出而喘仍不除亦從前服桂枝辛熱之氣鬱而未發今因下後熱氣方外浮耳證既

下在用桂枝後是從更字上看出

同前治亦同前此又脉浮數者可發汗之一徵也就脉浮數者之發汗例觀之則病在表而脉浮攻用小青龍及各半湯以發汗又可類推矣自此而上遡之麻黄湯之主傷寒也所禁多於所宜而所宜之中仍有加減可見桂枝麻黄雖風寒對待之方而桂枝主實表表實則衛陽固而營陰亦和麻黄主發表表虛則營陰洩而衛陽益疎所以主桂枝之意唯恐其失之不及主麻黄之意唯恐其失之太過⑨裒益之間務令固護多於宣洩此仲景之

大旨也○再按此二條以喘字爲主者喘雖寒傷營之本病然亦有衛分之喘有陽明之喘故有桂枝發汗及下之之誤汗下復汗出則併失去寒傷營之面目矣惑人處在此仲景正於發汗後及下後處訂其訛可見治病不必手快只要眼明

百二六

中風發熱六七日不解而煩有表裏證渴欲飲水水入則吐者名曰水逆五苓散主之多服煖水汗出愈

夫桂枝之於中風曰解肌麻黃之於傷寒曰發汗太陽病主此皆爲表邪而設雖衛與營有淺深之

云六七日。知膀胱之不化已久。而邪水必畜。煩渴而吐。皆因水格。特以五苓散散而布之。諸邪不治自治。

分而總之屬淺一層不知淺之與深在解肌發汗外尚更有辯而治之更有其法否乎曰太陽一經有標有本何謂標太陽是也何謂本膀胱是也中風發熱標受邪也六七日不解而煩標邪轉入膀胱矣是謂犯本犯本者熱入膀胱其人必渴必小便不利是爲太陽經之裏證有表復有裏宜可消水矣乃渴欲飲水水入則吐者緣邪熱入裏未深膀胱内水邪方盛以故外格而不入也名曰水逆水逆則以導水爲主而導水中須兼散表和胃二

蓋五苓散能通調水道培助土氣其中復有桂枝以宣通衛陽停水散表裏和則火熱自化而津液得全煩與渴不必治而自治矣然猶多服暖水令汗出者上下分消其水濕也是則五苓散與桂枝麻黃二湯雖同為太陽經之藥一則解肌發汗而治表一則利小便滲熱而治裏標與本所主各有別矣

百二十七

太陽病發汗後大汗出胃中乾燥煩不得眠欲得飲水者少少與飲之令胃氣和則愈若脉浮小便不利

胃中乾燥已是轉屬陽明證見之太陽者特爲五苓散作配證也脉欲得水尚是膈熱熇蒸未盡下歸于胃故可少少與之蓋內水已涸不妨資

熱微消渴者五苓散主之

五苓散爲膀胱經之裏藥誠得其説矣顧同一膀胱經之裏證而見渴也何以水入則拒何以水入則愈又何以水入則消其間必有辯焉是則熱在中上二焦與熱在下焦之不同耳熱在中上二焦者胃中乾燥是也其人不必小便不利熱在下焦者熱入膀胱是也其人小便必不利如太陽病初未嘗渴欲飲水也以發汗後大汗出津液越出胃中自爾乾燥故但煩不得眠而小便自利欲飲水

及外水救之。法在祛其瀦蓄耳。若有水而渴者。只須治水。水行渴止。即有生津之功。是則五苓散之專職也

或問渴用白虎湯宜也。其用五苓散走津液何哉。白虎之治渴。爲燥氣設也。胃火爍肺之故。五苓之治水。爲濕氣設也。

者少少與之以潤胃燥使胃氣和則愈不可更用五苓散重去其津液也若熱在下焦自爾小便不利顧其間又有不同膀胱爲津液之府熱入而蓄邪水致小便不利者是則水氣挾熱而上升必至格水如前條渴欲飲水水入則吐者是也此證用五苓散者取其開結利水也使水泉不致留結而邪熱從小便出矣故渴止而病愈若脉浮小便不利熱微消渴者是則熱入膀胱而燥其津液乃成消渴謂水入即消渴不爲止膀胱無邪水之蓄可

陽水侮心之故凡水津不能四布者心火必不肯下行也別在口雖乾而舌不燥

知此證用五苓散者取其化氣回津也使膀胱之氣騰化而津液得生故渴亦止而病愈篇中脉浮字對本條發汗後看彼以大汗出知表證巳罷而轉胃則脉不浮可知故與水則愈此以未經發汗而脉浮病仍在太陽故用五苓散微熱字對上條發熱字看彼以發熱在表則知裏熱未深故邪液畜而拒水此曰熱微則表熱犯本巳深故熱邪結而耗液須細細理會方知二條中具有三證不唯與水與五苓主治有別而前五苓與後五苓主治

發汗已液雖涸而水氣不消水氣不消已耗之液終難復五苓散降而能升山澤通氣之謂也其所以通之者土有功焉不專在滲導也

百二八

亦畧有別

發汗已脉浮數煩渴者五苓散主之

知五苓散爲太陽犯本而設則不特風傷衛主之而寒傷營亦主之矣以風脉只浮寒脉浮數風尚熱微而渴寒則熱煩而渴所以然者膈虛熱入液涸增煩也脉表證裏知非陽明之裏而乃是膀胱之裏津液不輸故表裏不解亦五苓散主之只從標本分淺深而營與衛之淺深不必分矣此條無小便不利證而主五苓散者亦取其化氣回津從

膀胱裏分出其熱勢也

百二九

太陽病小便利者以飲水多必心下悸小便少者必苦裏急也

知犯本亦有寒熱之分則太陽入裏雖有與水利小便之二法豈二法有其所宜獨無所禁乎以水言之太陽病小便利而欲得水此渴熱在上中二焦雖可與水少少與之和其胃而止若飲水過多則水停心下乘及心火火畏水乘必心下悸若小便少而欲得水者此渴熱在下焦屬五苓散證强

心爲火而惡水水既內停心不自安則爲悸裡急者溺孔上受煎併膀胱撼是盈而不下輸也

而與之縱不格拒而水積不行必裏作急滿也學者欲得水之所宜必明水之所禁而後勿誤於水法也

百二十
發汗後飲水多者必喘以水灌之亦喘

不特此也發汗後陽氣微而津液少其人必渴必燥渴或飲水多燥或以水灌皆令作喘肺虛不能通調水道水寒上逆使然也

百二十一
病在陽應以汗解之反以冷水潠之若灌之其熱被卻不得去彌更益煩肉上粟起意欲飲水反不渴者

數條備及水厄緣夫水爲陰氣陰道從消瞬時潛而不消陽無所棲即成危道不比火府之不更衣十日無所苦也

服文蛤散若不差者與五苓散寒實結胸無熱證與三物小陷胸湯白散亦可服

且夫水之所禁不特內治不可誤即外治亦不可誤一誤而救之之法遂爾多端病在陽爲邪在表也法當汗出而解反以冷水噀之若灌之寒束其外熱被却而不得去羈留不行陽無出路故彌更益煩水寒之氣客於皮膚侵及皮膚之陽故肉上粟起熱却而煩復爲水氣所格故意欲飲水反不得飲凡人身水氣方賴陽氣布之何至身之陽氣

反被水氣鬱之宜陽逐水是宜亟亟矣文蛤散行水五苓散兩解猶僅散之於無形若水寒不散結實在胸則心陽被據自非細故小陷胸之逐水而攻裏白散之下寒而破結皆不得已之兵矣諸所主治皆爲水設水之不可誤噀與灌且如此况可誤飲而不知所禁乎

二百三

大下之後復發汗小便不利者亡津液故也勿治之得小便利必自愈

以利小便言之大下之後復發汗津液之存於膀

得小便利，得字宜着眼。

胱者有幾。此而小便不利，非熱結膀胱者，此以亡津液故也。夫膀胱為津液之府，府已告匱，只宜添入，豈容減出。雖具五苓散證，勿以五苓散治之，唯充其津液，得小便利而雜病皆愈。學者欲得利小便之所宜，必明利小便之所禁，而後勿誤於利小便也已。

百二三

太陽病不解，熱結膀胱，其人如狂，血自下，下者愈。其外不解者，尚未可攻，當先解外。外解已，但少腹急結者，乃可攻之，宜桃核承氣湯。

此條不及小便者以有血自下三字也肰小腹急結處包有小便自利句

夫五苓散之利小便爲太陽犯本而設也不知太陽犯本之證舍五苓散尚更有其法焉否乎曰太陽犯本又有氣分血分之不同何謂氣分膀胱主津液是也何謂血分膀胱爲多血之經下連血海是也如太陽病不解熱必隨經入裏搏於下而不化是爲熱結膀胱其人不能寧靜必如狂如狂而小便不利者是氣分受邪水得熱沸而上侮心火使然如狂而小便自利者是血分受邪熱逼膀胱津液被耗心火莫制使然倘血已自下則熱隨血

出必自愈邪火得泄故也夫愈因於血下在人未身亟為攻血計⑩不復顧及於表不知有表則熱邪未盡傳經入裏攻之早而營傷熱陷變生莫測故解表攻裏復有次第但小腹急結此則血巳⑪歸併下焦一處盡屬有形此時行逐瘀軟堅之法方不犯及上中二焦氣分耳至於桃核承氣湯中仍兼桂枝者以太陽隨經之熱原從表分傳入非桂枝不解耳是則桃核承氣湯與五苓散雖同為太陽犯本之藥而一從前利一從後攻氣分與血分主

王肯堂曰凡仲景稱太陽病脉沉者皆謂發熱惡寒頭項强痛而脉反沉也

治各不同矣

百三四

太陽病六七日表證仍在脉微而沉反不結胸其人發狂者以熱在下焦少腹當鞕滿小便自利者下血乃愈所以然者以太陽隨經瘀熱在裏故也抵當湯主之

桃核承氣之下血知爲熱結膀胱設矣不知熱結膀胱亦有淺深之不同否乎曰此不當憑其外證而唯取脉之浮沉狂之微甚以驗之如太陽病六七日爲時既久邪氣自入傳裏縱表證仍在而脉

微沉者，結胸脉也。脉沉而不結胸，知邪已入深，而直結於下焦血分矣。血分屬陰，今陰不勝其陽，故視陽氣之微甚，而有如狂與發狂。此等處之沉脉，皆是表病見裡脉，不是陽病見陰脉也。

微而沉，是徒有表證而已，無表脉。况反不結胸，邪不復在於上焦可知。其人發狂，比前條如狂證較甚，則熱在下焦而爲蓄血證無疑。何以驗之？少腹當鞕滿，而小便自利也。少腹爲膀胱所注之地，少腹鞕滿，故知其熱在下焦也；小便自利，故知其熱不結於下焦之氣分，而結於下焦之血分也。熱結於氣分則爲溺澁，熱結於血分則爲蓄血。血既蓄而不行，自非大下其血不愈。所以然者，以太陽之邪在經時，當汗失汗，否則不當利小便而誤利，因

隨經瘀熱在裡謂太陽表邪隨本經而侵及陰絡也

隨經而瘀熱在裏故也熱瘀則血瘀故雖表證仍在非桂枝所能散矣況發狂深於如狂少腹鞕滿深於急結更非桃核承氣所能攻矣直用抵當湯斬關峻入破其堅壘斯血去而邪不留并無藉桂枝分解之力耳是緣熱結膀胱與瘀熱在裏邪有淺深故桃核承氣與抵當攻有緩峻壁壘井然不令紊也

百三五

太陽病身黃脈沉結少腹鞕小便不利者爲無血也小便自利其人如狂者血證諦也抵當湯主之

黃皆土色。小便不利者土濕。小便自利者土燥。

沉結者。脈來緩時一止也。經曰脈直前來絕者。有瘀血也。

夫抵當誠非輕劑。而投之豈可妄投。務於證之中更辯其證。方得諦之之法。如太陽病至於蓄血。其身必黃。裏熱固諦於色矣。脈沉而結。裏熱且諦於脈矣。小腹鞕滿。裏熱更諦於證矣。據此遽可指爲血證而用抵當乎。未也。須於小便諦之。小便不利。前三者雖具。只爲畜溺而發黃。屬茵陳五苓散證。毋論抵當不中與。卽桃核承氣不中與也。若前三者既具。而小便自利。其人如狂。是血證諦而又諦。何論桃核承氣。直須以抵當湯主之。而無狐疑矣。

有熱字，與前條熱在下焦字，半主平素言，此太陽隨經入裡之根因。

百三六

傷寒，有熱，少腹滿，應小便不利，今反利者，為有血也，當下之，不可餘藥，宜抵當丸。

至若寒傷營室，其人營室素有其熱，則本之犯也，不必隨經，而始見少腹滿矣。夫滿因熱入氣分，而畜及津液者，應小便不利，今反利者，則知所畜非津液也，而血也。血當下血，但有熱之血，較隨經而入所畜者，更為凝滯。隨經之血，熱氣所過而遺也；有熱之血，熱氣先聚而結也。故雖上條之桃核承氣湯、抵當湯，皆屬餘藥，不可與也，宜從抵當湯變

三條辨證揔不脫小便字是教人詳慎從其顯然者易察也

七 百三

易爲丸煑而連滓服之使之直達⑫血所化而始下⑬舊熱蕩盡新瘀乃除根耳總數條觀之血證固宜攻矣初則曰外不解者尚未可攻繼則曰小便不利者爲無血也終則曰不可餘藥誠恐攻不如法而營室一枯其血永傷是以未出所宜先示所禁學者於宜禁之間調停得法而後或用桃核承氣湯或用抵當湯或用抵當丸斯無誤於下之之法也已

病如桂枝證頭不痛項不強寸脉微浮心中痞鞕氣

氣上衝咽喉者從胸至咽也不得息者呼吸不能布氣似喘而短氣也胸有所

上衝咽喉不得息此爲胸有寒也當吐之宜瓜蒂散
諸亡血家不可與
外此則不可不明乎吐法矣病如桂枝證則是發熱惡寒自汗出與太陽中風無異也而頭不痛項不强則實與太陽中風證無與脉浮又似太陽中風矣而只寸脉微浮則又與太陽中風脉無與其人胸中痞鞕不因誤下而成其非表邪陷入可知氣上衝咽喉不得息病不在中下二集其非裏邪結聚可知非表非裏明屬邪氣藴畜於胸間此爲

阻塞故也。

胸有寒也雖胸處至高尚屬太陽之分然而邪不在肌解肌之法無所用也法當吐之緣痞鞕一證因吐下者爲虛不因吐下者爲實實邪塡塞心胸中下二焦爲之阻絕自不得不從上焦爲出路所謂在上者因而越之是也宜瓜蒂之苦佐以小豆之酸使邪從上徹而痞自消氣自下諸如桂枝之證不治而自治矣若諸亡血家津液上竭膈氣已虛雖有前證不堪再吐審此而用吐法此則吐其所宜吐者矣

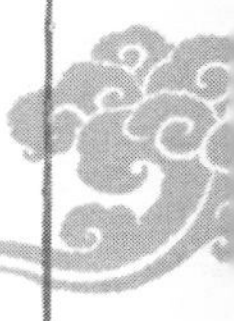

太陽病當惡寒發熱今自汗出不惡寒發熱關上脉細數者以醫吐之過也一二日吐之者腹中飢口不能食三四日吐之者不喜糜粥欲食冷食朝食暮吐以醫吐之所致此爲小逆

夫吐法之得所宜以寒邪在胸而不在太陽之表故吐之不爲誤吐也若果屬太陽病自當惡寒發熱自當脉浮有是病自有此證與脉爲印合也今自汗出不惡寒發熱明似陽明之證矣而關上脉細數乃成陽虛津液少之象又非陽明之脉證脉

吐之不當則周身之氣皆逆而五藏頓覆下空上逆氣不能歸故有如此景氣

不應皆由醫吐之過表邪不外越而上越故自汗出不惡寒發熱也裏氣微虛不能安及胃陽故細數見於關上關以候中集中集傷故見此也病一二日邪氣尚淺吐之者胃不盡傷膈氣早逆也故腹中飢口不能食三四日邪入漸深吐之者胃氣太傷陽浮在膈也故不喜糜粥欲食冷食朝食暮吐緣陽明之氣下行爲順上行爲逆以醫吐之所致則非脾胃本來之病此爲小逆勿勞妄作關格治療使小逆竟成大逆也可見吐有所宜卽有所

經曰內有陰湯外有陰陽盖表有陰而裡有陽也此條乃太陽中之少陰麻黄附子細辛條乃少陰中之

禁學者欲得其所宜必明其所禁斯吐之不爲誤吐也已

百三九

病發熱頭痛脉反沉若不差身體疼痛當溫其裏宜四逆湯

外此不可不明乎溫法矣病發熱頭痛太陽表證也脉反沉陰經裏脉也陽病見陰脉由其人裏氣素虛素寒邪雖外侵正難內禦切不可妄從表治須靜以候其自差若不差而更加身體疼痛知寒從內轉此時不溫其裏六七日傳之少陰經時必

太陽。究竟二證。皆是發于陽而病在陰。故皆陽病見陰脉。

百四十

成厥逆亡陽之變。溫之無及矣。故舍脉從證用四逆湯救裏。不當因發熱頭痛遲疑瞻顧也。此雖病在太陽。無可溫之理。而溫其所當溫。不為誤溫也。

太陽病。以火熏之。不得汗。其人必燥。到經不解。必清⑭血。名為火邪。

溫其所當溫。雖四逆可用於太陽。若不明其所禁。而妄行溫法。則火逆燒針。其變有不可勝言者。如太陽病。以火熏之。取汗矣。竟不能得汗。液之素少可知。蓋陽不得陰。則無從化汗也。陰虛被火熱無

到經者過經入裡也

從出故其人必躁擾不寧到經者火邪內攻由淺及深循行一周經既盡矣若不解則熱邪且陷入血室矣必當圊血緣陽邪不從汗解因火襲入陰絡故逼血下行名爲火邪苟火邪不盡圊血必不止故申其名示人以治火邪而不治其血也

一百四一 脉浮熱甚反灸之此爲實實以虛治因火而動故咽燥吐血

火犯血室不止逼血下行爲圊血已也且有逼血上行而爲吐血者尤可畏也如脉浮熱甚無灸之

理而反灸之由其人虛實不辯故也表實有熱誤認虛寒而用灸法熱無從泄因火而動自然內攻邪束於外火攻於內肺金被傷故咽燥而吐血

微數之脉愼不可灸因火爲邪則爲煩逆追虛逐實血散脉中火氣雖微內攻有力焦骨傷筋血難復也

脉浮熱甚不可灸者以營分受邪束血爲實故也若血少陰虛之人脉見微數尤不可灸虛邪因火內入上攻則爲煩爲逆陰本虛也而更加火則爲追虛熱本實也而更加火則爲逐實夫行於脉中

同一火逆或圍血或吐血或血散脈中火勢無處不到視其人之虛與實處而追之逐之摠是陰絡受煎熬也

者營血也血少被追脈中無復血聚矣艾火雖微孤行無禦内攻有力矣無血可逼焦燎乃在筋骨蓋氣主呴之血主濡之筋骨失其所濡而火所到處其骨必焦其筋必損蓋内傷眞陰者未有不流散於經脈者也雖復滋營養血終難復舊此則枯稿之形立見縱善調護亦終身爲殘廢之人而已可不愼歟

百四三

脈浮宜以汗解用火灸之邪無從出因火而盛病從腰以下必重而痹名火逆也

痺證屬陰濕者居多此亦陰氣盛于下体由火灸而和汗無從出之故因以火逆三字推原之

四

四

王肯堂曰心屬火火先入心心主血而藏神血如水

前二條雖有血實血虛之異然挾熱則均故爲不可灸也不知無熱之邪尤不可灸脉浮在表不必挾熱也汗解爲宜矣用火灸之不能得汗則邪無出路因火而盛雖不必焦骨傷筋而火阻其邪陰氣漸竭下焦乃營血所治營氣竭而莫運必重着而爲痺名曰火逆則欲治其痺者宜先治其火矣

太陽傷寒者加溫針必驚也

灸之不可或誤如此針家可推矣如太陽傷寒者寒傷其營血也寒傷營血當汗不汗反加溫針以

神如魚，兩陽相熏灼，水熱湯沸，則魚驚而躍，不能安矣。

攻其寒，孰知針用火溫，營血得之，反增其熱，營氣通於心，引熱邪以內逼神明，必至損營血而驚動及乎心矣。夫心爲神明之主，今既受驚，非細故也。

百四五

燒針令其汗，針處被寒，核起而赤者，必發奔豚。氣從少腹上衝心者，先灸核上各一壯，與桂枝加桂湯更加桂。

心一受驚，勢必引動藏氣而乘所不勝，爲害遂速。如前證以燒針取汗，損及心血而驚動心氣矣。熱雖遏，心寒仍外束，針處被寒，結而不散，則核起而

汗者心之液病雖起於下焦而心虛實有以來之

赤矣由是以寒召寒遂從類聚若腎者寒水之藏也發爲奔豚所必然矣夫心被燒針已驚而虛腎邪一動勢必自小腹上逆而衝之水來尅火是爲賊邪與前火熏艾灸之主於治火者不同矣專以伐北方之腎邪爲主伐腎無如桂用桂三倍加入桂枝湯內外解風邪內洩陰氣也此證救之不專不力則心被腎凌亡陽之變告在頃刻害可勝言哉以上諸條皆其不當溫而溫也火艾燒針如此四逆⑮等湯可鑒矣學者欲得溫之所宜必明溫之

其人因致冒者陽氣不到也汗者陽氣之所釀汗出知陽氣復於表故愈欲陽主表不主裡其主裡也必由淺入深須

百四六

所禁斯溫之不爲誤溫也

太陽病。先下之而不愈。因復發汗。以此表裏俱虛。其人因致冒。冒家汗出則自愈。所以然者。汗出表和故也。得裏未和。然後下之。

外此則不可不明乎下法矣雖病在太陽無可下之理而或經誤治有不得不下而又不能先下者必審表裏而得之如太陽病先下之而不愈陰液先亡矣因復發汗營從衛泄陽津亦耗以此表裏兩虛雖無邪氣擾亂而虛陽戴上無津液之升以

從和表中和得裡未和方是反裡虛爲裡實時候得字宜玩蓋遲久之辭裡未和者大便由溏而燥由燥而鞕務使下證已具得其實而和之方可丢手和表藥桂枝加附子湯或大建中湯類也汗出亦是得汗非發汗也　一百四七

和之所以怫鬱而致冒冒者清陽不徹昏蔽及頭目也必得汗出津液到而怫鬱始去所以然者汗出表和故也則非用發表之劑而和表之劑可知得裏未和者陽氣雖返於內陰氣尚未滋而復也故從前妄下以亡津液者至此不得不斟酌下之以助津液矣觀條中所以然者及然後字知此際之汗之下皆不得已而强爲汗下法也此之謂和和者和正氣也

太陽病未解脉陰陽俱停必先振慄汗出而解但陽

脉微者先汗出而解但陰脉微者下之而解若欲下之宜調胃承氣湯

夫汗下之法宜審表裏如前條是也顧在證爲表裏者在脉即屬陰陽凡病邪久而未解不過是入陽入陰之兩途稍有偏勝互見於脉矣如太陽病不解脉陰陽俱停止而不見者是陰極而陽欲復也三部既無偏勝解之兆也然必先振慄汗出而解者鬱極而欲復邪正必交爭而陰陽乃退耳若見停止之脉而仍不解者必陰陽有偏勝處也但

陰陽俱停者。伏極欲伸也。陽微陰微者。結處露倪也。三者皆因陽鬱汗與下。從達從奪也。大都陽氣困鬱極輒見此等脉。

於三部停止中而陽脉微見者即於陽微處知陽部之邪實盛故此處欲停之而不能停也先汗出以解其表邪則愈於三部停止中而陰脉微見者即於陰微處知其陰部之邪實盛故此處欲停之而不能停也下之以解其裏邪則愈若欲下之宜調胃承氣湯蕩正虛邪實理自環生汗下得宜不特去邪氣以之而和正氣亦以之以上二條此其例也。振慄汗解單指脉停者言下邊兩解不必有戰汗證。

水飲內停而風鼓之則中氣乖張故有下利嘔逆證似乎霍亂者徒是水而無

百四八

太陽中風。下利嘔逆。表解者。乃可攻之。其人漐漐汗出。發作有時。頭痛。心下痞鞕。滿引脇下痛。乾嘔短氣。汗出。不惡寒者。此表解裏未和也。十棗湯主之。

邪在太陽調法即在下法中況以太陽之裏較陽明之裏更在高分者攻法并非調胃承氣所宜乎凡下利嘔逆有表者屬寒屬虛不可攻無表者屬飲屬實宜可攻然太陽中風有此明屬表陽不宣鬱住裏水而成故必表解盡成裏證乃可攻漐漐汗出水氣外蒸也發作有時邪已成實也縱有頭

風必不見此故攻裡必先解表此處之痞不甚異於水結胸無形之水不復流動已經膠固爲有形矣水未成結痞何由鞕且引脇下痛也其不用陷胸用十棗者從胸與脇分也

杜米曰裡未和者蓋痰與[illegible]壅于中

痛之證似表而心下痞鞕滿引脇下痛乾嘔短氣則皆水邪壅閼氣不流通使然所可惑者頭痛外唯身汗一證表裏未判不知不難辯也汗出惡寒者則爲有表若汗出不惡寒者則只從不惡寒處認證此表已解訖而裏氣爲飲邪搏結不和雖頭痛亦屬裏邪上攻非關表也此時不議下則水癖與痰隔之證幾幾乎成矣顧下之一法多爲胃實而設今邪在胸脇較之於胃高下不同况胃實者邪熱爍乾津液腸胃中責其無水今則邪液結聚

焦故頭痛乾嘔短氣汗出是痰隔也非十棗不治但此湯不宜輕用恐損人于倏忽切慎之

腸脘間責其多水故蕩滌腸胃之藥俱無所用唯取芫花之辛芉遂大戟之苦從高分下之使溝渠涇隧無處不達而復用大棗十枚以補土氣以殺毒勢則破結仍是和中不令其有傷於胃耳此雖病在太陽無可下之理而此數條皆下其所當下不爲誤下也

百四九 太陽病發汗汗出不解其人仍發熱心下悸頭眩身瞤動振振欲擗地者眞武湯主之

可見病在太陽治之得法毋論解肌發汗爲得其

人身以陽氣爲主，而真陽寔根柢於下焦。下焦之陽虛而震動，周身俱失其主持矣。大都陽神已經散亂，未有不守定真氣而能建功者。故陽氣上脫者，必從下鎮，此條是也。陽氣外溢者，必從內斂，下條是也。

所主。若與水、若利小便、若下血、若吐、若溫、若下，無不合宜者。若不得其所宜，而犯其所禁，則救誤之法多端。除與水、利小便及下血、若吐、若溫外，已經示法，而在誤汗、誤下二條，尤不可不觀其脉證，知犯何逆，以法治之也。卽以汗論，太陽病不解肌而發汗，或腎中真陽素虛者，不唯汗出不解，而陽浮在外，失其所依，則其人仍發熱。瞤動腎氣以凌其心，心陽不安則悸；陽虛於上則頭眩；經脉失其所養，而周身總無陽氣主持，則身瞤動而振振欲擗

誤汗亡陽寔是奪液之故燥液無如附子仲景偏生用之蓋陽亡便來陰襲陰不破陽必難回且附子走

地此皆陰邪從下凌上亡陽動經乃有此象上賊水奔火氣莫主故用眞武湯溫中鎮水回陽消翳以爲救法耳

百五十 太陽病發汗遂漏不止其人惡風小便難四肢微急難以屈伸者桂枝加附子湯主之

又如太陽病當解肌不解肌而發汗或衛陽平素不足者一旦徹去護衛營無從守遂漏不止腠理既開風無所禦其人惡風小便者得陽氣之施化而津液乃滲也今衛氣外脫陽氣不復施化於膀 ⑰

而不守桂枝加此便能壯陽氣直走于表而建捷功故凡藥有附子能爲人祛湿遺風強筋壯氣而杜格拒者皆此走之一字也

一百五

發汗後惡風者衛氣走也發汗後惡寒者營中寒也

胱小便乃難四肢者諸陽之本陽隨津液外泄則柔不能養筋四肢乃微急難以屈伸此皆津液從中走外陽氣内虛乃有此象衛氣徹護陽不能返故用桂枝加附子湯固表斂液益氣扶陽以爲救法耳

發汗病不解反惡寒者虛故也芍藥甘草附子湯主之

⑱况傷寒發汗一法原爲去寒而設若病不解較前反惡寒者非復表邪可知緣陽外泄而裏遂虛故

故前方用桂枝，此方去桂枝。

主之以芍藥甘草附子湯。芍藥得桂枝則走表，得附子則走裏。甘草和中，從陰分斂戢其陽，陽回而虛者不虛矣。

二百五

發汗後，身疼痛，脉沉遲者，桂枝加芍藥生薑各一兩，人參三兩，新加湯主之。

且汗後虛實之辯，不但證有異，而脉更有異者，如身疼痛，脉沉遲，全屬陰經寒證之象。然而得之太陽病發汗後，非屬陰寒，乃由內陽外越，營陰遂虛。經曰：其脉沉者，營氣微也。又曰：遲者營中寒。營主

張兼善曰：寒邪盛則身疼，營血虛則身亦疼，其脉浮

緊者邪盛也其脉沉微者血虛也

血無氣領不得歸經血歸經不能生養此加人參而倍姜芍之故

血血少則隧道窒澁衛氣不流通故身疼痛於桂枝湯中倍芍藥生薑養營血而從陰分宣陽加人參三兩托裏虛而從陽分長陰曰新加湯者明沉遲之脉非本來之沉遲乃汗後新得之沉遲故治法亦新加人參而倍薑芍耳前條曰虛反用附子而不用人參以有惡寒證故但令陽回而虛自補恐人參之戀陰故去之此條脉沉遲反用人參而不用附子以有身疼痛證故但令虛益而陽自回恐附子之燥血故去之

百五三

汗爲心液。汗去心虛。而失所統。則爲悸。責在胸中陽氣不足也。

發汗過多。其人叉手自冒心。心下悸。欲得按者。桂枝甘草湯主之。

汗者心之液。不唯妄汗不可。卽當汗而失其分數亦不可。叉手自冒心者。陽虛而心惕惕然不能自守。按則定。不按則不定也。心下悸推原叉手自冒心之故。心悸有心氣虛有水氣乘。然水乘必先因心虛。故心下一悸。輒惕然自恐。腎氣之上凌。欲得按。以禦之也。桂枝能護衛陽氣。甘草性緩戀膈主此者。欲其載還上焦之陽。使迴旋於心分耳

百五 四

耳聾屬内氣累薄者多故以虛字别之

未持脉時病人叉手自冒心師因教試令欬而不欬者此必兩耳聾無聞也所以然者以重發汗虛故如此

夫叉手自冒心特陽虛之外候也欲從外以測内亦測之於未持脉時耳令欬以試之則陽虛之内候并得之於耳聾矣所以然者諸陽雖受氣於胸中而精氣則上通於耳今以重發汗而虛其陽陽氣所不到之處精氣亦不復注而通之故聾以此驗叉手自冒心之爲悸而其悸爲心虛之悸非水

乘之悸也所以用桂枝甘草湯載還上焦之陽者并欲衛住上焦之精氣不令走散耳況正氣虛之耳聾與少陽邪盛之耳聾不同又可於叉手自冒心之證互驗也

百五五　發汗後其人臍下悸者欲作奔豚茯苓桂枝甘草大棗湯主之

夫汗後心悸由虛其心中之陽故也心陽既虛腎氣遂欲上凌而剋之不可不防其漸若發汗後其人臍下一悸便知腎氣發動水邪已不安於其位

百五六 人身之陽氣實則虛虛則實胃爲津液之主發汗亡陽則胃氣虛而不能敷布諸氣故壅滯而爲脹滿是當實其所虛自能虛其所

欲逆衝而作奔豚須於欲作未作時急主之以茯苓桂枝甘草大棗湯益我心氣伐彼腎邪安中補土水不得肆而汗後之陽虛可漸復矣

發汗後腹脹滿者厚朴生薑甘草半夏人參湯主之

奔豚之證由發汗後陽虛於上遂令陰盛於下不知發汗後陽虛於外并令陰盛於中津液爲陰氣搏結腹中無陽以化氣遂壅爲脹滿主之以厚朴生薑甘草半夏人參湯者益胃和脾培其陽散滯滌飲遣去陰緣病已在中安中爲主胃陽得安外

實矣。○虛氣㽞滯之脹滿。較實者自不堅痛。

百五十七

陰盛而上走于陽明。陽明絡屬心。故上走心爲噫。

衛不固而自固。桂枝不復用也。

傷寒。汗出解之後。胃中不和。心下痞鞕。乾噫食臭。脇下有水氣。腹中雷鳴下利者。生薑瀉心湯主之。

病在中者急安中。以中氣爲胃陽所主。關係最重。不知照料表病。以汗出而得解者。胃中以汗出而欠和矣。緣胃陽爲水穀中津液所化氣。津液因從前發汗而外亡。則胃陽失治。邪陰於今反乘陽虛而結聚。其人乃心下痞鞕。陰氣不能上升而逆於心下則爲邪。陰陽氣不能下降而留於心上則爲

陽氣内陷能作痞責在下胃氣不和亦作痞責在汗緣脾不能行氣於四藏則水從旁漬火氣不下交也

邪陽兩邪相阻則必相戀所以濕熱相生氣飲結滯無所不至推其原實中焦胃氣不和不能宣豁使然乾噫食臭者胃虛不能殺穀也脇下有水氣腹中雷鳴下利者胃虛不能制水水氣上逆而且清濁不分也可見痞結由於胃虛汗解後且能致此所當於未解時預顧慮及胃氣則汗非誤汗推之下亦非誤下矣生薑瀉心湯主之以胃虛邪結陰陽之氣不上下行兩相留戀於胃脘之界是爲不交之否唯和其胃氣瀉去陽分之邪使陰邪無

所戀不下而自下邪陽散而眞陽始降邪陰降而眞陰始升轉否成泰者以此推之濕熱等證皆宜用此法蓋陽得陰則滯於陰陰得陽則附於陽破其滯而附者亦宜是瀉心之義也

汗多亡陽夫人知之矣然人身之陽部分各有所主有衛外之陽爲周身營衛之主此陽虛遂有汗漏不止惡寒身疼痛之證有腎中之陽爲下焦眞元之主此陽虛遂有發熱眩悸身瞤動欲擗地之證有膻中之陽爲上焦心氣之主此陽虛遂有乂

手冒心耳聾及奔豚之證有胃中之陽爲中焦水穀化生之主此陽虛遂有腹脹滿胃中不和而成心下痞之證雖皆從發汗後所得在救誤者須觀其脉證知犯何逆以法治之不得以汗多亡陽一語混同漫及之也

太陽病下之後其氣上衝者可與桂枝湯用前法若不上衝者不可與之

又以下論病在太陽表邪未去因下後其氣從下上衝是裏之陰邪不受攻賜間因下反成滯澁氣

不下行因逆上而欲凌乎陽也陽已受陷則陰附於陽而成心下痞今氣雖上衝而痞證不見知表陽自虛而未陷裏陰雖下而未虛仍外從本治而只內折其衝勢兩邪俱伏矣以桂枝湯加入前誤下藥內是其法也較之瀉心湯彼則陽已陷而上下互格故從上下分消之此陽未陷而表裏互拒故從表裏分推之上下分消者法之常表裏分推者法之變故上衝外不可妄與

百五九

太陽病外證未除而數下之遂協熱而利利下不止

心下痞鞕表裏不解者桂枝人參湯主之

太陽病外證未除而數下之表熱不去而裏虛作利是曰協熱利下不止心下痞鞕者裏氣虛而土來心下也表裏不解者陽因痞而被格於外也桂枝行陽於外以解表理中助陽於內以止利陰陽兩治總是補正令邪自却緣此痞無客氣上逆動膈之陽邪輒防陽欲入陰故不但瀉心中芩連不可用并桂枝中芍藥不可用也○協熱而利向來俱作陽邪陷入下焦果爾安得用理中耶利有寒

熱二證但表熱不罷者皆爲協熱利也

百六十 傷寒服湯藥下利不止心下痞鞕服瀉心湯已復以他藥下之利不止醫以理中與之利益甚理中者理中焦此利在下焦赤石脂禹餘粮湯主之復利不止者當利其小便

前條兩解表裏之法以其補之於早故虛回而痞與利皆治此等證不如此治反服瀉心湯及他藥下之又下表熱雖除裏虛益甚醫者於此始取前方去桂枝單用理中自以爲亡羊補牢矣而利益

云利不止，痞鞕已消可知，故專責下焦。

甚者何也？緣證有初淂續淂之不同，則法亦有初治末治之不一。利有中焦，有下焦。其始也以下而利，以利而痞，中焦虛寒，故可用理中。其旣也，因痞再下，因下益利，則中焦虛寒，更移爲下焦之滑脫矣。下脫上結，理中反成堵截，上下二焦無由交通，所以利益甚。故改補劑爲濇劑，餘粮甘草重而緩以鎮定其藏府，石脂濇而固以斂收其滑脫，使元氣不下走，而三焦之陽火得以上蒸，則亦不必用及理中，而土氣當得令矣。復利不止者，止後復作

之證不無塞之太過水無去路則當利其小便否脂餘粮未主之先利小便非其法也葢穀道宜塞水道宜通先塞後通下焦之次叙更不可紊也

一百六

太陽病桂枝證醫反下之利遂不止脉促者表未解也喘而汗出者葛根黃連黃芩湯主之

救誤下者既有中焦下焦之異又豈無有表無表之異乎桂枝爲表證促脉爲陽脉雖下利不止却無前條心下痞鞕之證陰邪未勝則知表陽未陷仍屬表未解也夫桂枝證誤下而桂枝證不罷者

下利而無痞結，陽欲陷而未陷，勢覺跼蹐，故見促脉。較喘而胸滿者，邪雖未陷，而已從胸分留連，胸中之陽氣不無逆矣。故喘而汗出。

二百六

仍從桂枝例治表，表解而利自止，此有表有裏只宜解表之一法也。若脉促加以喘而汗出，熱壅於膈，心肺受傷，胃氣不清可知，雖未成痞而客氣微欲動膈矣，則無取桂枝之和營衛，倣瀉心湯例，用芩連而加葛根，鼓舞胃氣以清散其邪，此有表有裏只宜清裏之又一法也。

太陽病，下之微喘者，表未解故也，桂枝加厚朴杏子湯主之。　喘家⑲作桂枝湯，加厚朴杏子佳。

以太陽之病輒爾淸裏，不復顧表者，以汗出而喘。

此條表未解即前條表未解證。謂桂枝證未解也。

曰喘家。是屬平素有此証者。

裏證已具故也。然喘之一證有裏有表。不可不辯下後汗出而喘者。其喘必盛。屬裏熱壅逆。火炎故也。下後微喘者。汗必不大出。屬表邪閉遏氣逆故也。表未解。仍宜從表治。於桂枝解表內加厚朴杏子以下逆氣。不可誤用葛根連芩湯。使表邪淆入裏分。寒從熱治。變證更深也。然桂枝加厚朴杏子湯。不必下後微喘者宜主。即未下而喘者亦佳。蓋太陽爲諸陽主氣。表虛氣不下行。則亦喘。桂枝湯解表。朴杏降逆也。

百六
四

氣虛而滿知胸部而下陽氣微矣故見促脉陰陽不相接續故也

凡陽氣不達之處陰氣從而塡之則爲滿故雖胸前輕清之位亦復變爲重濁矣

太陽病下之後脉促胸滿者桂枝去芍藥湯主之若微惡寒者去芍藥方中加附子湯主之

喘證辯其表裏主治當無誤矣而促之一脉復有虛實寒熱之異尤不可不辯夫促脉爲陽盛之診人盡知之不知得之於下後有陽盛而見促脉亦有陽虛而見促脉者仍須辯之於外證也誤下脉促雖與上條同然既無下利不止之證又無汗出而喘之證但見胸滿而又非結胸鞕痛者比明屬下後陽虛所致蓋諸陽受氣於胸中下集之陽既

虚則上焦之陽渙散而無根柢不復能布氣於胸中客邪未犯濁氣先填遂見胸滿故主方同叉手自冒心之治桂枝湯去其芍藥無非欲載還陽氣使得廻旋不散仍從胸中布氣耳其去芍藥者酸收之性不無斂之入陰入裏而於心胸浮陽之分不得留駐也然脉促胸滿裏氣雖虛太陽之氣尚盛不致下陷若微惡寒者則陽虛已爲陰所乘輒防亡陽之漸凡下利不止喘而汗出脉促胸滿皆亡陽中所互有之證但見微惡寒而主治大不同

矣於去芍藥方中加附子不止固表還陰直欲温經助陽蓋從解表藥中根抵下焦變虛爲實之法也可見同一促脉不但主表主裏之不同抑且主寒主熱之迥異辯之可勿辯也○喻嘉言曰由此之微惡寒合上條觀之則脉促胸滿喘而汗出之内原伏有虛陽欲脫之機故仲景於此際以微惡寒發其義可見陽虛則惡寒矣又可見汗不出之惡寒即非陽虛矣傷寒證中多有下後魄汗不止而釀亡陽之變者必於此等處參合庶幾可進於

百六五并六

道耳○

太陽病下之其脉促不結胸者此爲欲解也脉浮者必結胸也脉緊者必咽痛脉弦者必兩脇拘急脉細數者頭痛未止脉沉緊者必欲嘔脉沉滑者協熱利脉浮滑者必下血

○從前諸證皆所云不可下而下之爲逆者也故不特其證變動不常而其脉亦變動不常則自此而推之變證不可勝數脉氣亦復攺恒救誤之間雖無成憲可循而心領意會總不出太陽病者近是

脉促何以欲解。陰氣暴去。陽氣驟張。邪根陽氣之張而外薄也。若脉浮。則陽知無力。邪自陷入而爲小結胸。脉緊者。陷入之陽逆而上擊。故咽痛。脉弦者。陷入之陽束于半表。故兩脇拘急。脉細數而頭痛未止者。

如病在太陽總無可下之理不當下而下其變亂豈一二證巳哉若見脉促此爲陽邪上盛反不結聚於胸則陽邪未陷可知陽邪未陷則陽能勝陰而邪氣可勃勃從表出此誤下之偶中者也其餘皆不可恃矣脉浮者邪氣瀰滿於上部故必結胸結胸雖具下證而脉浮不能竟下只從太陽側下去上焦之結邪爲合法脉緊者寒邪以誤下而内入比結胸更在上部故必咽痛咽痛得之誤下亦屬陽邪内陷與熱自内壅而作喉痺者不同其治

諸陽受傷而爲之首者不易傷也脉沉緊而欲嘔者緊反入裡而客氣上逆者拒及痰也沉滑協熱利者陽邪陷入侵及大腸之濕分也浮滑下血者陽邪陷入侵及小腸之血分也

可知脉弦者寒邪收斂故必兩脇拘急此雖少陽之證然得之太陽誤下未可竟作少陽證治也脉細數者誤下而傷其氣分既頭痛未止不可因細數而疑其非太陽也以上雖有緊弦細數之不同然浮脉終在尚可從表脉認表證至有下後不但證變近裏而先脉變近裏尤須審之脉沉緊者邪似入裏而爲寒矣然下後之沉緊寒欲入而不肯入故必欲嘔脉沉滑者邪似入裏而爲熱矣然下後之沉滑熱在裏而仍挾表故協熱利其治法不

得從裏而遺表槩可知矣至若脉浮滑者俱見陽脉不應下血而見裏證然在下後則陽邪止在陽分而擾動其血故必下血較之裏陰下血而見沉脉者自異數項唯頭痛係太陽經本證協熱利尚見太陽經表熱證其餘脉證俱已混淆故各着一必字見勢所必然討其源頭總在太陽病下之而來則雖有已成懷病未成壞病者俱宜以法治之不得據脉治脉據證治證也○經云不宜下而便下之諸變不可勝數蓋表邪陷入於裏裏氣不和

則虛實相因而寒熱不一矣

百六七

太陽病二三日不能臥但欲起心下必結脉微弱者此本有寒分也反下之若利止必作結胸未止者四日復下之此作協熱利也

脉證之間不特不宜誤在太陽既下之後而正不宜誤在太陽未下之先緣人之身有病氣有本氣治病輒當顧慮及本如太陽病二三日邪尚在表之時而其人不能臥但欲起表證不應有此心下必有邪聚結而不散故氣壅盛而不能臥也但心

下微弱脉之寒分結必非陽熱内入之結胸可知

下痞滿而濡裏者脉必沉實今脉則微弱不但無沉實之裏脉并非浮緩之表脉此其人平素本有寒氣積於胸膈之分一見外邪本病隨作心下結而不能卧但欲起者職此故也與陽邪陷入於裏而結者大相徑庭醫不知從脉微弱及前二三日上認證以辛溫解散表裏之寒反從心下結上認證而以攻法下之表邪乘虛入裏與本分之寒相搏利止者邪不下行必結而益上乃作寒實結胸利未止者裏寒挾表熱而利下不止故於四日復

陰陽二字從虛實而分者經曰陽道實陰道虛也實不與熱期而熱自至虛不與寒期而寒自至故結胸

以苦熱之劑下之所以然者欲作協熱利故也結胸與協熱利皆有寒分之本邪在内故下其寒非下其熱二證同一治也

百六八

病發於陽而反下之熱入因作結胸病發於陰而反下之因作痞所以成結胸者以下之太早故也

下證必熱已成實故毋論裏有寒分不可下即裏熱未實亦不可下病發於陽者從發熱惡寒而來否則熱多寒少者下則表熱陷入為膻中之陽所格兩陽相搏是為結胸結胸為實邪故鞕而痛痛

未下之來路曰脉浮而動數痞證未下之來路曰脉浮而緊脉陰陽二字亦可從氣血分結胸屬氣分故湯名陷胸痞屬血分故湯名瀉心所以區異皆有二証視邪之虛實如何不可執也

發於陰者從無熱惡寒而來否亦寒多熱少者下則虛邪上逆亦爲膻中之陽所拒陰陽互結是爲痞痞爲虛邪故或鞕或不鞕而總不痛然痞氣雖屬陰邪亦有表裏之分屬表者緊反入裏之謂屬裏者無陽陰獨之謂故痞證陽陷則有之無熱入也雖有乾嘔煩燥證總因邪陽之擾非實熱也以其人津液本虛也結胸則熱因陽陷而入入則熱結而實矣以其人津液素盛也痞證誤在下結胸誤在下之早

百六九

太陽病脉浮而動數浮則爲風數則爲熱動則爲痛數則爲虛頭痛發熱微盜汗出而反惡寒者表未解也醫反下之動數變遲膈内拒痛胃中空虛客氣動膈短氣躁煩心中懊憹陽氣内陷心中因鞕則爲結胸大陷胸湯主之若不結胸但頭汗出餘處無汗劑頸而還小便不利者身必發黄也

下之太早乃成結胸請得歷言其故矣病在太陽其脉自浮乃兼見動數之脉陽氣盛實在表可知浮則爲風在肌之邪未解也數則爲熱動則爲痛

此證後人有用枳實理中湯丸獲屢效者亦是陰虛于下而爲寒之故但欲破上焦之結而軟其堅無如加黄芩栝蔞牡蛎者爲佳

幾幾乎有邪熱内擊之象然熱未成實故數脉仍從浮虚上見非内實之數也雖爲熱爲痛似兼裏證而頭痛發熱汗出反惡寒者表證全存也下之而動數变遲者陰虚而寒也陰虚於下而爲寒則陽留於上而成熱矣因虚而留因留而擊膈内拒痛之所由來也其變遲者胃中空虚之故其拒痛者客氣動膈之故正氣徒虚客邪方盛故短氣煩躁心中懊憹備見心君不寧陰虚被擾之象凡此皆客氣動膈之見證也推其由來只是陽氣被下

而內陷胃以下而虛於胸膈之下陽以下而陷於胸膈之上單單膈中之氣與外入之邪兩相格拒津液無從布散心下因鞕乃爲結胸邪因下而遽離乎表是爲開門入盜盜陷在胸胸遭荼毒自不得不復開門放出門雖在腸胃之下口而關鍵全在於膈上承氣無所用也從胸膈推陷廓清蕩除之於至高之分則雖重門洞開已爲振旅之師而腸胃特其借逕故盜雖出總不犯及中下二焦此大陷胸之所由設也若結胸在欲成未成之時熱

畜於内不能外越勢必先見發黃自有頭汗出諸證要其源自是結胸一派則已屬大陷胸湯證而非茵陳蒿湯證也

百七十

太陽病重發汗而復下之不大便五六日舌上燥而渴日晡所小有潮熱從心上至少腹鞕滿而痛不可近者大陷胸湯主之

重發汗謂用及麻黃湯也津液暴亡胃中因燥究竟太陽之肌邪未解復下之

夫大陷胸之治結胸以邪陷上焦無陽明胃府證故不欲犯及中下二焦耳不知上焦有邪自當連及中下但使上焦之邪未徹仍治上焦爲主不容

而陽更陷于上焦上下併而結所以從心上至小腹鞕滿而痛不可近大陷胸從高以達下併而結者可以併而治矣

更易他藥也重發汗而復下内外兩亡其津液矣以致邪熱内結不大便五六日胃府已實可知舌上燥而渴胃汁已竭可知日晡所小有潮熱胃熱盛而熏蒸可知此皆兼乎陽明内實之證然須辯其鞕痛處之部位如從心上連至少腹鞕滿而痛不可近者此由正液已傷邪液反聚聚則留於心上緣心上乃三陽所主故熱入只結住痰與飲而成摶擊陽明被格氣不得上下行故燥結之氣亦復翕然從之其實與陽胃結熱爲實穢者不同故

百七一

胸之下連及脇，胸之上連及項，上下二字言其勢頭如此耳，非胸邪有高下之分也。

仍從太陽下例，大陷胸湯主之，由胸脇以及腸胃，蕩滌無餘，使痰飲蠲而陽明自治，是其法也。

結胸者，項亦强，如柔痓狀，下之則和，宜大陷胸丸。

夫從胸上結鞕而勢連甚於下者，大陷胸湯不容移易矣。若從胸上結鞕而勢連甚於上者，緩急之形既殊，則湯丸之製稍異。結胸而至項亦强如柔痓狀，知邪液布滿胸中，升而上阻，更不容一毫正液和養其筋脉矣。胸邪至此，緊逼較甚，下之則和，去邪液即所以和正液也。改大陷胸湯爲大陷胸

不因下而成結胸者必其人胸有燥邪以失汗而表邪合之遂成裡實

丸峻治而行以緩得建瓴之勢而復與邪相當是其法也

百七二

傷寒六七日結胸熱實脉沉而緊心下痛按之石鞕者大陷胸湯主之

但結胸一證雖曰陽邪陷入然陰陽二字從虛實寒熱上區別非從中風傷寒上區別表熱盛實轉入胃府則爲陽明證表熱盛實不轉入胃府而陷入膈則爲結胸證故不必誤下始成傷寒六七日有竟成結胸者以熱巳成實而填塞在胸也脉沉

緊。心下痛。按之石鞕。知邪熱聚於此一處矣。大陷胸湯主之。此不必有邪液之聚。而亦從清陽之分。一下其熱。則結氣自開。是其法也。

此處之緊脈從痛得之，不作寒斷。

百七三　傷寒十餘日。熱結在裏。復往來寒熱者。與大柴胡湯。但結胸。無大熱者。此為水結在胸脇也。但頭微汗出者。大陷胸湯主之。

然大陷胸湯最為重劑。主此者萬不可誤。因出大柴胡一證例之。緣結胸之證。已離於表。未入乎裏。邪只在胸脇間。而胸脇之分。則太陽少陽所分主

大陷胸湯重在破結破則必下勢有肰耳大柴胡與大陷胸皆能破結大柴胡之破使表分無留邪大陷胸之破使高分無留邪

也疑似之間辯證不可或差少陽熱結在裏亦見胸脇痛鞕之證然復往來寒熱則半表之證自在陽未盡陷自無所挾亦無所搏但可與大柴胡湯若結胸之證熱盡入裏表無大熱矣無大熱更無往來之寒可知其胸之結鞕而時及於脇者緣胸分爲清陽所主陽乃無形之氣氣蒸則爲津爲液所謂上焦如霧者是也邪結於此則津液不復流布霧氣凝而爲水水得熱搏則成邪液清變爲濁填實於胸脇之間是爲結胸但頭微汗出則知水

夫藥所以能逐邪者，必胃氣施布藥力，始能温吐汗下以逐其邪。邪氣勝，胃氣絕者，安可爲也。

百七四

氣上蒸使然。此則大陷胸湯從高達下爲合法，與大柴胡湯兩解表裏之法迥殊，逐水與徹熱不得紊施也。

結胸證，其脉浮大者，不可下，下之則死。

證屬結胸，下以大陷胸湯，誠無誤矣。然而誤不在證者，尤恐誤在脉也。葢結胸緣邪結胸中，屬上焦之分。得寸脉浮，關脉沉者，知熱已成實，故陷其胸，乃所以奪其實也。若脉浮大，則心下雖結，在表之邪未盡，而大且爲虛，下之則胃氣已虛，今臟氣復

經曰熱已入裡更不攻之亦至結實名曰三死一生謂失下也須玩一悉字

百七五

乘虛而下於胃上中兩潰清陽之氣無法得歸其部矣其死也誤不在證而在脉可不兢兢歟

結胸證悉具煩躁者亦死

至若結胸證悉具無復浮大之脉此時急宜下之以存津液再復遷延津液亡盡必至煩躁正虛邪勝故也此時下之則死不下亦死唯從前失下至於如此然則結胸證妄下不可失下亦不可總之正液宜安邪液宜去去邪液正所以安正液也胸中之患在君側邪正實虛關係較重耳

陷胸條曰心下痛按之石鞕又曰心下滿而鞕痛此曰病正在心下則知結胸不拘在心下與胸上只在痛不痛分別故痞證亦有心下鞕者但

百六七

小結胸病正在心下按之則痛脉浮滑者小陷胸湯主之

若夫邪之所陷有淺深則熱之所結有大小而滌熱以散其結與導熱以攻其結治則異矣如小結胸雖亦陽氣内陷而邪只結在胸分經脉之間未經塞滿於胸故病正在心下按之則痛較之高在心上從心上至少腹鞕滿而痛不可近者勢則殺矣邪液雖停而氣自外達故脉浮滑較之沉緊者裏未實矣改大陷胸湯爲小陷胸湯黄連滌熱半

不漏耳

夏導飲括蔞實潤燥合之以開結氣亦名曰陷胸者攻雖不峻而一皆直泄其裏胸之實邪亦從此奪矣外此又有支結一證更當從少陽中參求之則知結胸不但有大小之殊而且有偏正之異除大結胸外俱不可不顧惜此清陽之氣也

百七七

問曰病有結胸有藏結其狀何如答曰按之痛寸脉浮關脉沉名曰結胸也何謂藏結答曰如結胸狀飲食如故時時下利寸脉浮關脉小細沉緊名曰藏結舌上白胎滑者難治

從前結胸之證雖有大小不同然皆陽邪內結使然也既有陽邪內結之病即有陰邪內結之病不可不并因結胸而設爲問答以詳及之病有結胸有藏結結雖同而其證狀與其脉狀當不同按之痛者陽邪結實其飲食不能如故大便不自下利可知矣寸脉浮關脉沉者浮爲寒傷表脉沉爲陽邪陷入之裏脉其沉而有力非小細而緊之沉脉可知矣緣胸屬陽而位高陽邪結於陽名曰結胸也藏結何以如結胸狀葢胸原不結止是陰邪逆

於心下而如其狀飲食如故者胸無邪阻也時時下利者陰邪結於陰而寒甚也則胸雖按之不痛可知矣至於脉之寸浮關沉兩俱無異乃藏結之關脉更加小細緊者亦由陰邪結於陰藏而寒甚也凡人衛氣出於下焦升陽而行其濁陰者中焦也宗氣出於上焦降陰而行其清陽者中焦也今關脉小細沉緊則沉寒內格有陰無陽陽不下入則濁陰結而不化是爲死陰藏結所由名也舌上白胎滑者寒水之氣浸浸乎透入心陽矣故爲難

藏結異於冷結膀胱關元者彼得之乍此得之素得之素者必因表寒再襲所以履霜之下遂成堅氷矣

王肯堂曰：左右者，陰陽之道路，脇之部也。宿痞在脇。

治溫中散邪治其急，益火之原圖其緩，或亦良工之爲其所難乎。

百七八　病脇下素有痞，連在臍旁，痛引少腹入陰筋者，此名藏結，死。

又百七八　藏結無陽證，不往來寒熱，其人反靜，舌上胎滑者，不可攻也。

藏結之與結胸，知有陰陽之分矣。顧何緣得藏結病？以其人脇下素有痞積，陰邪之伏裏者，根柢深且固也。今因新得傷寒，未察其陰經之痞，誤行攻則陰陽之道路不通，邪不得傳經而直入于藏，是以死也。

藏結有痞連臍旁，痛引少腹入陰經之證。結胸亦有從胸上至少腹鞕滿而痛不可近之證。只是陰陽不同，故曰如結胸狀。

下致邪氣入裏，與宿積相互，使藏之真氣結而不通，因連在臍旁，痛引少腹入陰筋，故名藏結。蓋痞爲陰邪，而臍旁陰分也，在藏爲陰，以陰邪結於陰經之藏，陽氣難開，於法爲死。所以防藏結者，須防之於太陽得病之始。若其人雖有表邪，總無表熱證，遲之入裏，不但無半表半裏之往來寒熱證，其人反靜，則知病雖在太陽，却渾是一團陰寒用事。其舌上胎滑者，則寸脉所見之浮陽，爲陰邪格於上部，結滯而成。胸中有寒，誠然矣；丹田有熱，未必也故縱有可攻之證總屬寒結不可攻也攻之引寒入藏於是而關脉小細沉緊矣飲食如故時時下利矣如結胸狀而連在臍旁痛引少腹入陰筋矣至此而結勢已成治之難治矣病脇下素有痞輒令人成藏結如此而臍上下素有痞者又不可類推乎

百七九

太陽病醫發汗遂發熱惡寒因復下之心下痞表裏俱虛陰陽氣並竭無陽則陰獨復加燒針因胸煩面色青黃膚瞤者難治今色微黃手足溫者易愈

表裡俱虛，陰陽氣並竭。甚見環中之胃氣無倚賴也。無陽則陰獨，

因是得偏論乎痞有素有之痞有誤下之痞素有之痞陰邪積内而成如前條是矣誤下之痞陽邪陷入固成陰邪上逆亦成請得歷指之焉病在太陽未有不發熱惡寒者今因發汗始見則未汗之先巳屬陽虛較之藏結無陽證不往來寒熱者依稀相似因復下之雖不比脇下素有痞者之成藏結然而陰邪上逆微陽莫布遂致心下痞痞雖成於誤下而根巳始於誤汗是爲表裏俱虛凡裏虛成痞陰雖竭而陽自留今陰陽氣並竭則并陷入

並非客邪留着而五藏六府俱成鬼氣白客之矣

之陽邪亦不成其爲陽而兼併於陰矣無陽則陰獨恐發熱者不發熱而單惡寒矣此際所賴者僅膻中之陽所云宗氣者未經擾動猶能代胃氣秉其令乃復因燒針而胸煩則宗氣被傷胃陽益無所主故面色青黄膚瞤動蓋諸陽受氣於胸中是爲氣母陽已傷及母欲從子治之難矣若從前面色不黄今微黄從前手足不温今温此則宗氣雖因燒針被傷胃陽亦或因燒針得復雖云易愈亦僥倖極矣在君子之於汗下温針各有其法當不

百八十

行險若此

傷寒中風醫反下之其人下利日數十行穀不化腹中雷鳴心下痞鞕而滿乾嘔心煩不得安醫見心下痞謂病不盡復下之其痞益甚此非結熱但以胃中虛客氣上逆故使鞕也甘草瀉心湯主之

痞之不可妄治如此則不可不隨證以定救逆之法矣表有邪毋論其爲傷寒爲中風總無下理醫反下之其人下利日數十行穀不化腹中雷鳴裏虛胃弱下焦受寒可知心下痞鞕而滿乾嘔心煩

熱結則爲結胸氣結則爲痞痞之鞕處頗同結胸但不痛耳故指

不得安陽乘虛陷上焦邪結可知見病不盡而復下之一誤再誤祗緣錯認乾嘔心煩等證爲結熱耳其痞益甚則乾嘔心煩等證亦益甚恐結熱之疑到底難破故特揭出胃中空虛客氣上逆之故以明其非客氣上逆乃致痞之由而胃中空虛又客氣上逆之由胃中空虛照下利日十數行穀不化腹中雷鳴說此雷鳴屬氣虛非水也客氣上逆照心下痞鞕乾嘔心煩不得安說胃主中焦中焦不治故陰邪得逆於下而陽邪遂阻於上陽上陰

出胃中虛來見鞕則鞕矣却非實邪

下是爲不交之否主之以甘草瀉心湯乾薑大棗半夏甘草溫調胃土制住下焦之陰邪不得上逆黃芩黃連清肅客熱徹去上焦之陽邪使無阻留兩勿羈縻陽得入陰否乃成泰矣心者陰也火也陰則來濕火則聚熱名曰瀉心雖是瀉心部之濕熱而推移乃在中焦故復以甘草名湯耳

一百八

脉浮而緊而復下之緊反入裏則作痞按之自濡但氣痞耳心下痞按之濡其脉關上浮者大黃黃連瀉心湯主之心下痞而復惡寒汗出者附子瀉心湯主

大抵陽氣鬱而不能升。不能降。即爲痞。其不因誤下。而陽氣爲痰氣所閉者。此則宜升宜降宜開。稍入寒涼。閉而又閉。後難豁矣。

之。

誤下成痞。既誤在證。尤誤在脉。則救之之法。仍當兼憑夫脉與證而定治矣。緊反入裏。則浮緊變爲沉緊。表邪陷入而不散。徒怫鬱於心上。則作痞。此七字作一句讀。按之自濡。指脉言。非指痞言。以緊反入裏。與結胸之沉緊無異。故以按之自濡。別氣痞之與結胸。言痞雖結鞕。祇屬無形之氣所結耳。非如結胸之有實邪也。但從沉緊之脉而按之。則虛實自定也。心下痞三字作一句讀。斷按之濡連

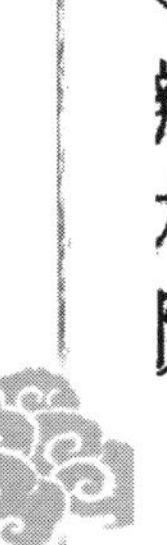

着下句讀關上浮指寸口言痞氣之脉約畧雖同但用藥之法尤須細察其證如其人不惡寒者則關上之浮祗是邪陽瀰漫於心之上表陽雖陷而未虛主之以大黄黄連瀉心湯以邪氣既不能外出欲下則陰邪阻留用從陽引至陰之法使上焦之熱降入下焦而下焦陰邪隨陽而併瀉矣雖曰瀉心而逐寒之功即寓於瀉熱之内故以大黄黄連名湯耳若心下痞復惡寒汗出者則關上之浮雖同是表邪瀰漫於心之上而表陽因陷而已虛

汗出惡寒由表陽虛其爲陷入之邪所鬭故加附子亦是爲固表計耳

陽氣無依將爲陰併此際不可用苦寒而心下邪熱結住又不得不用苦寒主之以附子瀉心湯仍用從陽引至陰之法另煎附子汁和服托住其陽使陰邪不敢戀苦寒而更生留滯雖曰瀉心而瀉熱之中卽具回陽之力故以附子名湯耳二證俱用大黃以條中無自利證則知從前下後腸中反成滯澁閉住陰邪勢不得不破其結使陰邪有出路也〇又一條曰傷寒大下後復發汗心下痞惡寒者表未解也不可攻痞當先解表表解乃可攻

痞解表宜桂枝湯攻痞宜大黃黃連瀉心湯與此條宜叅看彼一條曰表解乃可攻痞表解則不惡寒可知因知此條之用大黃黃連瀉心湯互有彼條之不惡寒也此一條曰其脉關上浮者關上寸脉也關以下沉可知因知彼條之用大黃黃連瀉心湯互有此條之關上浮也又此條與彼條同有惡寒證彼條何以主桂枝解表此條何以主附子回陽緣彼條發汗汗未出而原來之惡寒不罷故屬之表此條汗已出惡寒已罷而復惡寒汗出故

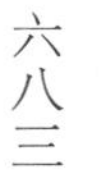

屬之處凡看論中文字須於異同處細細叅攷互勘方得立法處方之意耳

百八二

傷寒五六日嘔而發熱者柴胡湯證具而以他藥下之柴胡證仍在者復與柴胡湯此雖已下之不爲逆必蒸蒸而振却發熱汗出而解若心下滿而鞕痛者此爲結胸也大陷胸湯主之但滿而不痛者此爲痞柴胡湯不中與之宜半夏瀉心湯

可見瀉心雖同而取法各異況乎證有似痞而實非痞務辯別明白而後瀉心之法不至誤施耳如

傷寒五六日不必其爲半表裏之時而嘔而發熱則仍是半表裏之證證具柴胡宜從柴胡湯和解矣而以他藥下之治之誤也然不必以誤下而輒疑表邪陷入若柴胡證仍在者復與柴胡湯證未爲下逆故治不因下更正氣復而勝邪自得戰汗而解則雖誤下而有裏仍復有表此未便作痞之一證瀉心湯不中與也若下後傳裏柴胡證已罷者其人心下乃滿然心下滿者又須有陰陽之分緣前此半表半裏陰陽俱有邪故也若心下滿而

同是誤下而邪留高分顧一證中具有三岐諸瀉心之不同則又岐中之岐也

鞕痛者爲陽邪傳裏而結於胸中以胸中爲受邪之分與大陷胸湯下其結邪雖陷入却處高分而爲實此不僅作痞之一證瀉心湯不中與也唯但滿而不痛者爲陰邪傳裏㉔否留心下心下客氣逆於心上表邪被留陰陽不交此之謂痞毋論大陷胸湯不中與即有嘔而發熱之證屬下後成痞中之兼證非柴胡湯未下原有之本證即柴胡湯不㉕中與之宜半夏瀉心湯瀉心雖同而證中具嘔則功專滌飲故以半夏名湯耳曰瀉心者言滿在心

痞者氣不通泰也若不因下早而爲痞者或痰或食或氣爲之結也俱非瀉心

下清陽之位氣即挾飲未成實穢故清熱條飲但撤去其部使心氣得通於下焦則下焦之陰邪自無阻留于乎陽部矣陰陽交互樞機全在於胃故復補胃家之虛以爲之斡旋其與實熱入胃而瀉其畜滿者大相逕庭○痞雖虛邪然表氣入裏怫鬱於心陽之分寒亦成熱矣寒已成熱則不能外出而熱非實穢又不能下行唯用苦寒從其部而瀉之仍慮下焦之陰邪上逆兼辛熱以溫之陰陽兩解不必攻痞而痞自散所以一方之中寒熱互

湯治更有陰經得寒而成痞逆者服瀉心湯必成大害

百八三

五苓散有降有升最能交通上下○此證渴者切忌飲冷須服姜湯妙

用若陰痞不關陽鬱卽鬱亦未成熱祇是上下陰陽部分拒格而成瀉心之法槩不可用也

本以下之故心下痞與瀉心湯痞不解其人渴而口燥煩小便不利者五苓散主之

瀉心諸方開結蕩熱益虛可謂具備然其治法實在上中二焦亦有痞在上焦而治在下焦者斯又不同其法也若痞之來路雖同而口渴燥煩小便不利目今之證如此則知下後胃虛以致水飲內畜津液不行痞無去路非結熱也五苓散主之使

濁陰出下竅而清陽之在上焦者自無阻留矣況五苓散宣通氣化兼行表裏之邪心邪不必從心瀉而從小腸瀉又其法也

百八四

傷寒發熱汗出不解心中痞鞕嘔吐而下利者大柴胡湯主之

五苓散之治痞泄濁陰從前竅出也然果表已入裏又不妨從後竅導之心中痞鞕嘔吐而下利較之心腹濡軟嘔吐而下利爲裏虛者不同發熱汗出不解較之嘔吐下利表解者乃可攻之竟用十

此證不用瀉心用大柴胡者區別在發熱字上

棗湯者又不同況其痞不因下後而成并非陽邪陷入之痞而裡氣內拒之痞痞氣填入心中以致上下不交故嘔吐而下利也大柴胡湯雖屬攻劑然實管領表裏上中之邪總從下焦爲出路則攻中自寓和解之義主之是爲合法

百八五 傷寒發汗若吐若下解後心下痞鞕噫氣不除者旋覆代赭石湯主之

從前治痞諸法俱在未解之前故功專去邪若既解後而見痞證自不得不以養正爲主發汗吐下

此與生姜瀉心湯條之痞，俱有噫氣證，上治不同者，彼有下利證，水侮土而濕截中焦，此無下利證，陰逆陽而虛留上部，有形無形之別也。

百八六

解後邪雖已去，胃氣之虧損亦多，胃氣弱而正氣虛，則濁邪留滯，伏飲不無爲逆，故不特心下痞鞕，而且噫氣不除，旋覆代赭石湯主之。參芪養正補虛，薑棗和脾益胃，代赭石鎮逆，使濁陰歸於下集，旋覆半夏蠲飲，使淸陽肅於上部，虛回而痞自散，此又塞因塞用之法也。

傷寒八九日，下之，胸滿煩驚，小便不利，譫語，一身盡重，不可轉側者，柴胡加龍骨牡蠣湯主之。

實則去邪，虛則養正，凡病皆然，而在胸次之分遍

邪熱乘虛內擾以其鬱之久故也須從樞機爲解散故以柴胡君之而名湯

近宮城尤爲緊切故不特結胸與痞治之有法而胸滿心煩尤須審虛實以隨證施治傷寒八九日下之經期雖深熱却未實邪氣乘虛陷裏胸雖滿而總無痞結心氣素虛可知客邪逼及主欲出亡矣煩驚者神不能安也小便不利者液不能佈也讝語者邪亂其神明也一身盡重不可轉側者邪阻其營隧也正虛邪實最難着手意在和解而法兼攻補柴胡加龍骨牡蠣湯主之主位虛而已亂自宜補兼安鎮桂枝參苓薑棗鉛丹龍蠣羣而輔

邪逼及胸則心無所倚神無所歸而氣亂矣氣亂則恒变生倉卒最難着手

百八七

之盜巳開門延入豈容閉而不放大黄單騎降之外猾必成内訌芩夏稍稍清之安内兼能解外柴胡重重任之立方之制如此其於養正去邪四字葢不知幾爲經營幾爲布置者也又一條下之後脉促胸滿者桂枝去芍藥湯主之若微惡寒者去芍藥方中加附子湯主之一見胸滿輒防亡陽葢鑒及此證而圖幾於未萌者也

傷寒下後心煩腹滿臥起不安者梔子厚朴湯主之

至於心煩一證亦因誤下而成然心之高分雖同

丸胸次客邪便令上下不交此與結胸心痞等雖吐下和解各不同法其爲徹拒以交陽于陰則一

較之結胸痞滿總無形象瀉補外自當另立法矣心煩者邪入而壅於高分也熱壅於高分則心以下之氣不得宣通遂有腹滿臥起不安之證治法雖宜顧慮中焦然因胸邪壅塞以致胃中生濁但於湧劑中稍爲降氣平土煩去而滿自消此梔子厚朴湯之所由設也

百八九 傷寒醫以丸藥大下之身熱不去微煩者梔子乾薑湯主之

至於丸藥之下胃已受傷身熱不去微煩者陽不

安内也陽不安内者由高分容邪氣不下達但於湧劑内稍爲温中助陽煩去而熱自回此梔子乾薑湯之所由立也

百九十

傷寒五六日大下之後身熱不去心中結痛者未欲解也梔子豉湯主之

痛而云結殊類結胸矣結胸身無大熱知熱已盡歸於裏爲實邪此則身熱不去則所結者客熱煩蒸所致而勢之散漫者尚連及表故云未欲解也香豉主寒熱惡寒煩躁滿悶只以梔子合之便可

解散無滿可泄無中可溫此又主表不及裏治上不及中之法也

一百九 凡用梔子湯病人舊微溏者不可與服之

凡治上焦之病者輒當顧慮中下梔子爲苦寒之品病人今受燥邪不必其溏否但舊微溏者便知中禀素寒三焦不足梔子之湯雖去得上焦之邪而寒氣攻動藏府坐生他變困輒難支凡用梔子湯者俱不可不守此禁非獨虛煩一證也○或問本草不言梔子爲吐劑今用之攻吐何也答曰梔

子本非吐藥爲邪氣在上拒而不納投之自吐邪氣因得以出高者因而越之此之謂也又問梔豉湯瓜蔕散吐劑異同答曰未經汗吐下而胸中痞鞕者爲實邪瓜蔕散主之此重劑也已經汗吐下而胸中懊憹者爲虛邪梔子豉湯主之此輕劑也吐劑同而輕重異此虛實之分也

人皆曰汗多亡陽不知下多亦亡陽也以亡陰中之陽故曰亡陰耳表證未罷而誤下是爲誅伐無過下焦之陽未有不傷者其間唯其氣上衝一證

陰中之陽不爲下藥所伏因而成邪其餘則陽虛而陰勝遂有下利不止汗出惡寒之證陰勝必自下而逆上以致表中陷入之邪壅留擾亂於上集不爲結胸心下痞卽爲虛煩心下懊憹矣其有微喘胸滿咽痛兩脇拘急頭痛欲嘔等證皆陽邪壅留於高分所作治法雖有在上在中在下之不同要不過破上集之陽使得行於下集則表邪不遏而陰中之陽自復此救誤下之大旨也

下之後復發汗必振寒脈微細所以然者以內外俱

陽去入陰。必從此等證脈始。陰盛則燥煩等證。定相繼而見。

虛故也。

救誤下之逆。只因虛及下集之陽。然而下集之陽驟虛。氣必上逆。則上集之陽反因下而成實。以火氣不下行故也。治多瀉上補下。心君得苦寒而安。則反能從陽引之入陰。故芩連梔子輩瀉亦成補。若汗下相因。有虛無實。溫補猶恐不及。前法一無所用矣。下後復發汗。則衛外之陽必虛。故振寒。而守內之陽亦弱。故脈微細。能明其所以然。則雖有一應熱證相兼而來。只補虛為主。良工於汗下之

百九　三

際稍失治於其初輒不可不慎持於其後脉證之間各有本標萬不可因標誤本也

下之後復發汗晝日煩躁不得眠夜而安靜不嘔不渴無表證脉沉微身無大熱者乾薑附子湯主之

下之後復發汗其變證可一例舉之晝日煩躁不得眠虛陽擾亂外見假熱也夜而安靜不嘔不渴無表證脉沉微身無大熱陰氣獨治內係眞寒也凡陰虛之極陽必厥陽虛之極陰必躁治於此議逆從矣乾薑附子湯直從陰中回陽不當於晝日

百九四

之煩躁狐疑也

傷寒，若吐若下後，心下逆滿，氣上衝胸，起則頭眩，脉沉緊，發汗則動經，身爲振振搖者，茯苓桂枝朮甘草湯主之。

至若吐下發汗之誤各不同，亦有證候相因治可同法者，或因吐以虛其上焦，或因下以虛其下焦，皆能引動腎氣從下衝上，是以奔氣促逼上入胸膈，則心下逆滿，氣上衝胸，起則頭眩，心陽虛而水寒勝，則脉沉緊，此吐下之爲動藏者，至於誤汗不

二證似有表虛裡虛之別而苓桂朮甘以安中爲主中之一字圓環應而無方者也

必動藏然亦成動經之逆陽氣過亡於外則經脉失其主持一身無主身爲之振振搖矣此其謀雖不一證亦微異然而皆主以茯苓桂枝朮甘草湯者葢補土伐水者在此壯衛和營者亦在此不必如後人折逆必曰降氣和經必曰滋陰也此頗同眞武湯之製彼多汗出身熱陽巳亡於外此只逆衝振搖陽不安於中故去芍附而易桂枝也

丅九五

傷寒吐下後發汗虛煩脉甚微八九日心下痞鞕脇下痛氣上衝咽喉眩冒經脉動惕者久而成痿

沉緊祗是陰盛甚微大至亡陽周身經絡無氣以煦無血以濡逆者逆留者留一皆客氣爲之紛象形容知上氣之解紐久矣腎衰脾敗陽氣不能四達而百骸間總無津液灌溉心肺之氣不下輸遂成痿雖云上實下虛實是正虛

救逆之法知犯何逆即宜隨證急救若復遷延縱令不死蔓而成痼卒難圖也即以前證例之吐下後或發汗前證已見無如茯苓桂枝朮甘草湯爲合法矣此而不用當時證所增者唯虛煩脉所變者唯甚微迨至八九日心下逆滿者留而不散則心下痞鞕脇下痛永爲癖塊矣氣上衝胸者結而上升衝咽喉則眩冒恒見厥仆矣身爲振振搖者因經惕動其脉久而成痿骨軟不能起於床矣能用茯苓桂枝朮甘草湯於八九日前何至成此哉

邪據久假者不歸歸處烏知有矣

甚矣三百九十七法為醫家金繩不貴其認病施治能任事於從前正貴其隨宜制變能收功於末路也

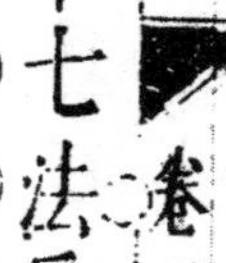

傷寒論後條辨卷之五終

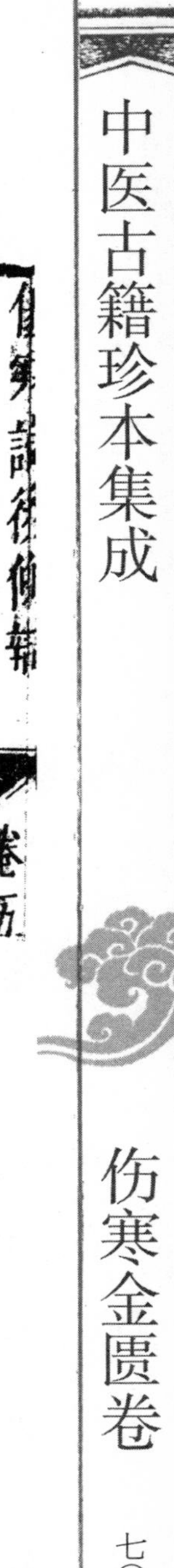
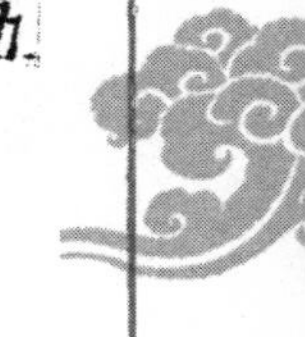

校注

①及：校本作「约」。
②辯：校本作「急」。
③鏁：同「锁」。
④衛：校本作「则」。
⑤表：校本作「虚」。
⑥實：校本作「脉」。
⑦怫：校本作「宣」。
⑧石羔：即「石膏」。
⑨袞：校本作「损」。
⑩□：底本此七字模糊不清，校本作「免亟为攻血计，不」。
⑪巳歸：校本作「热尽」。
⑫血：校本作「病」。
⑬化而始下：校本作「化血而出」。
⑭清：赵开美本《伤寒论》同。校本作「圊」。
⑮□：底本此字模糊不清，校本作「等」。
⑯訖：校本作「此」，属下读。

⑰上：校本作『土』。当从。
⑱况：校本作『凡』。
⑲喘家：校本此上有『凡』字。
⑳斂：校本作『畏』。
㉑俱：校本作『既』。
㉒凡：校本作『比』。
㉓格：校本作『客』。
㉔否：通『痞』。
㉕□：底本此字模糊不清，校本作『中』。